図解
先天性心疾患
血行動態の理解と外科治療

第2版　　【CD-ROM付】

髙橋長裕　公益財団法人・ちば県民保健予防財団総合健診センター顧問

医学書院

● 著者略歴
髙橋長裕（たかはしおさひろ）

1945年11月28日生まれ
1970年　千葉大学医学部卒業
卒業後1980年まで米国で臨床研修，臨床に従事
帰国後，国立循環器病センター小児循環器科に勤務
1994年　千葉大学医学部循環器内科講師
1997年　千葉市立病院
2010年　千葉市立青葉病院院長
2012年　千葉市青葉看護専門学校校長
2014年7月より現職

図解　先天性心疾患 — 血行動態の理解と外科治療（CD-ROM付）
発　行　1997年9月15日　第1版第1刷
　　　　2006年8月15日　第1版第10刷
　　　　2007年3月15日　第2版第1刷Ⓒ
　　　　2022年2月15日　第2版第11刷
著　者　髙橋長裕
発行者　株式会社　医学書院
　　　　代表取締役　金原　俊
　　　　〒113-8719　東京都文京区本郷1-28-23
　　　　電話　03-3817-5600（社内案内）
印刷・製本　三報社印刷

本書の複製権・翻訳権・上映権・譲渡権・貸与権・公衆送信権（送信可能化権を含む）は株式会社医学書院が保有します．

ISBN978-4-260-00402-2

本書を無断で複製する行為（複写，スキャン，デジタルデータ化など）は，「私的使用のための複製」など著作権法上の限られた例外を除き禁じられています．大学，病院，診療所，企業などにおいて，業務上使用する目的（診療，研究活動を含む）で上記の行為を行うことは，その使用範囲が内部的であっても，私的使用には該当せず，違法です．また私的使用に該当する場合であっても，代行業者等の第三者に依頼して上記の行為を行うことは違法となります．

JCOPY 〈出版者著作権管理機構 委託出版物〉
本書の無断複製は著作権法上での例外を除き禁じられています．複製される場合は，そのつど事前に，出版者著作権管理機構（電話03-5244-5088，FAX 03-5244-5089，info@jcopy.or.jp）の許諾を得てください．

第2版への序

本書の初版発行から，あっという間に10年が過ぎてしまったが，その間本書が多くの臨床の現場で色々な形で活用されてきたことは，著者として大変ありがたいことである．本書の目的は初版の序でも述べた通り，小児循環器科・心臓血管外科の専門医を目指す医師のための参考書としてのみならず，看護師，生理機能検査技師などのコメディカルスタッフの先天性心疾患への理解を深めて頂くことであり，実際に多くの病棟や検査室で本書が利用されているのは大変喜ばしいことである．

この10年間で先天性心疾患の治療は大きく進歩し，それまでは極めて成績の悪かった難しい手術が多くの施設で当たり前に行われるようになり，しかもそうした複雑な心内修復術が新生児期早期に行われ，良好な成績をおさめている．著者のような昔を知る者にとっては，まさに隔世の感があり，極めて喜ばしいことではあるが，このことは同時にFontan型手術のような極めて特殊な形の血行動態を持ったままで成人となる患者が益々増えてくることを意味している．成人を扱う循環器科医も多くの先天性心疾患に対する理解が必要となり，過去には誰も経験しなかった新しい領域が広がってくることが予想される．そうした意味からも，本書が先天性心疾患を扱う多くの医療従事者に活用されることを切望するものである．

最近の治療の発展の一つにカテーテル治療の進歩があげられる．心房中隔欠損のデバイスによる閉鎖が国内でも開始され，良好な成績をあげつつある．今回の改訂にあたり，これらのカテーテル治療の記載を加えたこと，また初版では記載しなかった手術術式を幾つか追加した．各術式も術者により細かい変法があるので，それらすべてを詳細に記載するのは困難であるが，現在多くの施設で行われている手術法の基本形は大体ほぼ網羅できたのではないかと思う．さらに今回の改訂にあたり，どちらかといえばまれな疾患ではあるが，時に臨床現場で遭遇することがあり，視覚的イメージなくしては理解が困難と思われる疾患を幾つか追加した．

第2版のもう一つの大きな特徴は，全図譜のCD-ROMを付けた点である．本書は従来も，患者・家族への疾患・治療方針の説明のための材料を提供するという面で広く利用されているが，今回のCD-ROMは更に充実したインフォームドコンセントを得るのに役に立つのではないかと考えている．

今後も各種先天性心疾患治療の進歩にあわせて，本書の改訂を行って行きたいと考えているが，著者自身がややもすると臨床の第一線の現場から遠ざかる傾向にあり，最新の情報を入手するのが必ずしも容易でなくなることから，読者諸氏からの率直なフィードバックをお願いする次第である．本書の記載で必ずしも時代に即し

ていない部分や，新しい発達分野で追加した方がよいと思われる部分などがあれば，是非ともご一報下さるようお願いいたします．
　2007年1月

　　　　　　　　　　　　　　　　　　　　　　　　髙橋　長裕

第1版 序

　先天性心疾患の形態およびその血行動態は大変に多彩であり，しかも近年では，以前には臨床の現場では実際上問題にされなかった重症の疾患の症例が長期生存するようになってきた．これには当然，各種診断技術，内科的管理，外科治療の発達によるものであるが，医療従事者の間で小児循環器科を専門とする医師を除いては，これらのやや"特殊な先天性心疾患"はとかくなじみが薄く，"先天性心疾患は難しい"というイメージが強い．この原因の一つは，多くの教科書の記載はとかく詳細すぎて，各疾患の形態，血行動態が簡単には理解しづらいことである．また近年著しく進歩してきた各種の姑息的手術，心内修復術の方法も心臓血管外科の専門医以外はきわめて理解し難い場合が多い．

　本書はこのような問題に対する解決法の一つとして書かれたもので，一覧しておわかりの通り，全編を通じて心臓の模式図から成っている．それぞれの疾患で心臓の形がどうなっていて，血液がどう流れるかを一目でわかるようにという意図で書いたものである．本書の目的は単にそれだけであり，実際の診断その他に関する事項は既に出版されている多くの教科書にゆずることとし，一切記載していない．しかし，前述の通り，最近の新しい手術治療法の進歩に伴い，先天性心疾患の治療は大きく変わってきているので，それぞれの疾患について，その治療法，すなわち"どこをどうやって治すのか"を極力わかりやすい図で示すよう心がけた．実際の心臓はもちろん立体的な構造物であるが，それを二次元的な平面模式図に表わしてあるため，実際の解剖とは多少違ってみえる部分もあり，また手術の図に関しては，手術法の基本的な概念を強調するために実際の解剖図とは多少のずれがある場合もある．これらは，あまりに写実的な図では，心臓の全容を一目で理解することがかえって困難であり，手術の基本的概念を表わすことができないためである．すなわち本書の手術の項目は，"手術書"としての目的ではなく，非心臓外科医にとっての手術の理解を助けることを目的としている．

　また最近，先天性心疾患の成人患者が大きな問題として注目されてきている．これらの患者は小児期に手術を受けているもの，先天性心疾患の診断を受けたがそのまま放置されたもの，小児期には経過観察されていたが，その後観察が中止されたものなどさまざまであるが，いずれの場合も病気に関する説明は，患者の家族，主に両親にされており，患者自身は自分の病気をほとんど理解していない場合が非常に多い．また両親から説明をされている場合も，もともと両親自身が病気を正確に理解していない場合も多く，きわめて不正確な情報しか伝わっていないのが実情である．本書のもう一つの目的はこの問題である．

循環器専門医が，患者ないしその家族に先天性心疾患の説明をする場合，図を用いて説明する場合が多いが，前述の通り写実的にすぎる図では心臓全体の様子がわかりにくく，また日常しばしば使われる丸に十の字の模式図では実際の心臓からあまりにかけ離れており，特に治療の説明ではかえって理解が難しくなってしまう．本書の図はその中間を意図し，心臓の形態，手術の方法などをできる限り正確にイメージすることが可能なように工夫したものである．実際に著者がフィラデルフィア・ハネマン医科大学，および国立循環器病センターで長年小児循環器科の診療に携わっていた間に，これらの模式図を患者の家族への説明に用い，好評を得ていた．循環器専門医の患者またはその家族への説明の材料として使用していただけるよう，各先天性心疾患のいくつかのサブグループを含めて極力多くのバリエーションを網羅することと，実際の臨床に即して現実に遭遇する機会があると思われる疾患に関しては，かなりまれな疾患を含めてだいたい全部含めるよう心がけた．しかし，いろんな合併奇形の種類によってはこれらに含まれない疾患の症例は当然あると考えられ，その場合はいくつかの項をあわせて使用していただくとよろしいと考える．

　このように本書が医療従事者，患者およびその家族を含めて，より多くの人々の先天性心疾患に対する理解を深め，先天性心疾患に対する医療の充実に多少なりとも役立つことにつながれば，著者の望外の喜びである．

　最後に，本書の企画にあたり千葉大学名誉教授・故 稲垣義明先生に多くの助言をいただいたことに感謝の意を表し，ご冥福をお祈りいたします．

　　　1997年8月

髙橋　長裕

目次

図の見かた … 1
正常な心臓 … 6
主要心区分分析法 … 8
　A．各心腔の形態的特徴 … 8
　B．内臓・心房位 … 9
　C．房室結合 … 11
　D．心室・大血管関係 … 12

心臓・大血管の発生 … 14
　A．原始心筒の形成 … 14
　B．心ループの形成 … 14
　C．中隔の形成 … 14
　D．大動脈弓の形成 … 17
　E．大静脈系の形成 … 17
　F．刺激伝導系の発達 … 17
　G．胎児循環 … 17
　H．出生直後の血行動態の変化 … 20

短絡性疾患 … 23
　1．心房中隔欠損 … 24
　2．心室中隔欠損 … 31
　3．動脈管開存 … 42
　4．心内膜床欠損 … 49
　5．左室右房交通 … 53
　6．心室中隔欠損・心房中隔欠損 … 55
　7．心室中隔欠損・心房中隔欠損・動脈管開存 … 57
　8．部分肺静脈還流異常 … 58
　9．大動脈肺動脈中隔欠損（大動脈肺動脈窓） … 63

閉塞性疾患 … 65
　10．肺動脈弁狭窄 … 66
　11．肺動脈弁下狭窄（漏斗部狭窄） … 70
　12．肺動脈弁上狭窄（両側末梢性肺動脈狭窄） … 72
　13．大動脈弁狭窄 … 74
　14．大動脈弁下狭窄 … 80
　15．大動脈弁上狭窄 … 83
　16．Williams 症候群（大動脈弁上狭窄・末梢肺動脈狭窄） … 85
　17．大動脈縮窄 … 86
　18．Shone 複合 … 90
　19．大動脈縮窄・心室中隔欠損 … 91
　20．大動脈弓離断 … 94
　21．左心低形成症候群（大動脈弁閉鎖・僧帽弁閉鎖） … 98
　22．右室二腔症 … 103

チアノーゼ型疾患　105

23. 完全大血管転位 …………………………………………………… 106
24. ファロー四徴 ………………………………………………………… 118
25. ファロー四徴・肺動脈閉鎖 ………………………………………… 122
26. ファロー四徴・肺動脈閉鎖・主要大動脈肺動脈側副動脈 …… 125
27. ファロー四徴・肺動脈弁欠損 …………………………………… 128
28. 総肺静脈還流異常 ………………………………………………… 130
29. 三尖弁閉鎖 ………………………………………………………… 136
30. 純型肺動脈閉鎖 …………………………………………………… 144
31. Ebstein 奇形 ……………………………………………………… 148
32. Ebstein 奇形・肺動脈閉鎖 ……………………………………… 155
33. 総動脈幹症 ………………………………………………………… 158
34. 両大血管右室起始 ………………………………………………… 161
35. 両大血管右室起始（Taussig-Bing 奇形）・大動脈縮窄 ……… 167
36. 単心室 ……………………………………………………………… 169
37. 無脾症候群，多脾症候群 ………………………………………… 184

その他の疾患　189

38. 修正大血管転位 …………………………………………………… 190
39. 僧帽弁逸脱 ………………………………………………………… 194
40. 右肺動脈上行大動脈起始 ………………………………………… 196
41. 三心房心 …………………………………………………………… 198
42. 左冠動脈肺動脈起始 ……………………………………………… 200
43. 冠動脈瘻 …………………………………………………………… 204
44. 肺動静脈瘻 ………………………………………………………… 208
45. Valsalva 洞動脈瘤 ………………………………………………… 210
46. 大動脈-左室トンネル ……………………………………………… 213
47. 血管輪 ……………………………………………………………… 215

索引 ——————————————————————————— 221

図の見かた

　心臓の各部の構造物は本書の模式図上，大部分は一目で理解可能であろうと思われる．また心房中隔欠損，心室中隔欠損，動脈管開存なども容易に理解できると思われる．心室形態に関して，心内膜面が波線で画いてあるのが形態的右室，真っすぐな線で画いてあるのが形態的左室である．

　また血流の表示では，青い矢印が静脈血（酸素不飽和血），赤い矢印が動脈血（酸素飽和血）を表わす．一つの構造物内に青矢印と赤矢印の両方が画かれている場合は，その部分に動脈血と静脈血が混合して流れることを意味し，大動脈内に赤・青矢印の両方がある場合は全身性チアノーゼが存在することを意味する．血流量は矢印の太さで3段階に分けて表示してある．すなわち太い矢印は血流量の増加を表わし，細い矢印は血流量の減少，中矢印はほぼ正常な血流量を表わしている．

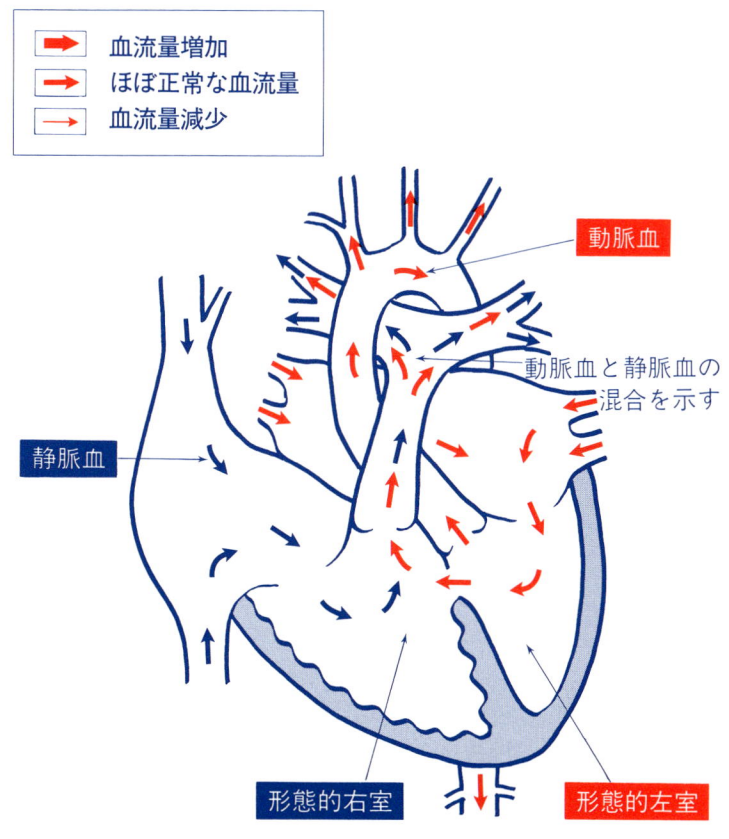

図目次

図の見かた ———————————— 1	閉鎖術後：多発性筋性部欠損パッチ閉鎖　40
全身の循環 ———————————— 6	経カテーテル的閉鎖術後：孤立性筋性部欠損　41
正常冠動脈 ———————————— 7	動脈管開存 ———————————— 44〜48
正常な心臓(各部の名称) ————————— 7	大きな動脈管開存　44
正常な心臓(血流) ————————— 7	肺高血圧(Eisenmenger 複合)　44
各心腔の形態的特徴 ———————————— 9	動脈管結紮術後　45
心房位：正位 ———————————— 9	動脈管離断術後　45
心房位：逆位 ———————————— 10	経カテーテル的閉鎖術：Porstmann 法　46
心房臓器錯位：右側相同 ———————— 10	経カテーテル的閉鎖術：Amplatzer Duct Occluder　47
心房臓器錯位：左側相同 ———————— 10	経カテーテル的閉鎖術：コイル塞栓術　48
房室結合：2 心室房室結合 ———————— 11	心内膜床欠損 ———————————— 51〜52
単心室房室結合 ———————————— 12	完全型　51
房室結合の様式 ———————————— 13	肺高血圧(Eisenmenger 複合)　51
心室・大血管結合 ———————————— 13	心内修復術後　52
原始心筒の形成 ———————————— 15	姑息的手術後：肺動脈絞扼術　52
心ループ形成 ———————————— 15	左室右房交通 ———————————— 54
心房・心室中隔の形成 ———————————— 16	大きな欠損　54
大動脈弓の形成 ———————————— 18	パッチ閉鎖術後　54
静脈系の形成 ———————————— 19	心室中隔欠損・心房中隔欠損 ———————————— 56
刺激伝導系の発達 ———————————— 20	大きな欠損　56
胎児循環 ———————————— 21	心室中隔欠損・心房中隔欠損・動脈管開存 ———— 57
心房中隔欠損 ———————————— 26〜30	大きな中隔欠損と動脈管開存　57
2 次孔欠損　26	部分肺静脈還流異常 ———————————— 59〜62
1 次孔欠損(心内膜床欠損・不完全型)　26	右肺静脈還流異常：上大静脈型　59
静脈洞型(部分肺静脈還流異常合併)　27	右肺静脈還流異常：下大静脈型　59
肺高血圧(Eisenmenger 複合)　27	左肺静脈還流異常：上大静脈型　60
閉鎖術後：2 次孔欠損パッチ閉鎖　28	左肺静脈還流異常：冠状静脈洞型　60
閉鎖術後：1 次孔欠損パッチ閉鎖, 僧帽弁形成　28	右肺静脈還流異常：上大静脈型　61
閉鎖術後：静脈洞型修復　29	右肺静脈還流異常：下大静脈型　61
経カテーテル的閉鎖術：Amplatzer Septal Occluder　29, 30	左肺静脈還流異常：上大静脈型　62
	左肺静脈還流異常：冠状静脈洞型　62
心室中隔欠損 ———————————— 34〜41	大動脈肺動脈中隔欠損(大動脈肺動脈窓) ———— 64
大きな欠損　34	大きな欠損　64
中等度の欠損　34	パッチ閉鎖術後　64
小さな欠損　35	肺動脈弁狭窄 ———————————— 67〜69
大血管下漏斗部欠損　35	軽症〜中等度肺動脈弁狭窄　67
大血管下漏斗部欠損・大動脈弁右冠尖逸脱　36	重症肺動脈弁狭窄　67
大血管下漏斗部欠損・大動脈弁閉鎖不全　36	経皮的バルーン肺動脈弁形成術　68
多発性筋性部欠損　37	肺動脈弁交連切開術後　69
肺高血圧(Eisenmenger 複合)　37	肺動脈弁下狭窄(漏斗部狭窄) ———————————— 71
自然閉鎖：三尖弁中隔尖の癒着　38	比較的重症の狭窄　71
自然閉鎖：完全自然閉鎖　38	漏斗部切除術後　71
閉鎖術後：膜性周囲部欠損パッチ閉鎖　39	肺動脈弁上狭窄(両側末梢性肺動脈狭窄) ———— 73
閉鎖術後：大血管下漏斗部欠損パッチ閉鎖　39	比較的軽症の狭窄　73
肺動脈絞扼術後：多発性筋性部欠損　40	

経カテーテル的治療後:肺動脈ステント挿入　73
大動脈弁狭窄 ──────────── 76〜79
　軽症〜中等度狭窄　76
　重症大動脈弁狭窄　76
　大動脈弁交連切開術後　77
　大動脈弁置換術後(同種弁)　77
　大動脈弁置換術後(機械弁)　78
　Ross 手術後(肺動脈弁自家移植)　78
　バルーン弁形成術　79
大動脈弁下狭窄 ─────────── 81〜82
　膜性狭窄　81
　線維筋性トンネル様狭窄　81
　切除術後　82
　Konno 手術　82
大動脈弁上狭窄 ──────────── 84
　砂時計型狭窄　84
　パッチ拡大術後　84
Williams 症候群(大動脈弁上狭窄・末梢肺動脈狭窄)
　──────────────────── 85
　砂時計型大動脈弁上狭窄・両側末梢肺動脈狭窄　85
大動脈縮窄 ──────────── 87〜89
　合併奇形のない大動脈縮窄　87
　縮窄切除・大動脈端々吻合／鎖骨下動脈フラップ
　　法　88
　バルーン拡大術　89
Shone 複合 ───────────── 90
　典型的 Shone 複合　90
大動脈縮窄・心室中隔欠損 ─────── 92〜93
　典型的大動脈縮窄複合　92
　一期的修復術後　92
　姑息の手術後　93
大動脈弓離断 ──────────── 95〜97
　A 型　95
　B 型　95
　C 型　96
　A 型：一期的修復術後　96
　A 型：姑息的手術後　97
左心低形成症候群(大動脈弁閉鎖・僧帽弁閉鎖)
　──────────────── 100〜102
　典型的大動脈弁・僧帽弁閉鎖　100
　姑息的手術後：Norwood 手術　100
　姑息的手術後：動脈管ステント，両側肺動脈
　　絞扼術　101
　姑息的手術後：両方向性 Glenn 手術　101
　心内修復術後：TCPC 手術　102

心内修復術後：心外導管を用いた TCPC 手術　102
右室二腔症 ───────────── 104
　心室中隔欠損合併例　104
　治療　104
完全大血管転位 ────────── 110〜117
　Ⅰ型完全大血管転位：完全大血管転位・卵円孔開
　　存　110
　Ⅰ型完全大血管転位：完全大血管転位・卵円孔開
　　存・動脈管開存　110
　Ⅰ型完全大血管転位：完全大血管転位・心房中隔
　　欠損　111
　Ⅱ型完全大血管転位　111
　Ⅱ型完全大血管転位・心室中隔欠損・肺高血圧　112
　Ⅲ型完全大血管転位　112
　姑息的治療：バルーン心房中隔裂開術　113
　姑息的治療：ブレード心房中隔切開術　114
　姑息的治療後：Blalock-Taussig 手術　115
　心内修復術後：心房内転換術(Mustard 手術)　115
　心内修復術後：大血管転換術(Jatene 手術)　116
　心内修復術後：大血管転換術(Jatene 手術)・心室中
　　隔欠損閉鎖　116
　左室トレーニング後　117
　心内修復術後：Rastelli 手術　117
ファロー四徴 ──────────── 120〜121
　重度右室流出路狭窄合併例　120
　姑息的手術後：Blalock-Taussig 手術(原法)　120
　姑息的手術後：Blalock-Taussig 手術(変法)　121
　心内修復術後　121
ファロー四徴・肺動脈閉鎖 ─────── 123〜124
　動脈管開存合併例　123
　姑息的手術後：Blalock-Taussig 手術(変法)　123
　心内修復術後：Rastelli 手術　124
　心内修復術後：心外導管を使わない手術　124
ファロー四徴・肺動脈閉鎖・主要大動脈肺動脈
側副動脈 ──────────── 126〜127
　両側主要大動脈肺動脈側副動脈合併例　126
　姑息的手術後：統合の肺動脈再建術，Blalock-
　　Taussig 手術　126
　心内修復術後：Rastelli 手術　127
ファロー四徴・肺動脈弁欠損 ──────── 129
　典型例　129
　心内修復術後　129
総肺静脈還流異常 ────────── 132〜135
　上心臓型：ⅠA 型　132
　心臓型：ⅡA 型　132

心臓型：ⅡB型　133
  下心臓型：Ⅲ型　133
  術後：ⅠA型　134
  術後：ⅡA型　134
  術後：ⅡB型　135
  術後：Ⅲ型　135
三尖弁閉鎖 ———————————— 138〜143
  Ⅰa型(肺動脈閉鎖合併)　138
  Ⅰb型(心室中隔欠損・肺動脈狭窄合併)　138
  Ⅰc型(大心室中隔欠損合併)　139
  Ⅱb型(大血管転位・心室中隔欠損・肺動脈狭窄
    合併)　139
  Ⅱc型(大血管転位・心室中隔欠損合併)　140
  Ⅰa型―姑息的手術後：Blalock-Taussig
    手術　140
  Ⅰa型―姑息的手術後：Glenn手術　141
  Ⅰc型―姑息的手術後：肺動脈絞扼術　141
  Ⅰa型―最終的手術後：Fontan手術　142
  Ⅰa型―最終的手術後：TCPC手術　142
  Ⅰa型―最終的手術後：心外導管を用いたTCPC
    手術　143
純型肺動脈閉鎖 ———————————— 146〜147
  動脈管開存合併例　146
  姑息的手術後　146
  根治手術後：右室流出路形成　147
  根治手術後：Fontan手術　147
Ebstein奇形 ———————————— 150〜154
  Ebstein奇形の形態分類(Carpentier分類)　150
  新生児期　151
  新生児期：動脈管開存合併　151
  乳児期以降　152
  Danielson手術後　152
  Carpentier手術後　153
  三尖弁置換術後（機械弁による置換）　153
  Starnes手術後　154
  Starnes手術後のFontan型手術（TCPC）　154
Ebstein奇形・肺動脈閉鎖 ———————————— 156〜157
  動脈管開存合併例　156
  Starnes手術　156
  Starnes手術後のFontan型手術（TCPC）　157
総動脈幹症 ———————————— 159〜160
  Ⅰ型　159
  Ⅱ型　159
  Ⅲ型　160
  Rastelli手術後　160

両大血管右室起始 ———————————— 163〜166
  大動脈下型心室中隔欠損　163
  肺動脈下型心室中隔欠損(Taussig-Bing奇形)　163
  両大血管下型心室中隔欠損　164
  遠隔型心室中隔欠損　164
  右室内導管形成後：大動脈下型心室中隔欠損　165
  左室大動脈間流出路再建術後：肺動脈下型
    心室中隔欠損　165
  大血管転換術後：肺動脈下型心室中隔欠損　166
両大血管右室起始（Taussig-Bing奇形）・大動脈
縮窄 ———————————— 168
  動脈管開存合併例　168
  大動脈縮窄修復・大血管転換術後　168
単心室―左室型単心症：両房室弁左室流入
———————————— 172〜177
  左方痕跡的右室・心室大血管逆位　172
  左方痕跡的右室・心室大血管逆位・肺動脈狭窄　172
  左方痕跡的右室・心室大血管逆位・共通房室弁・
    肺動脈狭窄　173
  左方痕跡的右室・心室大血管正位　173
  右方痕跡的右室・心室大血管逆位　174
  右方痕跡的右室・心室大血管正位(Holmes heart)
    174
  姑息的手術後：Blalock-Taussig手術　175
  姑息的手術後：肺動脈絞扼術　175
  姑息的手術後：Damus-Kaye-Stansel手術　176
  心内修復術後：心室中隔作成術(septation)　176
  Fontan型手術後：TCPC法　177
単心室―右室型単心室：両房室弁右室流入
———————————— 179〜183
  痕跡的左室・両大血管右室起始　179
  痕跡的左室・両大血管右室起始・肺動脈狭窄　179
  痕跡的左室・両大血管右室起始・肺動脈閉鎖　180
  両大血管右室起始・肺動脈狭窄　180
  痕跡的左室・両大血管右室起始・大動脈弁下
    狭窄　181
  痕跡的左室・両大血管右室起始・肺動脈閉鎖―
    姑息的手術後：Blalock-Taussig手術　181
  痕跡的左室・両大血管右室起始・肺動脈閉鎖―
    Fontan型手術後：TCPC法　182
  痕跡的左室・両大血管右室起始・大動脈弁下
    狭窄―姑息的手術後：Damus-Kaye-Stansel
    手術　182
  痕跡的左室・両大血管右室起始・大動脈弁下
    狭窄―Fontan型手術後：心外導管を用いた

    TCPC法　183
  無脾症候群 ──────────── 186〜188
    右胸心・単心室・共通房室弁口・肺動脈狭窄・両側上大静脈　186
    右胸心・単心室・共通房室弁口・肺動脈狭窄・両側上大静脈―姑息的手術：Blalock-Taussig手術　186
    右胸心・単心室・共通房室弁口・肺動脈閉鎖・下心臓型総肺静脈還流異常・両側上大静脈　187
    右胸心・単心室・共通房室弁口・肺動脈狭窄・両側上大静脈―心内修復術：TCPC法　187
    右胸心・単心室・共通房室弁口・肺動脈閉鎖・下心臓型総肺静脈還流異常・両側上大静脈―姑息的手術後：Blalock-Taussig手術，総肺静脈還流異常修復　188
    右胸心・単心室・共通房室弁口・肺動脈閉鎖・下心臓型総肺静脈還流異常・両側上大静脈―心内修復術後：TCPC法　188
  修正大血管転位 ──────────── 192〜193
    心内合併異常のない例　192
    心室中隔欠損・肺動脈弁狭窄合併　192
    心室中隔欠損・肺動脈弁狭窄合併―心室中隔欠損パッチ閉鎖・肺動脈弁交連切開術後　193
    心室中隔欠損・肺動脈弁狭窄合併―心室・大血管転換術後（double switch operation）　193
  僧帽弁逸脱 ────────────────── 195
    正常心の僧帽弁開閉と僧帽弁逸脱　195
  右肺動脈上行大動脈起始 ─────────── 197
    心室中隔欠損合併例　197
    パッチ閉鎖術後　197
  三心房心 ─────────────────── 199
    左房内閉塞合併例　199
    左房内隔壁切除術後　199
  左冠動脈肺動脈起始 ──────────── 201〜203
    新生児期・乳児期の血行動態　201
    肺動脈内トンネル手術後（Takeuchi手術）　201
    左冠動脈移植術後　202
    鎖骨下動脈-左冠動脈吻合術後　202
    Tashiro手術後　203
  冠動脈瘻 ──────────────── 205〜207
    右冠動脈-右房瘻　205
    右冠動脈-右室瘻　205
    右冠動脈-肺動脈瘻　206
    左冠動脈-左房瘻　206
    右冠動脈-右房・瘻孔閉鎖術後　207
    右冠動脈-右室・コイル塞栓術後　207
  肺動静脈瘻 ───────────────── 209
    肺動静脈瘻　209
    経カテーテル的治療：コイル塞栓術後　209
  Valsalva洞動脈瘤 ─────────── 211〜212
    右冠動脈洞より右室への瘤　211
    Valsalva洞動脈瘤破裂　211
    修復術後：破裂瘤パッチ閉鎖　212
  大動脈-左室トンネル ─────────────── 214
    大動脈-左室トンネル　214
    パッチ閉鎖術後　214
  血管輪 ───────────────── 217〜219
    重複大動脈弓　217
    重複大動脈弓切離後　217
    右大動脈弓・左動脈管索　218
    右大動脈弓・左動脈管索後　218
    左肺動脈起始異常（vascular sling）　219
    移植術後：左肺動脈起始異常　219

正常な心臓

　正常な心臓は縦隔の下部で心膜に包まれており，その長軸は右上後方から左下前方に向かい，前方は前胸壁に後方は食道に接し，左右の肺の間にある．その大きさは一般に収縮時に"握りこぶし"大といわれているが，当然その重量，壁厚は年齢とともに変化する．

　心臓は基本的に4心腔からなり，静脈が流入する心房と動脈が起始する心室がある．心房は心房中隔により右心房と左心房に分れ，心室は心室中隔によって右心室と左心室に分れる．

　全身を灌流した血液は上大静脈と下大静脈を介して右心房に還流し，この血液は三尖弁を経て右

全身の循環

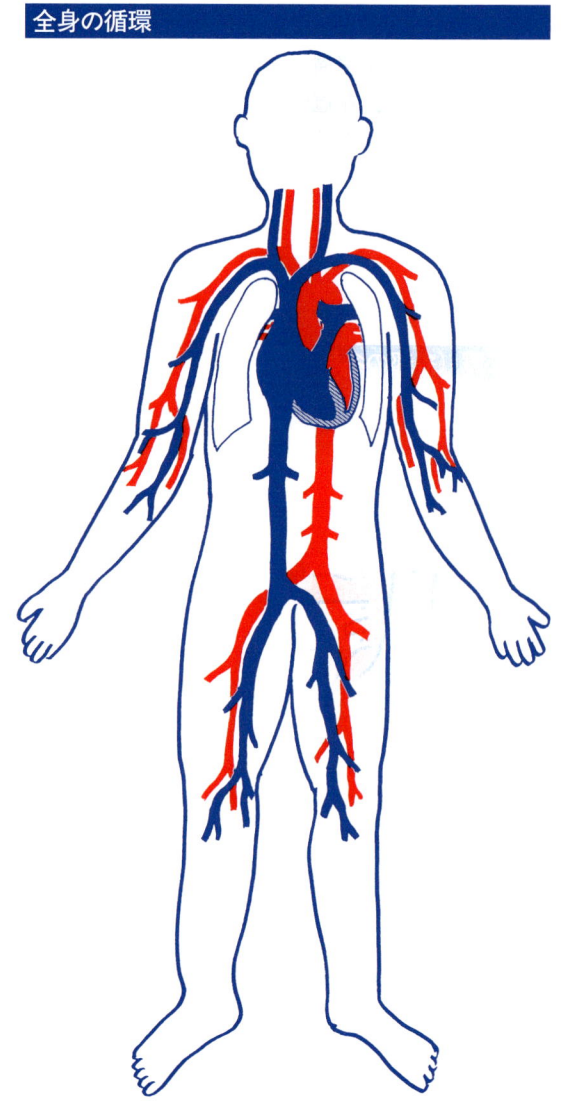

心室へ送りこまれる．右心室は肺動脈弁を経て静脈血を肺動脈に送り出す．左右に分れた肺動脈はさらに細かく枝分れし，これらを介して静脈血が肺毛細血管に至り，さらに肺胞に達して，ここでガス交換が行われ，血液は酸素と結合して動脈血となる．動脈血は左右肺静脈を経て左心房に還流する．さらに僧帽弁を介して左室を充満した動脈血は左心室により大動脈弁を介して大動脈へ駆出される．大動脈は，左心室を起始した後，右上方へ上行し大動脈弓を形成して脊柱の左側を下行する．各レベルで多くの動脈に枝分れし，各内臓をはじめ全身の組織に動脈血を供給する．

　正常心では左右のValsalva洞のおのおのにある冠動脈入口部から左右の冠動脈が起始する．

　右冠動脈はValsalva洞を起始し，円錐枝を前方に出した後，房室溝を後方に走行し，通常後室間溝まで延びる．左冠動脈入口部から左冠動脈主幹部がほぼ直角に起始し，左前下行枝と回旋枝に分枝する．左前下行枝は前室間溝を走行し，回旋枝は左房室溝を後方に回り後室間溝に至る．

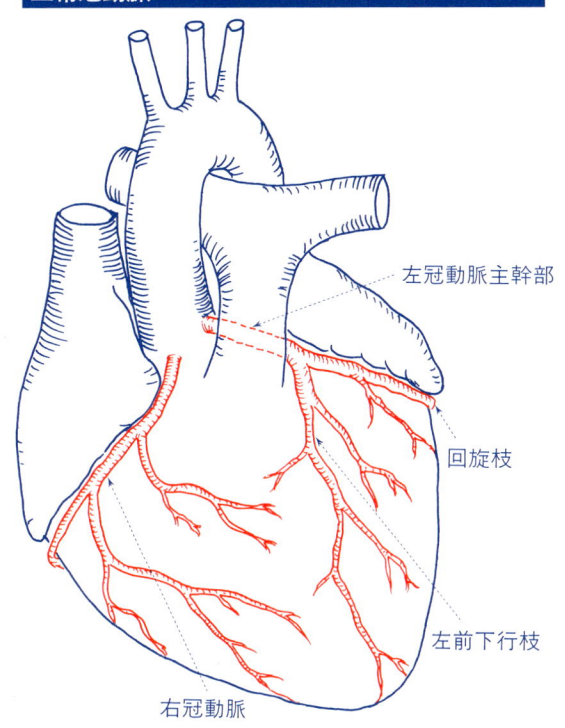

正常冠動脈

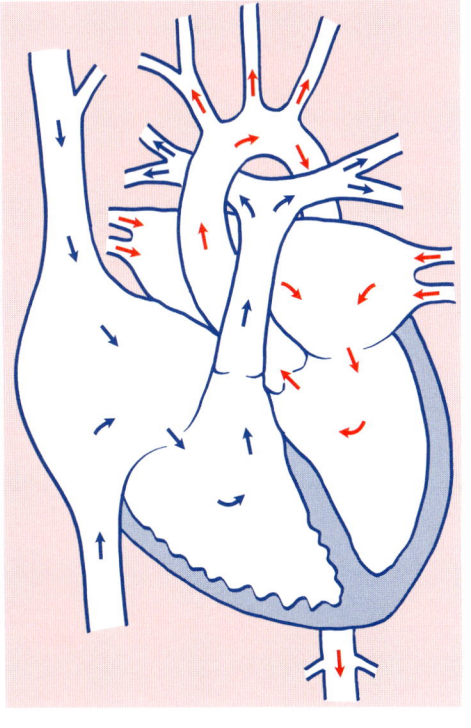

正常な心臓（各部の名称）

正常な心臓（血流）

主要心区分分析法

　各種先天性心疾患の形態を理解するのには，Van Praaghにより提唱されたsegmental approach（主要心区分分析法）が有用である．
　これは心臓を心房・心室・大血管と三つの主要区分に分け，それぞれの位置関係を同定し，さらに三つの部分の結合関係を分析，記載することにより心形態異常の詳細を表現するものである．
　この方法の原則は次の表の通りである．

主要心区分分析法の原則
1. 各心構造物の固有の形態的特徴による同定
2. 内臓・心房位の同定
3. 心房・心室結合（房室結合）の分析
   心室形態
   房室結合の型
   房室結合の様式
   心室位
4. 心室・大血管関係の分析
   心室・大血管関係の型
   心室・大血管関係の様式
   漏斗部形態
   大血管関係
5. 心臓の位置
6. 合併異常の記載

A．各心腔の形態的特徴

1．心房
　右（心）房，左（心）房それぞれに固有の形態的特徴は次表の通りである．

	右（心）房	左（心）房
心耳	三角形	人差し指形
	心耳への結合：広い	心耳への結合：狭い
分界稜	有	無
肉柱構造	全体	心耳のみ
静脈還流	通常大静脈が還流	通常肺静脈が還流
冠静脈洞	通常有	通常無

2．心室
　右（心）室，左（心）室それぞれに固有の形態的特徴は次の表の通りである．

各心腔の形態的特徴

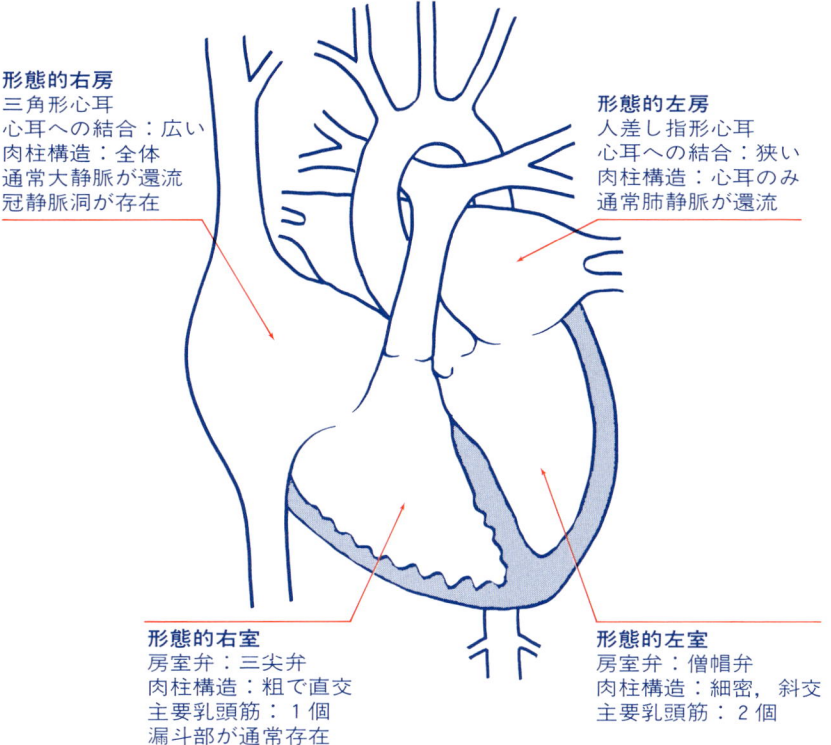

形態的右房
三角形心耳
心耳への結合：広い
肉柱構造：全体
通常大静脈が還流
冠静脈洞が存在

形態的左房
人差し指形心耳
心耳への結合：狭い
肉柱構造：心耳のみ
通常肺静脈が還流

形態的右室
房室弁：三尖弁
肉柱構造：粗で直交
主要乳頭筋：1個
漏斗部が通常存在

形態的左室
房室弁：僧帽弁
肉柱構造：細密，斜交
主要乳頭筋：2個

	右（心）室	左（心）室
形態	収縮期：球形 拡張期：三角形	収縮期：紡錘形 拡張期：足形
肉柱構造	粗，直交	細密，斜交
中隔	全体に肉柱	上半分：平滑 下半分：肉柱
乳頭筋	主要乳頭筋：1個	主要乳頭筋：2個
中隔乳頭筋	有	無
房室弁	三尖弁	僧帽弁
漏斗部	通常有	通常無

心房位：正位

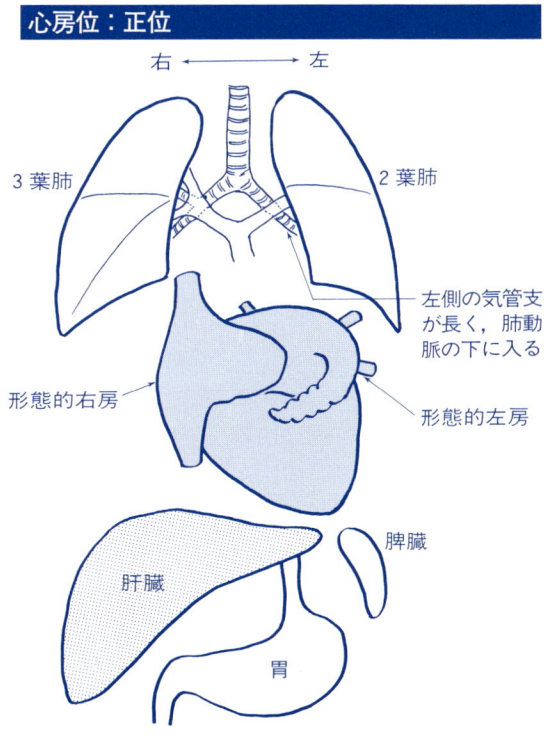

B. 内臓・心房位 visceroatrial situs

1. 正位 situs solitus

　正常な内臓・心房の位置関係であり，形態的右房が右側にあり，形態的右肺（3葉肺で気管支が短く肺動脈の上から肺門に入る），肝臓が同側にある．形態的左房は左側にあり，形態的左肺（2葉

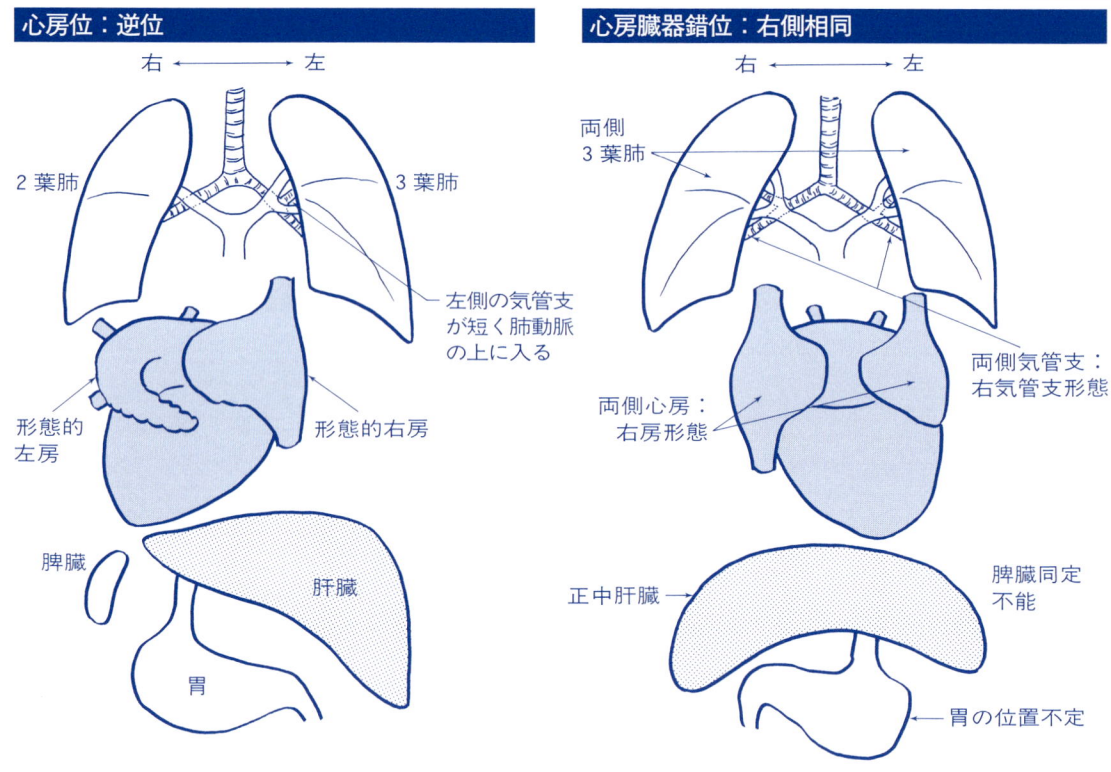

で気管支が長く肺動脈の下から肺門に入る），胃，脾臓が同側にある．

2．逆位 situs inversus

正常の鏡像の位置関係である．すなわち形態的右房，形態的右肺，肝臓が左側にあり，形態的左房，形態的左肺，胃，脾臓が右側にある．

3．心房臓器錯位 atriovisceral heterotaxy

1）右側相同 right isomerism

通常，無脾症候群（asplenia syndrome）でみられる内臓・心房関係であり，心房は両側右房の形態をもつ．肺および気管支も両側右側の形態であり，肝臓は正中にあり胃の位置は不定，脾臓は同定不能である（両側右側性：bilateral right-sidedness）．ほとんど例外なく重篤な複雑心奇形を合併するが，なかでも共通房室弁口遺残を伴う単心室，肺動脈閉鎖または狭窄，総肺静脈還流異常の合併が多い．

2）左側相同 left isomerism

通常，多脾症候群（polysplenia syndrome）でみられる内臓・心房関係である．心房は両側左房の形態をもち，肺および気管支も両側左側の形態

を示す（両側左側性：bilateral left-sidedness）．
肝臓は左右対称の形をしており，胃は左右いずれ
のこともある．脾臓は無脾症候群の場合と同様，
肉眼的には同定不能なことが多いが，多数の脾臓
組織が腹腔内に存在する．合併する心奇形として
は心室中隔欠損や共通房室弁口遺残などが多い．

C．房室結合
atrioventricular（AV）connection

1．房室結合の型 type of AV connection
1）2心室房室結合
biventricular AV connection

二つの心室が同定できる場合の心房・心室結合には，① 正位，② 逆位，③ 相同結合の三つの型がある．

① 正位 AV concordance：形態的右房が形態的右室に，形態的左房が形態的左室に結合する．房室弁の形態は心室構造によって規定されるので右房と右室の間には三尖弁が，左房と左室の間には僧帽弁が存在する．

② 逆位 AV discordance：形態的右房が形態的左室に，形態的左房が形態的右室に結合する．右房と左室の間には僧帽弁が，左房と右室の間には三尖弁が存在する．

③ 相同結合 isomeric AV connection：右側相同または左側相同で心房形態が対称な場合は二つの心室に結合していても，正位，逆位のいずれともいえない．

2）単心室房室結合
univentricular AV connection

心室が一つしか存在しない場合，ないしは左右どちらかの房室結合が欠如している場合である．

① 両房室弁同室挿入 double inlet connection：左右両心房が二つの房室弁または共通房室弁を介して一つの心室に挿入する．

② 一側房室結合欠如 unilateral absence of AV connection：左右どちらかの房室結合が欠如している場合である．たとえば古典的な三尖弁閉鎖では左房は左室に結合するが，右房と右室との結合は完全に欠如している．

2．房室結合の様式 mode of AV connection
1）二つの房室弁 2 perforate AV valves
三尖弁と僧帽弁の二つの房室弁が存在する．

房室結合：2心室房室結合

正位

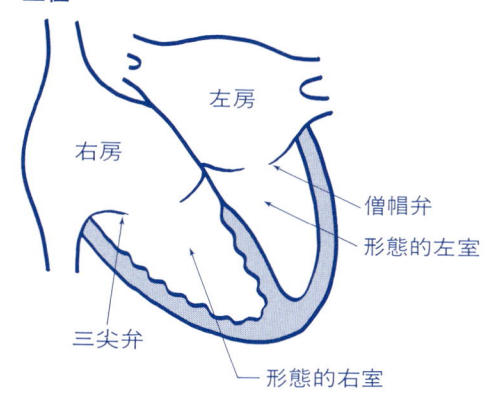

逆位

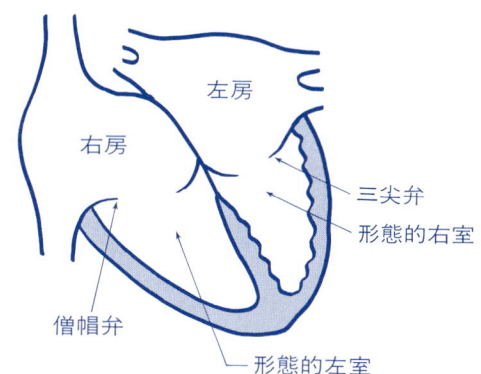

相同結合

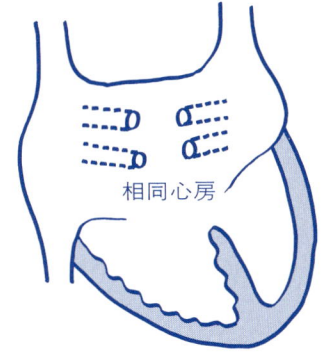

単心室房室結合

両房室弁同室挿入

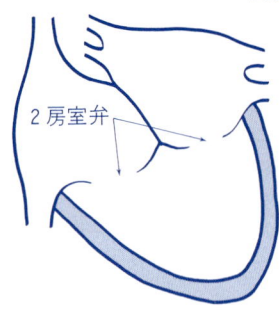
2房室弁

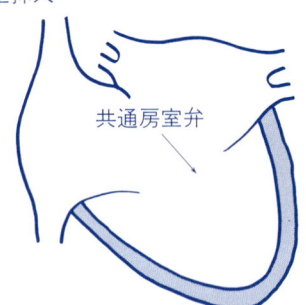
共通房室弁

右側房室結合欠如

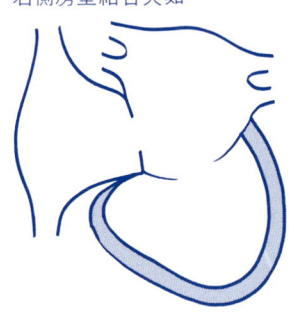

左側房室結合欠如

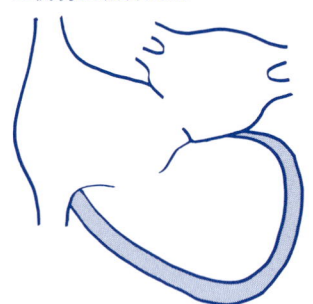

2）**共通房室弁** common AV valve
心房と心室の間に共通房室弁が存在する．

3）**一側房室弁閉鎖** imperforate AV valve；right or left
二つの房室弁が同定できるが，左右いずれかの房室弁が閉鎖している状態をいう．

4）**房室弁騎乗** straddling and overriding AV valve
左右いずれかの房室弁が心室中隔に騎乗した状態であるが，その房室弁の弁下組織が対側の心室中隔壁に付着する場合を straddling と呼び，弁下組織が同側の心室内に付着しており房室弁輪の位置が心室中隔の上に乗る場合を overriding と呼ぶ．

D. 心室・大血管関係
ventriculoarterial (VA) connection

1. 心室・大血管結合の型 type of VA connection

1）**正位** VA concordance
形態的右室から肺動脈が起始し，形態的左室から大動脈が起始する．

2）**逆位** VA discordance
形態的右室から大動脈が起始し，形態的左室から肺動脈が起始する．

3）**両大血管同室起始** double outlet ventricle
大動脈，肺動脈の両者が一つの心室から起始する．いずれかの大血管が心室中隔に騎乗しておりその弁輪の半分以上がどちらかの心室にかかっていれば，その大血管は弁輪が多くかかっている心室から起始しているとみなされる（50% rule）．両大血管右室起始が圧倒的に多いが両大血管左室起始も存在する．

4）**単一大血管起始** single outlet
心室から起始する大血管が一つしかない場合である．総動脈幹の場合と，大動脈あるいは肺動脈が閉鎖している場合とがある．

2. 心室・大血管結合の様式
mode of VA connection

1）**騎乗** overriding
いずれかの大血管が心室中隔に騎乗した状態をいう．

2）**弁閉鎖** imperforate valve
いずれかの半月弁が閉鎖した状態をいう．

房室結合の様式

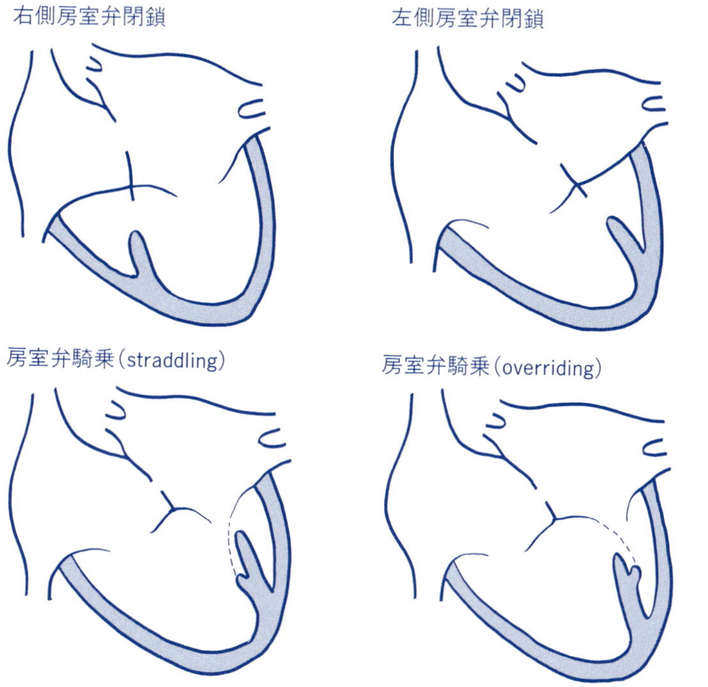

右側房室弁閉鎖
左側房室弁閉鎖
房室弁騎乗(straddling)
房室弁騎乗(overriding)

心室・大血管結合

正位
大動脈
肺動脈
形態的
右室
形態的
左室
逆位
大動脈
肺動脈
形態的
右室
形態的
左室

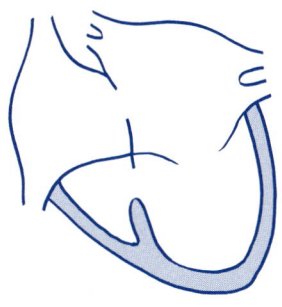

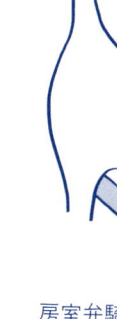

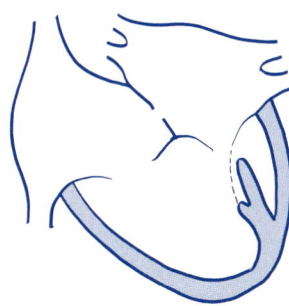

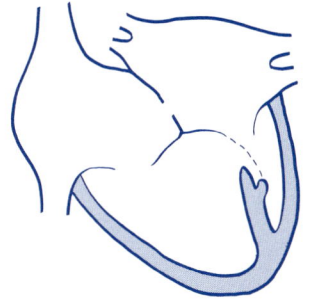

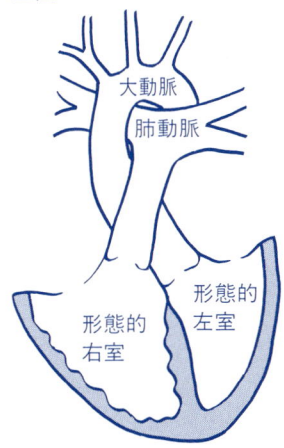

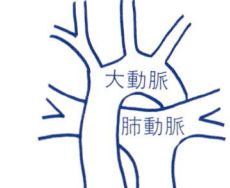

心臓・大血管の発生

心臓はヒトの個体発生過程のなかで最も早く発生し，機能を開始する臓器である．その過程は，胎生3週の終わりから始まり，胎生7週の終わりまでにはその全過程が終了するが，その時点での胚の長径はわずかに25 mm，心臓自体は3 mmしかなく，その発生のメカニズムはまさに驚異的である．このメカニズムは未だに完全に解明された訳ではないが，近年の分子生物学的研究の進歩により心血管系発生の分子構造が明らかにされつつある．本章では各種先天性心疾患のできかたを理解するための基礎的事項として，心血管系発生過程での形態的変化を概説する．

A. 原始心筒の形成

心臓は前外側板中胚葉より分化する心筋細胞と，神経管の背側に形成される神経堤由来の細胞から形成される．胎生20日頃に，前側板中胚葉内に心筋原細胞塊が出現して，左右一対の心臓原基が形成され，これらは中線方向に移動し，胚の頭側で癒合して原始心筒を形成する．原始心筒は内層（心内膜筒），中層（心ゼリー層），外層（心筋外套）の3層からなる．原始心筒は，将来四つの心腔，大血管，弁膜などを形成するべく，頭側から，大動脈嚢，動脈幹，心球，原始心室，心房の各部に分かれている．

B. 心ループの形成

原始心筒は胎生23日頃に規則的拍動を開始するが，その後屈曲しS字型となり，いわゆる心ループが形成される．正常では心筒の心球部分が右方向に屈曲し，D-ループを形成する．これにより心球から発達する右室が右前，心室から発達する左室は左後に位置する心室関係ができてくる．一方心球が左方向に屈曲するL-ループでは，形態的右室は左側に，形態的左室は右側に位置することになる．修正大血管転位はL-ループが基礎となった疾患の代表である．

C. 中隔の形成

心中隔の形成は胎生27日頃から始まり，約10

原始心筒の形成

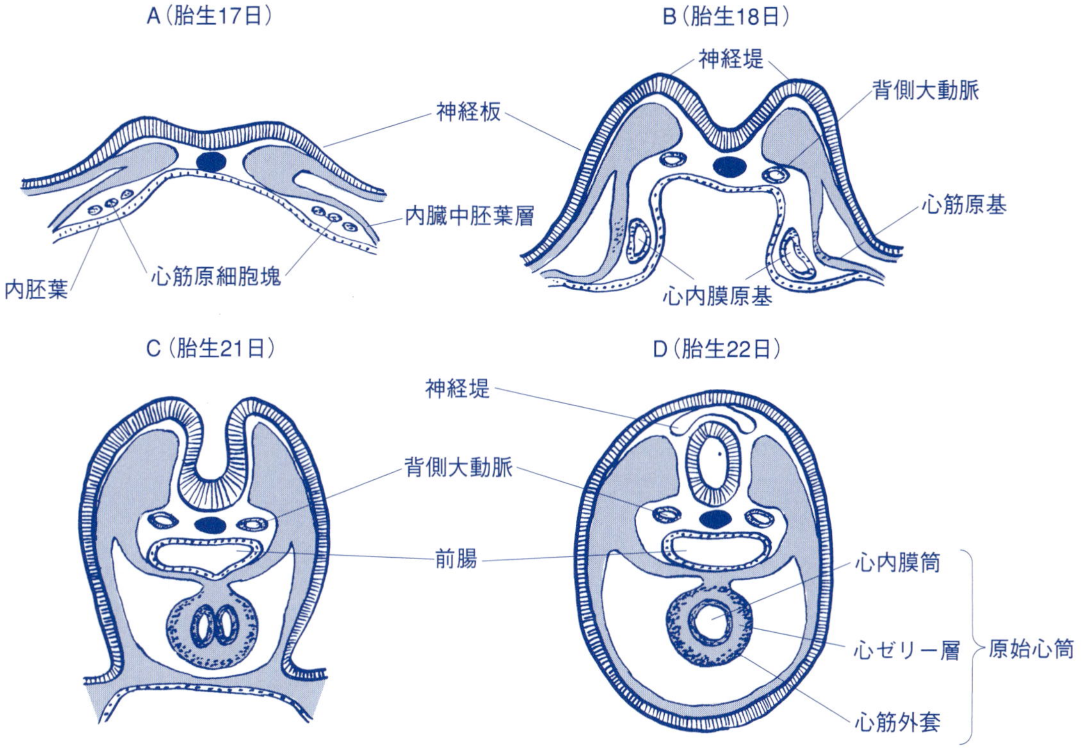

A（胎生17日）

- 神経板
- 内胚葉
- 心筋原細胞塊
- 内臓中胚葉層

B（胎生18日）

- 神経堤
- 背側大動脈
- 心筋原基
- 心内膜原基

C（胎生21日）

- 背側大動脈
- 前腸

D（胎生22日）

- 神経堤
- 心内膜筒
- 心ゼリー層
- 心筋外套

｝原始心筒

心ループ形成

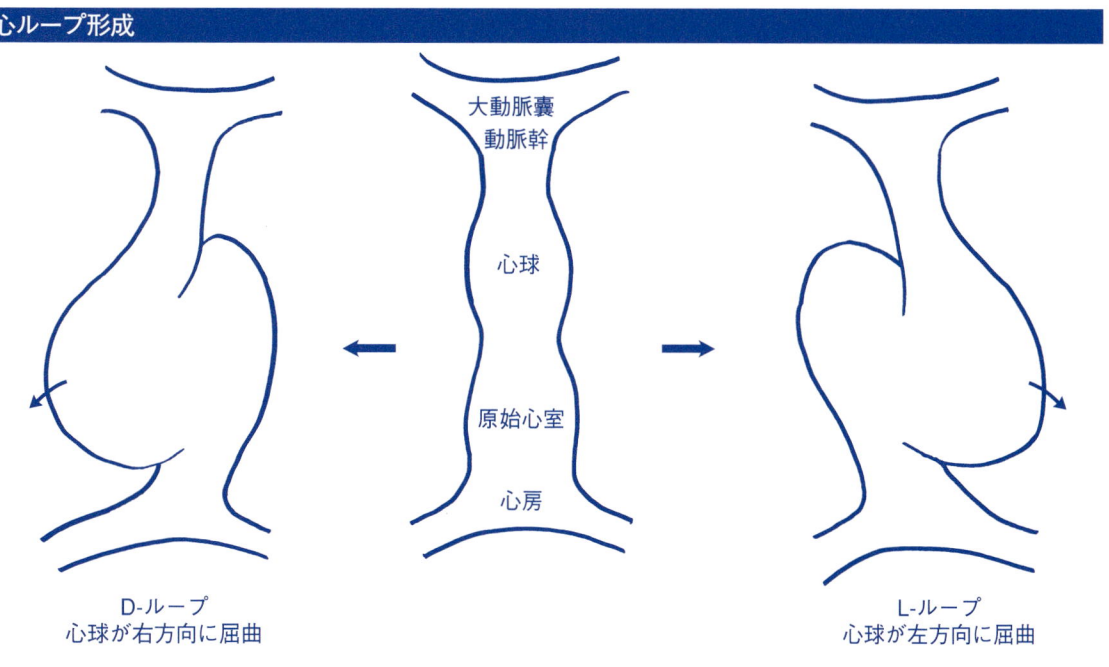

- 大動脈嚢
- 動脈幹
- 心球
- 原始心室
- 心房

D-ループ
心球が右方向に屈曲

L-ループ
心球が左方向に屈曲

心房・心室中隔の形成

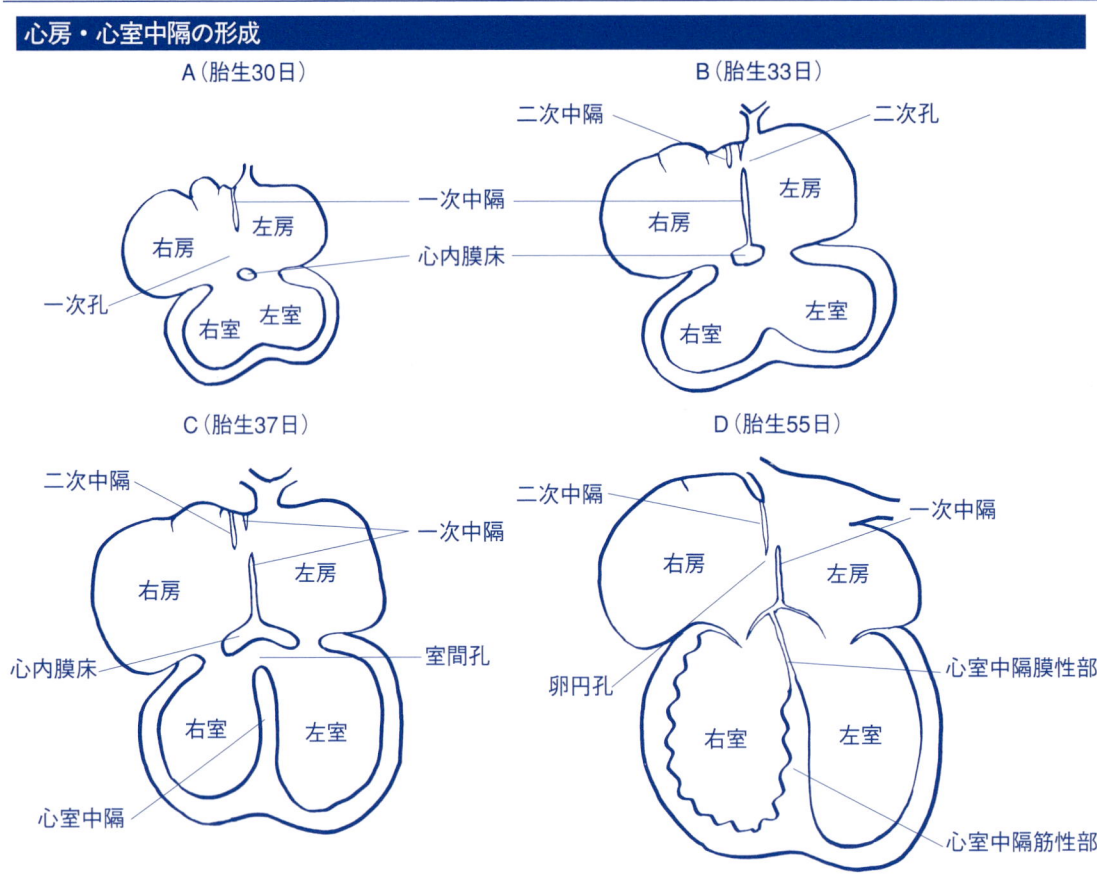

日間で完了する．中隔の形成は二つの異なる機序による．一つは心腔の成長によりその中間部分が受動的に延長する受動的中隔形成と，もう一つは向かい合う組織の増殖による能動的中隔形成である．ヒトの心臓では，心房二次中隔，心室筋性中隔，大動脈肺動脈中隔は受動的に形成され，房室管分割，漏斗部中隔，動脈管中隔は能動的に形成される．

1．心房中隔の形成

心房の静脈洞の後上方から一次中隔が形成され，心内膜床に向かって発育する．この際一次中隔と心内膜床との間の間隙を一次孔と呼ぶが，これはやがて心内膜床の発達により閉鎖される．これと共に一次中隔は後上方から再吸収され，二次孔が形成される．引き続き，一次中隔の右側に二次中隔が形成され，下方に向かって延びて来て左右両心房の分離が完成する．二次中隔は二次孔を覆うところまでで発育が停止し，一次中隔と二次中隔はわずかに重なるが，両房間交通は機能的には卵円孔として残存し，胎生期を通じて右房から左房に向かう血流が確保される．

2．房室管分割と房室弁の形成

胎生30日頃，心ループの成熟により両心房，心室の原型が完成するが，それらの中心にあたる部分は空洞となっており，房室管と呼ばれる．この部分に間充織細胞から発達した心内膜床（endocardial cushion）が出現して成長する．心内膜床の正常な発達により，共通房室弁口は左右に分離されて，三尖弁口と僧帽弁口が形成される．房室弁自体の発達には心室の心内膜下の横掘れ（undermining）が関与し，この過程の障害によりEbstein奇形が発生する．

3．心室中隔の形成

胎生27日頃から，左右心室は外側に向かって発

育するのに伴い,心室間の部分が受動的に中隔(心尖部筋性中隔)として残り,中隔の頭側の両室間の交通は室間孔と呼ばれる.室間孔は中隔端組織の増殖と,房室心内膜床と円錐中隔により膜様部中隔が形成されて完全に閉鎖される.

4．流出路中隔の形成

同じ時期に動脈幹内部に内膜突起ができ,これらの発達によって動脈幹と円錐部の間の中隔(動脈幹中隔)が形成され,動脈幹の延長によるらせん状のねじれに伴い,大動脈と肺動脈が分離される.動脈幹中隔は大動脈肺動脈中隔と結合して両大血管の形成が完成する.また動脈幹内突起の近位端は円錐突起と結合して漏斗部中隔となる.

円錐動脈幹の形成異常により多くの疾患の発現機序が説明されるが,これらは円錐動脈幹発達異常(conotruncal anomaly)という一連の疾患としてとらえられ,完全大血管転位,ファロー四徴,両大血管右室起始などが含まれる.

D．大動脈弓の形成

大動脈とその分枝は,大動脈嚢と左右6対の大動脈弓により形成されるが,6対の弓は同時に存在することはなく,順番に発生・消失し,最終的に残るのは第Ⅲ,Ⅳ,Ⅵ弓である.すなわち第Ⅲ弓は総頸動脈と,内頸動脈の近位部,右第Ⅳ弓は右鎖骨下動脈の近位部,左第Ⅳ弓は大動脈弓の左総頸動脈と左鎖骨下動脈の間の部分,左右第Ⅵ弓は両側肺動脈の近位部となる.

E．大静脈系の形成

静脈系は最初は左右対称の形で発達するが,いくつかの経路の消失に伴い非対称となる.胎生期の初期には卵黄静脈系,臍静脈系,主静脈系の三つの系統がある.左右の前主静脈が上半身からの血液を,左右静脈洞角に導くが,その後,右前主静脈がより発達し上大静脈を形成する.左前主静脈は通常,静脈洞との結合を失い消失する.静脈洞本体は冠静脈洞となる.下半身からの血液は,下主静脈を中心とする多くの静脈系のネットワークを介して臍静脈由来の右肝心路につながり,この経路が下大静脈となる.

以上の過程における何らかの問題により,左上大静脈遺残などいくつかの静脈系の異常が発生する.

肺静脈に関しては,総肺静脈が単一の血管として左房の後方,一次中隔の左側に形成される.総肺静脈は肺芽から発生する静脈叢(内臓系静脈叢)と結合するが,これらは当初,体静脈系と結合している.これらの結合はやがて消失し,総肺静脈は左房に吸収され,最終的に左右の肺静脈が直接左房に結合する形となる.総肺静脈と体静脈系の結合が残存し,総肺静脈の左房との合体がなされない場合,総肺静脈還流異常が発生する.

F．刺激伝導系の発達

刺激伝導系の原基は原始心筒の段階で既に存在する.原始心筒の各分節の間に,洞-心房輪,心房-心室輪,心球-心室輪,心球-動脈幹輪の四つの伝導系組織が形成され,これらが心ループの形成,各心中隔の形成に伴い複雑に変化する.洞結節は洞-心房輪から発生するが,静脈洞の重積により洞-心房輪が心房中隔の基部に移動し,房室結節の一部を形成する.心房-心室輪は心内膜床の発達によって変形され,8の字型となり,その前部と後部は心房中隔に接する.心球-心室輪の後部は流入路心室中隔の上に位置し,房室結節の深部から貫通束に結合する.貫通束の遠位部は伝導系組織輪自体に由来し,右脚が心室中隔と一次中隔の間を走行することとなる.左脚の形成はより複雑で,左室の発達により伝導系組織が変形してできる.房室間溝の組織の発達により,心房筋と心室筋とは完全に分離され,房室結節を介する経路以外の伝導系組織による心房心室間の接触は断たれるが,これらが一部残存することが早期興奮症候群の発生機序となる.

G．胎児循環

心臓の形成が完成された後,出生までの期間,胎児の機能は胎児循環により維持される.胎児循環は,出生後の循環においては肺でガス交換が行われるのに対して,胎児では胎盤が酸素化された血液を供給するという点に大きな特徴がある.

大動脈弓の形成

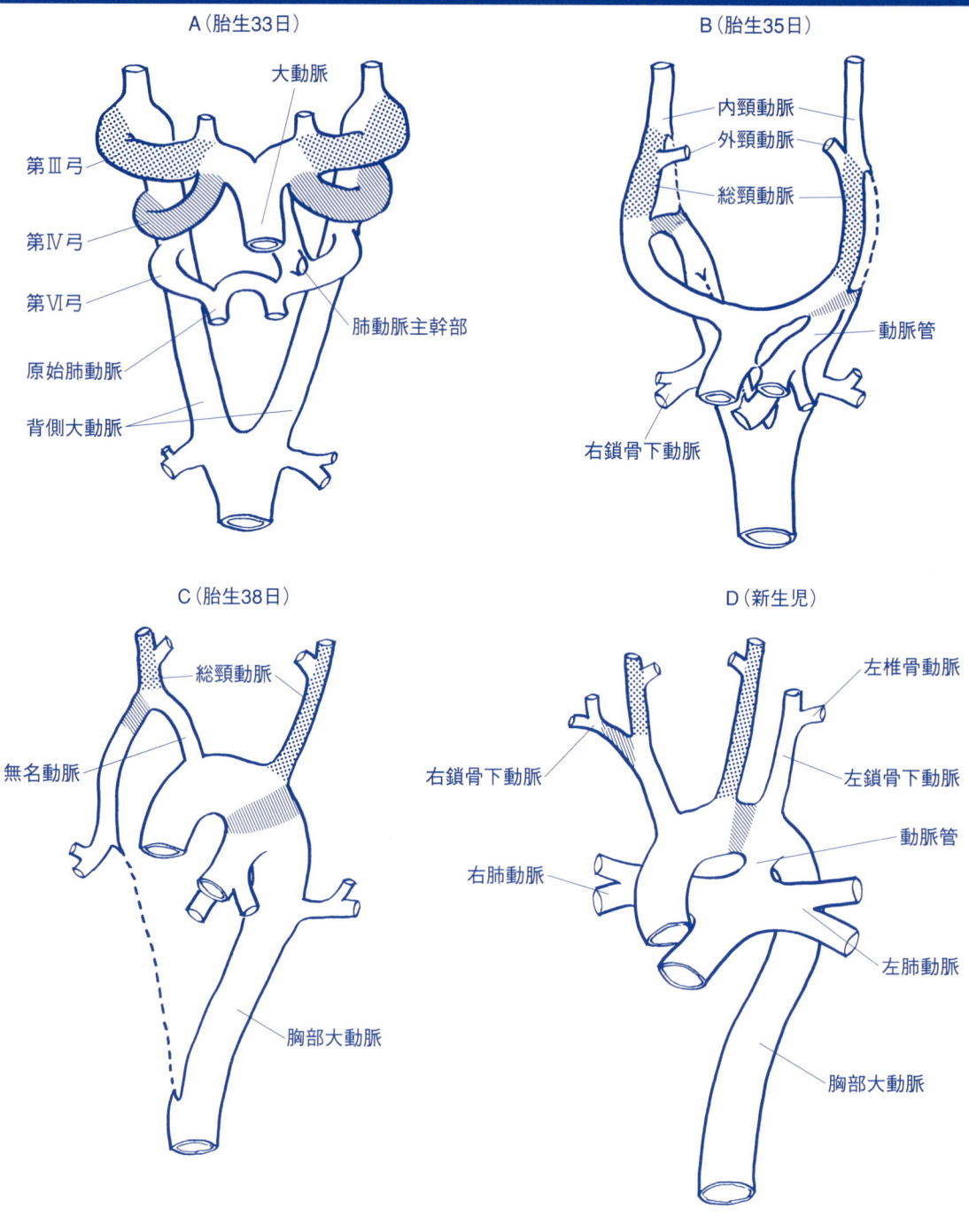

静脈系の形成

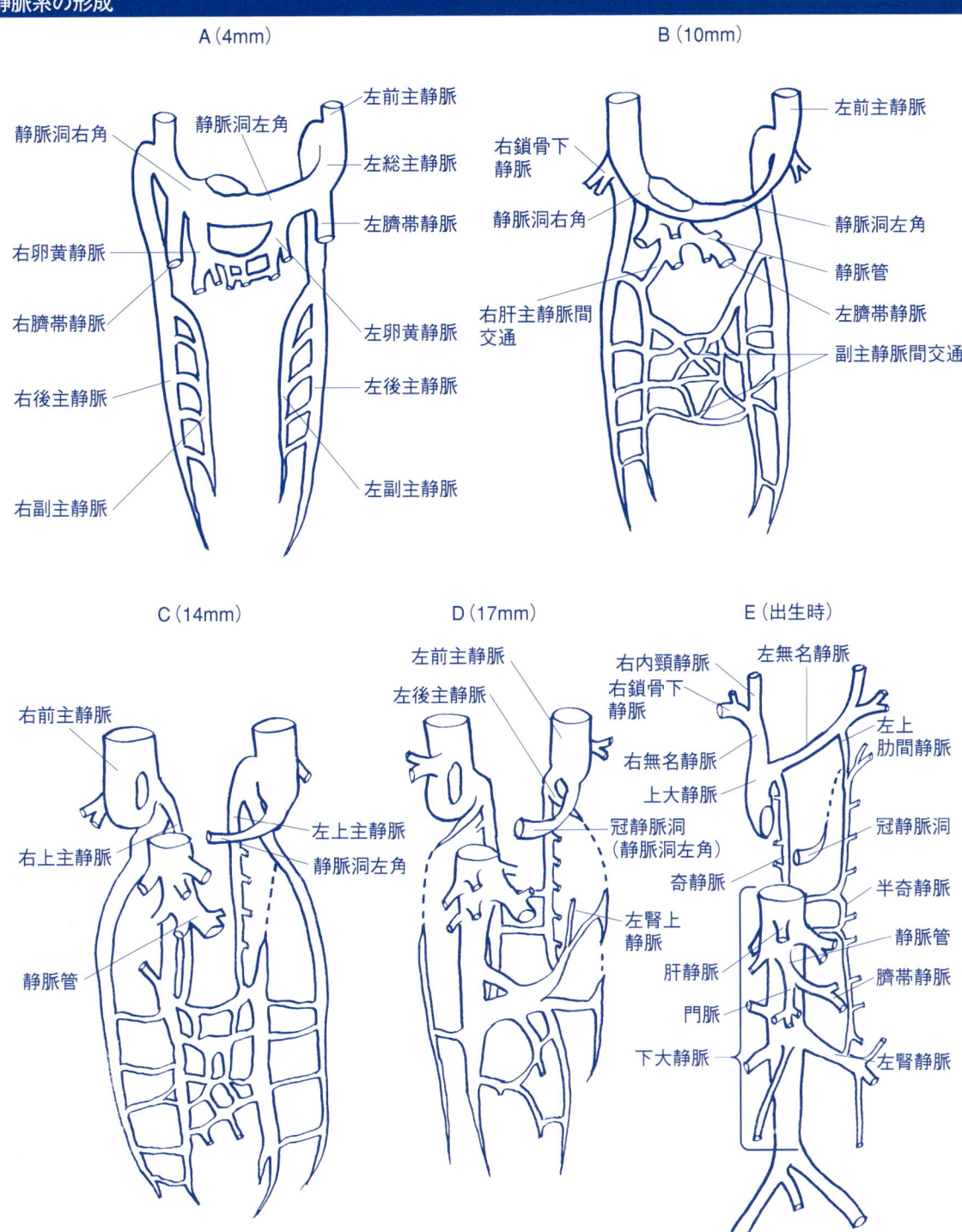

刺激伝導系の発達

A. 原始心筒　　　　B. 心ループ形成後　　　C. 房室弁口偏位後

胎児循環で大きな役割を果たす部位としては，胎盤の他に，静脈管，卵円孔，および動脈管がある．

胎盤への血流は胎児の総心拍出量（右室と左室の拍出量の総計）のうち最も大きな部分（約55％）を占め，血管抵抗の最も低い臓器である．下大静脈には下半身からの静脈還流および胎盤からの血液が静脈管を介して流入する．一方上大静脈は脳を含めた上半身からの静脈還流を受け持つ．したがって下大静脈還流血の酸素飽和度は上大静脈より有意に高い．下大静脈還流血の約三分の一は心房中隔に向かって流れ，卵円孔を通過して左房に導かれた血液は，ここで少量の肺静脈還流血と合流し，左室を介して上行大動脈に駆出される．したがって胎児循環動態の下では，脳および冠動脈は比較的酸素飽和度の高い血液で常に灌流されている．これは脳と心臓は胎生期においても酸素消費量の大きい臓器であることによると考えられている．一方上大静脈からの血液の大半，および下大静脈還流血の約三分の二は三尖弁を介して右室に流入し，肺動脈に拍出される．しかし末梢肺動脈は収縮しているため，左右肺動脈へ流れる血流はわずかであり，右室拍出量の大半は大きく開いた動脈管を介して下行大動脈へ流れる．この血液はかなりの部分を上大静脈還流血が占めるため，酸素飽和度は上行大動脈へ送り出される血液より低い．これは下半身の臓器は腸管，腎臓など比較的酸素消費量の低いものが主であると考えられている．

上行大動脈へ駆出される血液量は総心拍出量の約45％であり，右室から肺動脈へ送り出される血液量より少ないが，動脈弓から頭部，上肢への動脈へその大半が送られるため，左鎖骨下動脈と動脈管との間の部分を流れる血液量は少ない．このためこの部分は大動脈自体が細くなっており，大動脈狭部と呼ばれる．こうした血行動態は，動脈管が下行大動脈へ移行する部分の構造とともに大動脈縮窄，大動脈弓離断の発生に密接に関連している．

H. 出生直後の血行動態の変化

出生と同時にガス交換の場は，胎盤から肺に移行し，これに伴い胎盤循環は消失し，肺循環が確立される．

臍帯が離断されることに伴い，まず最も血管抵抗の低い臓器である胎盤が除去されることにより，児の体血管抵抗は急激に増加する．また静脈

胎児循環

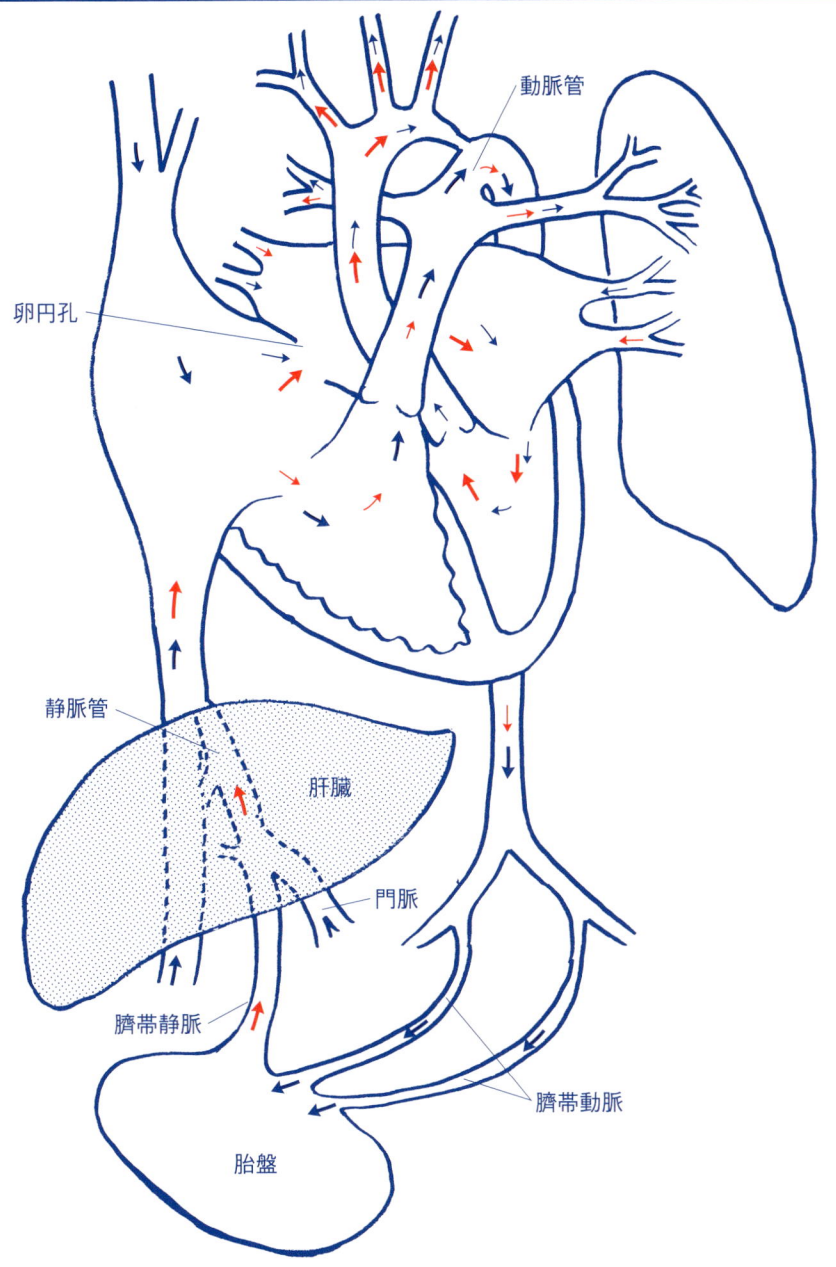

管の閉鎖により胎盤からの静脈還流もなくなる.
　肺に空気が入り膨らむことに伴い，肺血管も拡張し肺血管抵抗が下降，肺血流が急激に増加する．これに伴い肺静脈還流も増加し，左房へ流入する血液量が増加することにより左房圧が上昇する．このことによりそれまで開いていた卵円孔は機能的に閉鎖される．肺循環が確立されると体動脈血の酸素飽和度は劇的に上昇するが，動脈管の平滑筋はこれに反応して収縮し，動脈管が閉鎖する．
　肺血管抵抗は胎生期終末期に最も高くなっており，これが前述の通り出生と同時に急激に低下する．しかし新生児の肺血管抵抗は，いきなり成人のレベルまで下降する訳ではなく，正常児の場合，肺血管抵抗が完全に下がりきるまでには約2週間

を要する．ここで大きな心室中隔欠損などの疾患があると，肺血管抵抗の低下が遅れるために，このような疾患を有する児がうっ血性心不全を呈するのは生後6〜8週位の時期である．一方，完全大血管転位の場合は，胎生期に肺動脈が主として下大静脈からの比較的酸素飽和度の高い血液で常に灌流されているために，肺血管抵抗が低いままで出生し，その生後の低下も極めて早いことにより，肺動脈圧は速やかに下降する．完全大血管転位群の疾患では，肺血流増加によるうっ血性心不全徴候が新生児期早期から出現するのは，こうした肺血流動態により説明される．

短絡性疾患

1. 心房中隔欠損 —————————————————— 24
2. 心室中隔欠損 —————————————————— 31
3. 動脈管開存 ——————————————————— 42
4. 心内膜床欠損 —————————————————— 49
5. 左室右房交通 —————————————————— 53
6. 心室中隔欠損・心房中隔欠損 ———————————— 55
7. 心室中隔欠損・心房中隔欠損・動脈管開存 ————————— 57
8. 部分肺静脈還流異常 ———————————————— 58
9. 大動脈肺動脈中隔欠損（大動脈肺動脈窓）————————— 63

1. 心房中隔欠損

頻度

心房中隔欠損（atrial septal defect, ASD）は最も多くみられる先天性心疾患の一つで，全先天性心疾患の7〜13％を占める．男女比は1：2で女子に多くみられる．全先天性心疾患患児の30〜50％で心房中隔欠損が疾患の一部として合併している．

形態

心房中隔欠損はその部位および形態から次の3型に分類される．

① 2次孔欠損 ostium secundum type：心房中隔欠損のなかで最も多い型であり，全体の50〜70％がこの型である．卵円孔部にあり1次中隔の過剰吸収ないしは2次中隔の形成異常により発生するといわれる．

② 1次孔欠損 ostium primum type：心内膜床欠損（endocardial cushion defect）の部分型（partial form）で，房室弁の形成異常を伴い僧帽弁裂隙を合併する．全心房中隔欠損の15〜30％を占める．

③ 静脈洞型欠損 sinus venosus type：全心房中隔欠損の約10％を占め，多くは上大静脈の右房への結合部にみられる上位欠損であるが，まれに下大静脈付近が欠損している下位欠損がある．右肺静脈が右房側に還流する部分肺静脈還流異常をしばしば合併する．また上位欠損では洞機能障害，上室性不整脈を合併する頻度が高い．

病態

1. 2次孔欠損

基本的に左-右短絡を伴うが，短絡の方向および短絡量は欠損の大きさと左右心室のコンプライアンスの差によって決定される．新生児期には右室壁が厚く，右室のコンプライアンスが低いため有意の左-右短絡がみられないが，肺血管床の発育および肺血管抵抗の減少は正常であるので，右室壁厚は乳児期早期から薄くなり，これに伴い右室の血流充満抵抗が低くなり左-右短絡が出現する．すなわち心房レベルでの左房から右房への短絡により右心系（右房・右室）は拡張し，肺血流量の増加に伴い肺動脈が拡張する．心房中隔欠損症例の大多数は小児期を通じて無症状であり，健診で発見される例が多い．まれに乳児期に多呼吸，呼吸困難，肝腫大などの心不全症状をきたし，この場合多くは肺高血圧を合併する．

僧帽弁逸脱が比較的高頻度にみられるが，短絡による右室の拡張のため僧帽弁輪にゆがみが生じることが原因と考えられている．加齢に伴い，労作時呼吸困難，動悸，息切れなどの心不全症状が著明となり，高齢者症例ではきわめて高頻度に心房細動をはじめとする各種不整脈が合併症としてみられる．

2. 1次孔欠損

前述の通り心内膜床欠損の部分型として発生するため，通常房室弁の形成異常を合併しており僧帽弁裂隙がある．このため2次孔欠損と同様の機序で左-右短絡がみられるのに加えて僧帽弁逆流がみられる．その程度が高度な場合には肺うっ血を伴う心不全を呈することがまれならずある．

3. 静脈洞型欠損

基本的には2次孔欠損と同様の機序で左-右短絡を伴うが，右肺静脈の還流異常も強制的左-右短絡として機能する．

心房中隔欠損・肺高血圧（Eisenmenger複合）

閉塞性肺血管病変の進行により肺血管抵抗が上昇するにつれて左-右短絡は減少し肺血流量は減少してくる．この変化がさらに進行すると短絡が逆転し右-左短絡（逆短絡）となり，静脈血が体循環系に混入するため全身性チアノーゼが出現する．肺高血圧は一般に長期にわたって肺血管が多量の血流に曝された結果として現われる合併症とされており，通常20歳以後にみられるが，乳幼児

期，小児期からみられることもあり，その発生機序には不明な部分が残されている。高度肺高血圧合併例では，低酸素血症，心不全に加えて血栓症，肺出血など多くの問題があり予後は不良である。

治療

1. 2次孔欠損

一般に肺体血流比2：1以上の短絡を有する症例は手術適応とされる。また比較的小さな欠損でも体循環系の塞栓症の既往のあるような症例では手術が勧められる。一方，肺血管抵抗値 10 U/m² 以上の肺高血圧合併例は手術禁忌とされる。手術時期が遅れると右心系の拡張および左室容量の減少が術後も是正されず，また不整脈もいったん発現すると術後も持続する傾向があり，小児期までの手術が推奨される。

手術では欠損をパッチ閉鎖ないしは可能な場合は直接縫合により閉鎖する。遺残短絡が残らなければ，左-右短絡は完全に消失し，血行動態は基本的に正常化する。

2. 1次孔欠損

手術適応は基本的に2次孔欠損と同様であるが，僧帽弁裂隙からの僧帽弁逆流を含めて有意の血行動態的変化のある症例が多く，大半は手術が適応される。欠損のパッチ閉鎖と僧帽弁の修復を行うが，欠損の下縁は房室結節に近接しているのでこれを傷害しないよう注意する必要がある。また重度の僧帽弁逆流を残さない工夫が重要である。

3. 静脈洞型欠損

通常右肺静脈が欠損付近の右房側に還流するので，これを左房側に含めるように欠損をパッチ閉鎖する。欠損部位が洞結節に近接しているので閉鎖時および体外循環のためのカニュレーション時に洞結節を傷害して洞機能不全をきたさないよう注意が必要である。

経カテーテル的治療

近年2次孔欠損に対しては，欠損を経カテーテル的に閉鎖する方法が行われ，今までに何種類かの閉鎖栓が考案された。現在わが国で使用されているのは Amplatzer Septal Occluder® であるが，これは形状記憶合金（ニチノール）の細い線のメッシュと合成繊維（ダクロン）で作られており，中央のくびれを欠損孔に合わせ，両側のディスクで心房中隔を挟み込む形で欠損を閉鎖する方法である。閉鎖栓の留置は，X線透視と経食道心エコーによるモニタリングを行いながら行われ，比較的侵襲は少ないが，すべての欠損がこの方法で治療可能という訳ではない。当然極めて大きな欠損は閉鎖栓での治療は困難で，閉鎖栓自体は理論上直径 38 mm の欠損まではカバーできるが，実際に 30 mm を超える欠損では確実な閉鎖が困難なことが多い。また欠損の位置が中心部をはずれており，その周囲に十分な"咬みしろ"がない場合はこの方法の適応とはならない。

心房中隔欠損

病態 2次孔欠損

❶ 左右心室のコンプライアンスの違いにより欠損の大きさに応じた左-右短絡が出現する．
❷ 左-右短絡により右房・右室の血流量は増加し，右心系は拡大する．
❸ 肺血流量は増加し肺血管は拡張する．
❹ 肺静脈還流も当然増加するが，その大半は欠損を通じて右房に短絡するため左房は拡張しない．
❺ 右室の拡大により心室中隔は圧排され，いわゆる奇異性運動がみられる．

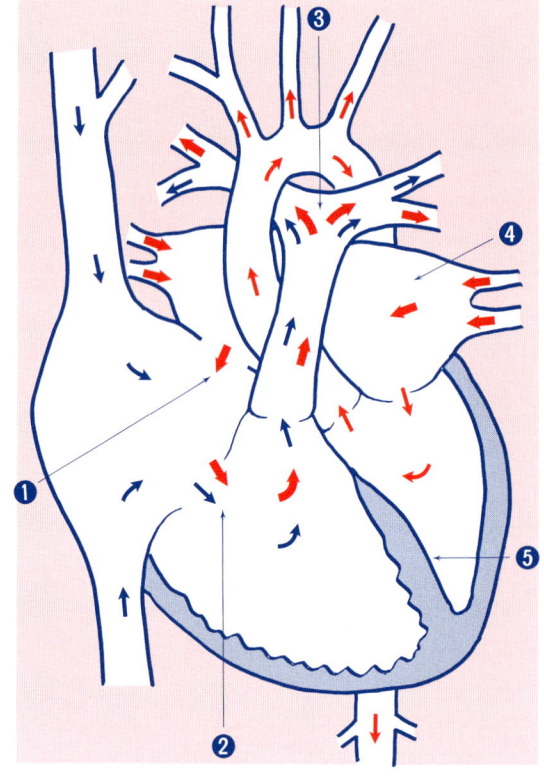

病態 1次孔欠損（心内膜床欠損・不完全型）

❶ 欠損は心房中隔の下部，房室弁の直上にあり，左-右短絡がある．
❷ 右心系および肺動脈の拡張がある．
❸ 房室弁の形成に異常があり，通常僧帽弁裂隙があり僧帽弁逆流がみられる．

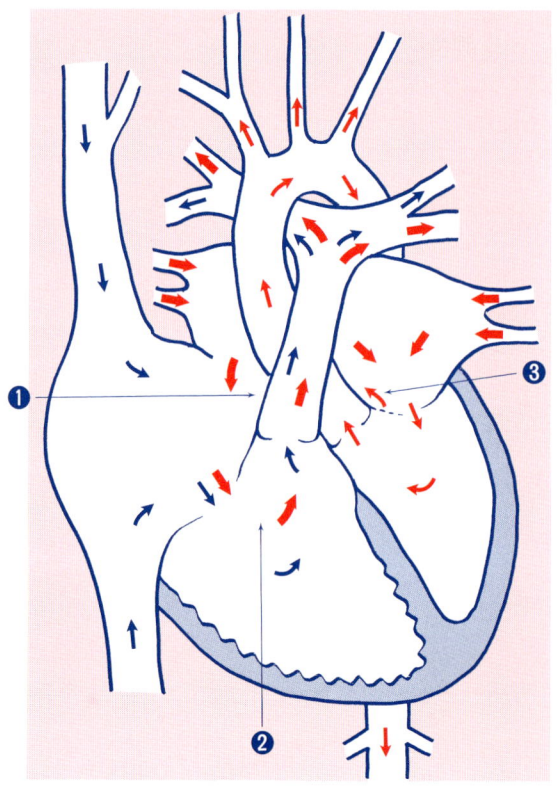

短絡性疾患

心房中隔欠損

病態 静脈洞型（部分肺静脈還流異常合併）

❶ 欠損は心房中隔の上部，上大静脈流入部に近接して存在し，欠損を介して左-右短絡が存在する．
❷ 右肺静脈還流異常を合併し，右肺静脈は欠損近辺の右房側に還流する．
❸ 中隔欠損を介しての左-右短絡と右肺静脈からの血流で右心系および肺血流は増加し，これらの拡大がみられる．

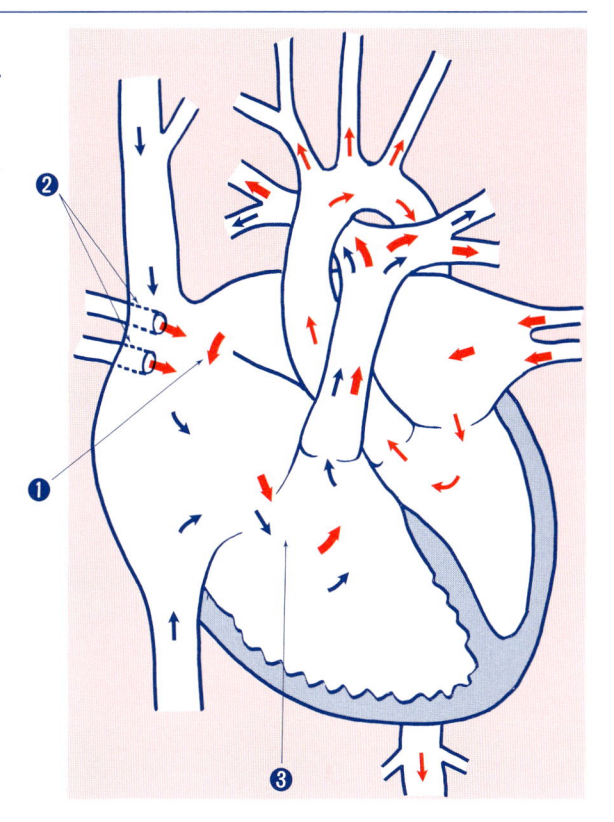

病態 肺高血圧（Eisenmenger 複合）

❶ 肺血管抵抗，肺動脈圧の上昇に伴い短絡が逆転して右-左短絡となる．
❷ 右室圧の上昇に伴い，拡大に加えて右室肥大が出現する．
❸ 肺血流量は減少するが肺動脈圧は上昇しており，中心肺動脈は著明に拡張する．
❹ 右-左短絡により静脈血が体循環系に流入するため全身性チアノーゼが出る．

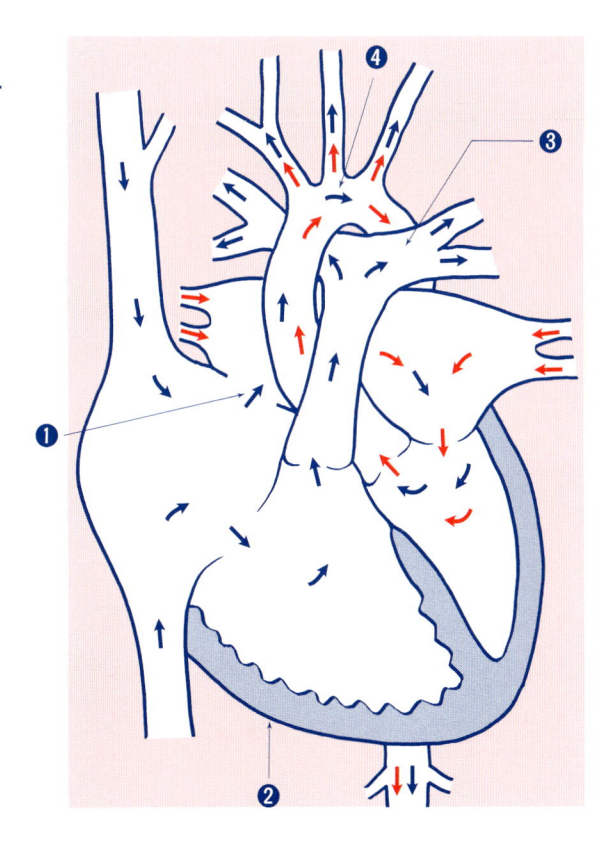

心房中隔欠損

治療 閉鎖術後：2次孔欠損パッチ閉鎖

❶ 欠損のパッチ閉鎖により短絡は消失し，血行動態は基本的に正常化する．
❷ 手術時期が小児期を過ぎると術後もある程度の右心系の拡大が持続する．

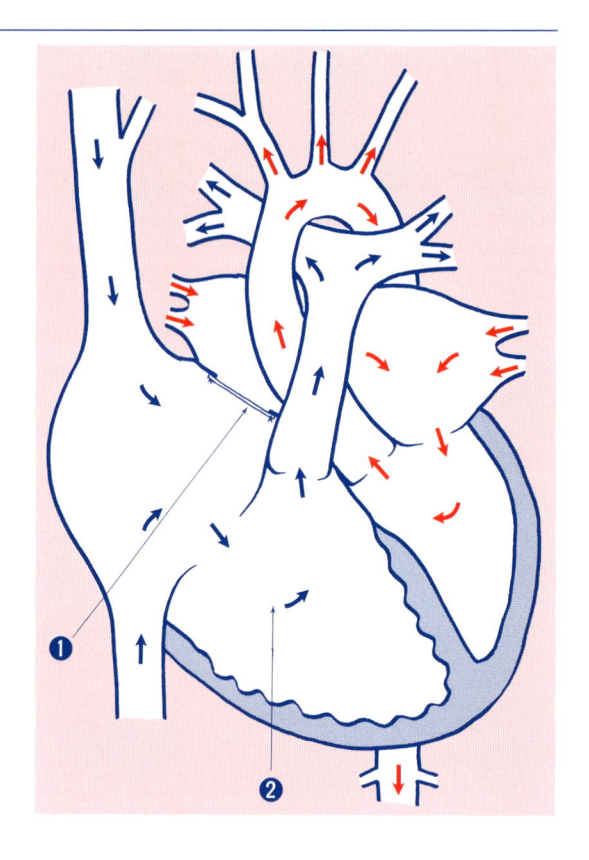

治療 閉鎖術後：1次孔欠損パッチ閉鎖，僧帽弁形成

❶ 欠損パッチ閉鎖により短絡は消失する．欠損は房室結節および刺激伝導系に近接しているので，閉鎖術時これらを温存する注意が必要である．
❷ 僧帽弁裂隙の修復，および僧帽弁の形成により僧帽弁逆流は改善する．

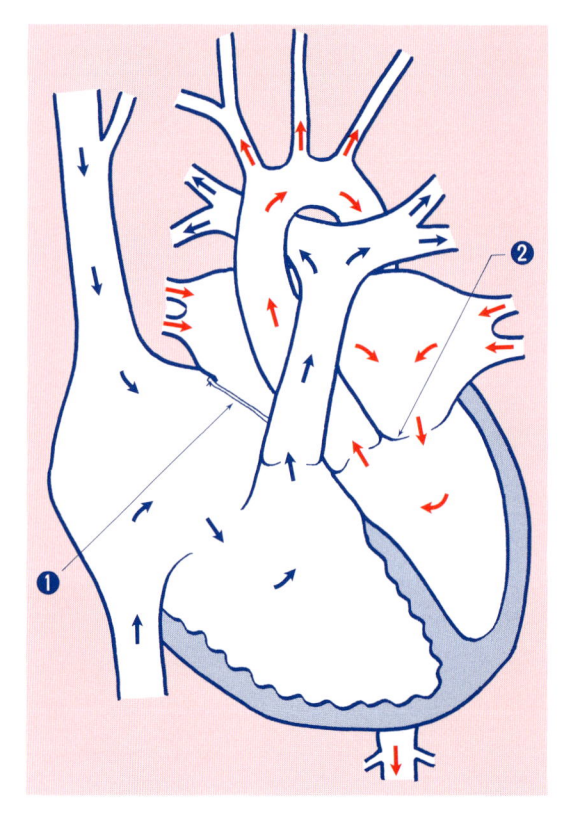

心房中隔欠損

治療 閉鎖術後：静脈洞型修復

1. 欠損を右肺静脈還流部を左房側に含める形でパッチ閉鎖する．これにより短絡は消失し，右肺静脈還流血は左房に導かれる．
2. 欠損は洞結節に近接しているので，欠損閉鎖時および体外循環のためのカニュレーション時，洞結節を傷害しない注意が必要である．

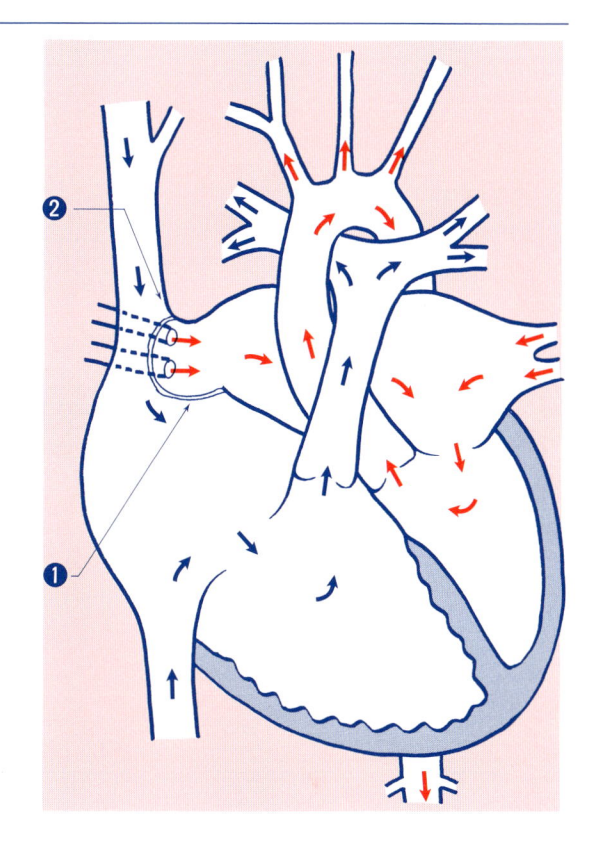

治療 経カテーテル的閉鎖術：Amplatzer Septal Occluder

1. 閉鎖栓を閉じた状態で，下大静脈から挿入したシースを介して左房まで挿入する．
2. 左房内で先端側の傘を開く．
3. 閉鎖栓を心房中隔に引き寄せ，その中心部を欠損の位置にあわせる．
4. 右房側の傘を開く．
5. 閉鎖栓が確実に留置されたことを確認後，閉鎖栓を delivery system より切り離す．

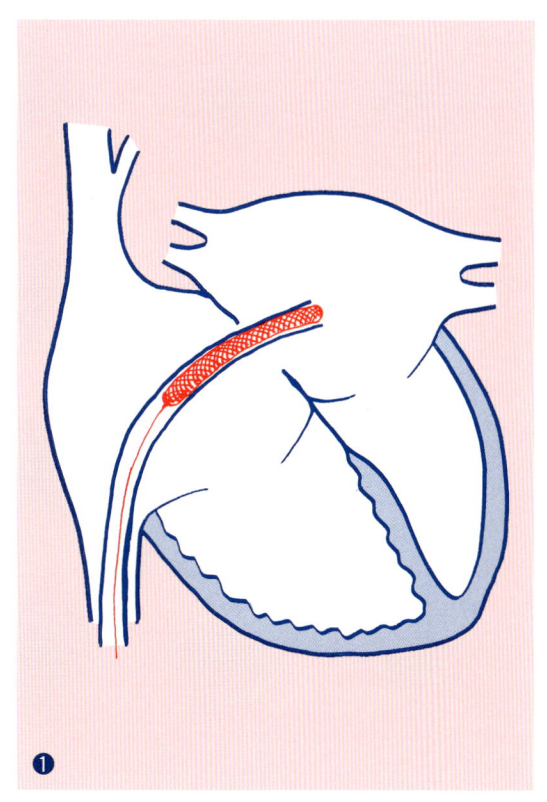

心房中隔欠損

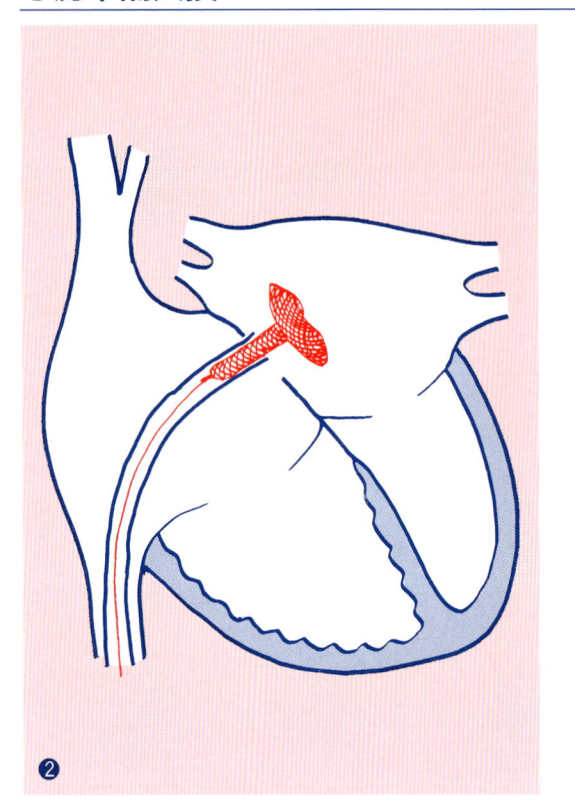

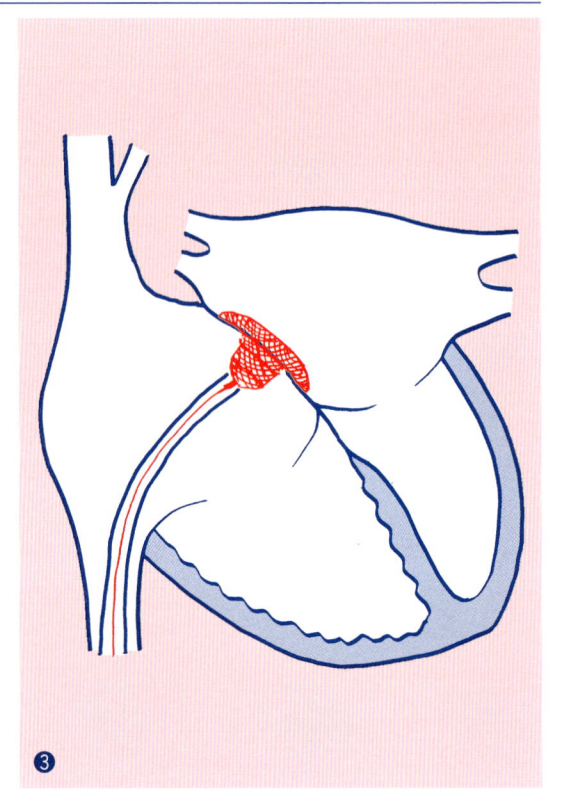

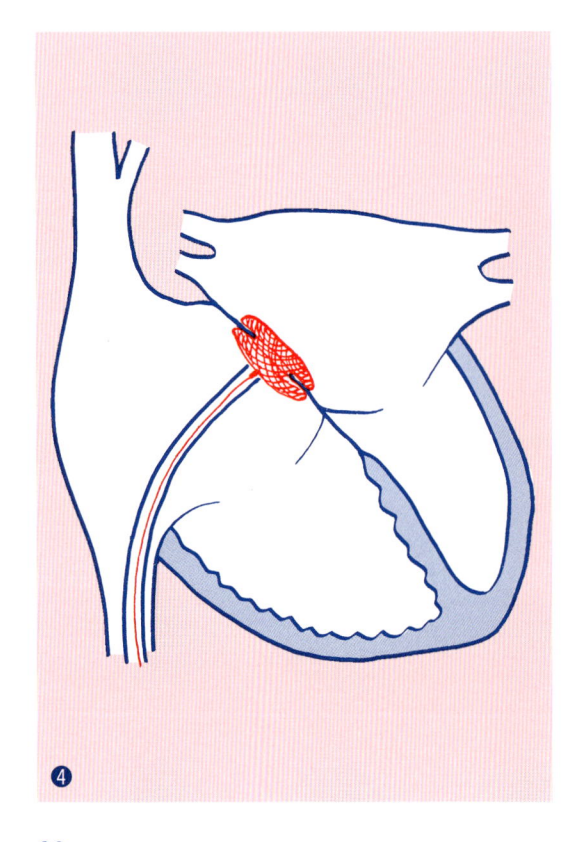

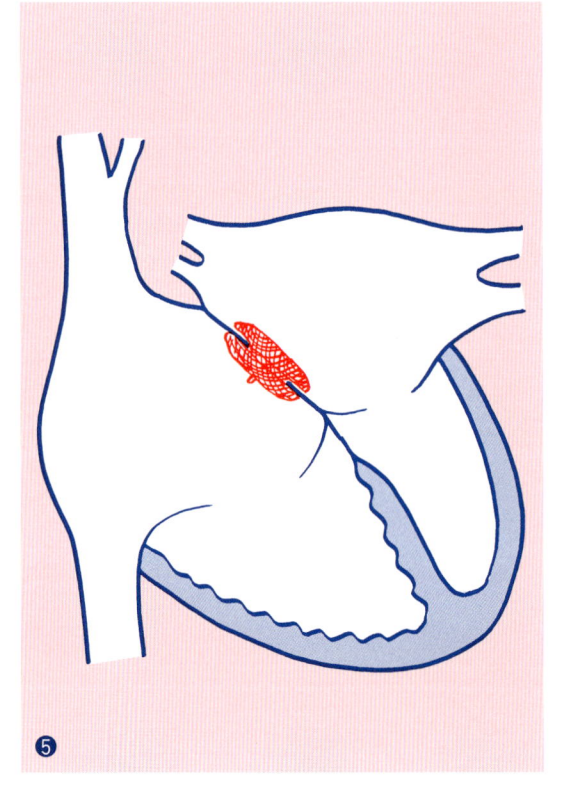

❷

❸

❹

❺

30　短絡性疾患

2. 心室中隔欠損

頻度

心室中隔欠損（ventricular septal defect, VSD）は最も多くみられる先天性心疾患の一つで、小児心疾患のうち約20％を占め、1,000出生児のうち1.5～2.0人である。

形態

欠損孔は心室中隔のいずれの部位にも生じ、欠損孔が複数である場合もある。

欠損の部位により各種の分類があるが、近年比較的広く使われるAndersonらの分類では次の3型に分類される。

（1）膜性周囲部欠損（perimembranous defect）：房室弁と半月弁の連続部分に隣接する欠損。欠損の延長の部位によりさらに次の3型に分類される。
① 流入部型
② 肉柱部型
③ 流出路型

（2）筋性部欠損（muscular defect）：全周が心筋部分で囲まれた欠損。部位によりさらに次の3型に分類される。
① 流入部型
② 肉柱部型
③ 流出路型

（3）大血管下漏斗部欠損（doubly committed subarterial defect）：半月弁下に開孔する欠損。

病態

1. 大きな欠損

肺血管抵抗が低下するに伴い、左-右短絡が生じ、肺血流量が増加する。このため左室への前負荷が増大し、左室機能障害が生ずる。左室拡張末期圧、左房圧、肺静脈圧の上昇と相まって肺うっ血を来たし、呼吸障害が顕著にみられる。また肺血流量が著明に増加すると、肺動脈圧が上昇し肺高血圧の状態となる。右室に対する圧負荷から右室機能障害を生じ、体静脈系のうっ血をきたす。肝臓および消化管のうっ血に伴い、消化吸収障害がみられる。呼吸障害と相まって哺乳障害が顕著となり、また同化作用の低下、代謝障害のため、体重増加不良がみられる。

これら一連の心不全徴候は、肺血管抵抗が高値を保っている新生児期には明らかでなく、肺血管抵抗が正常域まで下降する生後4～6週間で出現する。

2. 中等度の欠損

欠損の大きさにより左-右短絡量は種々の程度を示す。両心室間の圧較差が保たれる場合が多く、肺動脈圧は体動脈圧と同等のレベルまで上がることはないが、一般に中等度から大量の短絡が出現し、短絡量に応じてある程度の肺高血圧がみられることもある。肺血流量は増加し、左房および左室の容量負荷が認められるが、臨床症状は短絡量により軽症の場合から、有意の心不全を呈するものまでさまざまである。

3. 小さな欠損

欠損が小さいと左-右短絡も少なく、右心系の圧も正常な経過をたどる。すなわち肺血管抵抗の下降は遅延することなく、生後2週間以内に完全に正常域まで低下するので、新生児期早期から短絡があり、これに伴う収縮期雑音を聴取されることが多い。有意の容量負荷、圧負荷をきたすことはなく、臨床的に完全に無症状であることが多い。

4. 大血管下漏斗部欠損

流出路心室中隔欠損（outlet VSD）、または室上稜上欠損（supracristal VSD）とも呼ばれるタイプの欠損であるが、比較的大きな欠損でも、膜性周囲部欠損と比べて新生児期早期から大きな左-右短絡が出現し、心不全徴候が生後間もなくからみられることがある。これは欠損が肺動脈弁直下に開孔するため胎生期から左-右短絡があり、肺動脈に比較的酸素飽和度の高い血液が流入するため、肺動脈中膜の平滑筋の発達が悪く、肺血管抵抗が正常まで上昇しないまま出生することによる

と考えられている．

一般にこのタイプの欠損は，形態的には比較的小さな欠損である場合が多い．したがって左-右短絡も比較的小さく肺高血圧を呈することも少ない．しかし大きな欠損では，上記の通り肺血管抵抗は通常の膜性周囲部欠損よりはるかに速やかに下降するため，新生児期から心不全徴候がみられる．

5. 大血管下漏斗部欠損・大動脈弁右冠尖逸脱

漏斗部欠損では大動脈弁直下から右室流出路に向かって早い流速の短絡血流が存在するため，欠損に直接隣接している大動脈弁右冠尖には欠損に向かって引き込まれる力が常に加わることにより，右冠尖に変形を来たし，右室流出路に囊状にはまり込むことがある（大動脈弁右冠尖逸脱：right coronary cusp herniation）．これにより欠損自体は部分的に閉鎖されるため，短絡量は減少する．

6. 大血管下漏斗部欠損・大動脈弁閉鎖不全

大動脈弁の変形，逸脱が強度になると，大動脈弁の閉鎖不全を来たし，大動脈弁逆流が生じる．欠損自体は完全に閉塞され左-右短絡はなくなっていることもあるが，短絡があったとしても小さく，有意の容量負荷の原因となるものではないが，大動脈弁逆流が高度であればこれによる左室の拡張がみられる．

7. 多発性筋性部欠損

筋性部欠損はしばしば複数の欠損からなる．いわゆる"スイスチーズ型（Swiss cheese type）欠損"であるが，筋性部中隔の肉柱の錯綜が粗く一見単一の欠損のようにみえても，実際は多くのチャンネルにつながっている場合が多い．その結果左-右短絡量は大きく，しばしば重症の肺うっ血，肺高血圧を伴う心不全を呈する．

心室中隔欠損・肺高血圧（Eisenmenger 複合）

通常大きな欠損での合併症で，肺細動脈の閉塞性変化の進行により，肺血管抵抗が上昇する．この結果，肺動脈圧は上昇し肺高血圧を呈する．当初左-右方向であった短絡は，肺血管の病変の進行とともに減少し，やがて右-左短絡（逆短絡）となる．これにより，体循環に静脈血が混入する結果となり，全身性チアノーゼが出現する．Eisenmenger 複合とは，短絡性疾患で肺血管の閉塞性変化により肺血管抵抗が上昇し，右-左短絡，肺高血圧を呈する状況の総称であり，心室中隔欠損以外の短絡性疾患の合併症としてもみられる．一般にダウン症候群症例は，正常な染色体を有する患者に比較して Eisenmenger 化する頻度が高いといわれている．

高度の肺血管病変を合併し，肺高血圧，右-左短絡を有する症例は手術不可能であり，対症的治療しかない．心不全，肺出血，血栓症，脳膿瘍など多種の合併症を併発し，予後は不良である．

心室中隔欠損・自然閉鎖

1. 三尖弁中隔尖の癒着

心室中隔欠損の自然閉鎖の頻度は報告によって異なるが一般に 25〜50％といわれる．自然閉鎖の機序のうち最もよくみられるのは三尖弁中隔尖の欠損の縁への癒着である．この際，三尖弁中隔尖の基部は左室圧に押されて右室側へ囊状に突出し，いわゆる偽心室中隔瘤を形成する．三尖弁の癒着が完全でない時点では，欠損の縁の隙間が残存欠損として機能し少量の左-右短絡がみられる．

2. 完全閉鎖

三尖弁中隔尖の癒着以外に，欠損孔周辺の組織からの線維性増殖などにより欠損が完全に閉鎖することはまれではない．特に小さな膜性周囲部欠損では乳幼児期早期に完全閉鎖がみられることもある．一般に心室中隔欠損が閉鎖する場合には 6〜7 歳までに閉鎖が完了し，この時期を過ぎても欠損が残存する場合は完全自然閉鎖は期待できないといわれる．

治療

1. 膜性周囲部欠損

大きな欠損では乳児期に手術治療の適応となることが多い．一般的な手術適応は次のとおりである．

① 心不全が内科的治療でコントロール困難な場合：呼吸不全，哺乳障害が顕著で体重増加不良が著明である状態など．

② 肺高血圧：肺血管抵抗の上昇があり Eisenmenger 化の可能性がある場合．

③重症呼吸器感染症：肺炎などの合併により呼吸不全が著明で人工呼吸器を用いての呼吸管理が必要な場合には，しばしば欠損閉鎖術を施行しない限り呼吸状態の改善が得られない．このような状況下での手術は当然高いリスクを伴う．

④自然閉鎖が期待できない年齢に達しても有意の左-右短絡が持続している小児症例．

小さな欠損で左-右短絡も小さく，肺動脈圧が正常な症例では手術の必要はないが，中等度の欠損で肺高血圧がないかあっても軽度であり，有意の左-右短絡を伴う症例の場合，自然閉鎖，欠損孔の縮小の可能性を考慮して慎重に経過をみる必要がある．

手術は通常パッチ閉鎖を行う．現在では欠損の部位がやや特殊な例を除いては，経三尖弁アプローチで手術が行われ，パッチの材料としてはダクロンなどの人造線維，心外膜などが使われる．

術後は遺残短絡がない限り，血行動態は正常化する．

2．大血管下漏斗部欠損

一般にこの型の欠損は比較的小さなものが多いが，大きな欠損ではきわめて早い時期から重症の心不全徴候がみられる．心不全合併例，すなわち呼吸障害，哺乳障害，体重増加不良の顕著な乳児の場合は，膜性周囲部欠損と異なり自然閉鎖の可能性はきわめて低いので早期に手術を行う．また右冠尖逸脱を合併した症例，特に逸脱の程度が進行性であり，大動脈弁閉鎖不全をきたすと思われる症例は原則的に手術適応と考えられる．すでに大動脈弁閉鎖不全を合併している症例は当然手術の対象となる．

手術は通常欠損のパッチ閉鎖を行うが，大動脈弁の変形のある場合にはこれに対する形成術をあわせて行うこともある．中隔欠損の閉鎖は通常肺動脈主幹部を切開し，経肺動脈弁的に行う．術後は遺残短絡がない限り血行動態は正常化するが，大動脈弁閉鎖不全に対する弁形成術後では，ある程度の大動脈弁逆流が残存することが多い．

3．多発性筋性部欠損

この型の欠損は前述のとおり，しばしば心室中隔がメッシュ状になっており，新生児期，乳児期の一期的修復は困難な場合が多い．この場合，姑息的手術として肺動脈絞扼術を行う．すなわち肺動脈狭窄を作成することにより，右室の後負荷を増加させる．これにより中隔欠損での左-右短絡は減少し，肺うっ血は改善する．この方法で心不全をコントロールし，安全に心内修復が可能と考えられる時期を待って欠損のパッチ閉鎖を行う．この場合，多数の欠損全体をカバーする大きなパッチを用いる必要がある．

経カテーテル的治療

近年，心室中隔欠損に対しても経カテーテル的閉鎖術が応用されるようになってきている．当初は筋性部の孤立性欠損に対して Amplatzer Septal Occluder® を使用した治療が主体であったが，その後，膜性周囲部欠損に対しても大動脈側の狭い非対象形のディスクをもつデバイスでの治療が考案されている．閉鎖栓による心室中隔欠損の治療は，現時点ではわが国には未だ導入されていないが，将来この方法の発展が期待される．しかし現時点では，大欠損，特に乳児期早期に治療が必要となる症例では外科手術が適応となる．どのような症例が閉鎖栓による経カテーテル的治療に最適であるかに関しては，これからの検討が必要であるが，閉鎖栓での閉鎖が可能な大きさの欠損で有意の左右短絡を伴い，欠損の周りに十分なマージンがある症例での適応が拡大されてくることが予測される．

心室中隔欠損

病態 大きな欠損

❶ 肺血管抵抗が下降するにつれて心室間の左-右短絡が出現する．
❷ 肺血流量が増加し肺うっ血をきたす．肺血流増加の程度が著しい場合は肺動脈圧が上昇し，肺高血圧の状態となる．
❸ 肺血流量の増加に伴い肺静脈還流も増加し，左房，左室には容量負荷がかかる．

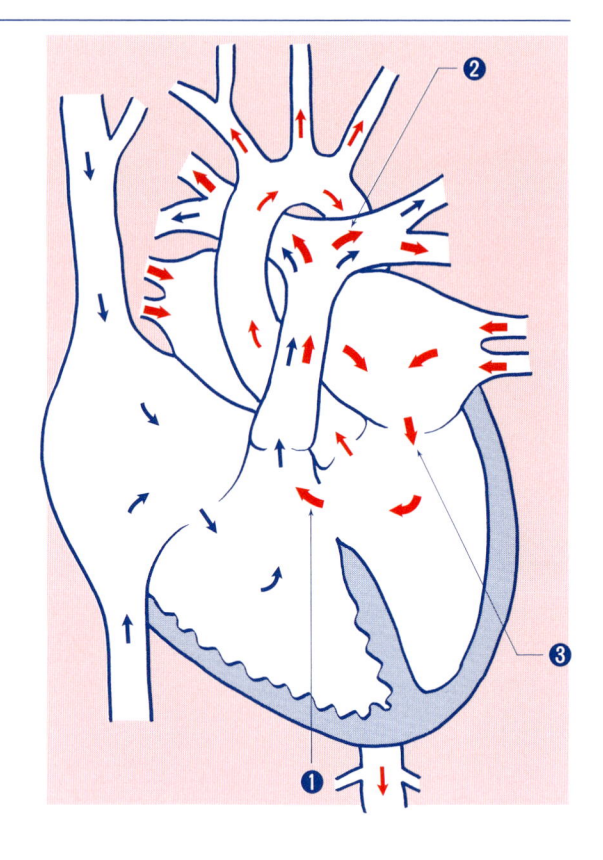

病態 中等度の欠損

❶ 左-右短絡の出現の時期は欠損孔の大きさによって異なる．一般に小さい欠損ほど肺血管抵抗の下降は早く，短絡の出現も早いが，ある程度以上の大きさの欠損であれば，大きな欠損に近い経過をたどる．
❷ 肺血流量の増加の程度は短絡の大きさによる．両心室間に圧較差が保たれることが多いが，短絡の大きな場合はある程度の肺高血圧がみられる．
❸ 左房，左室への容量負荷の程度も短絡の大きさにより異なる．臨床症状は短絡量により軽症の場合から，心不全を呈するものまである．

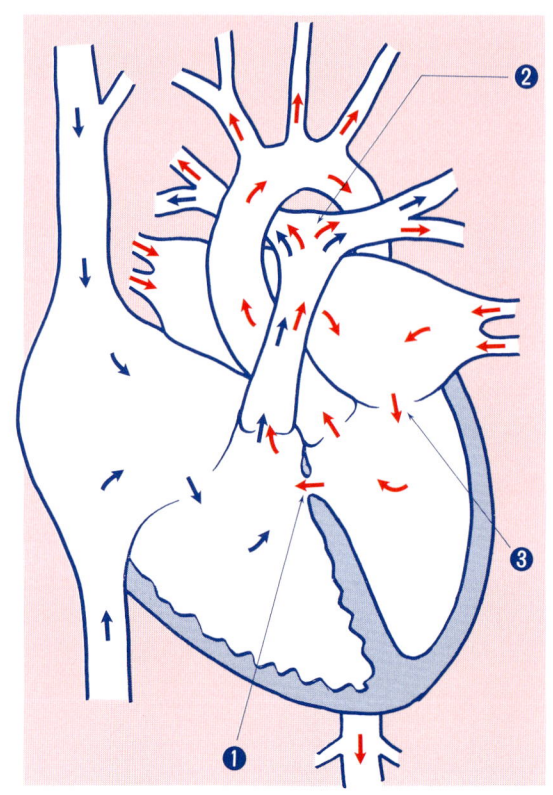

34　短絡性疾患

心室中隔欠損

病態 小さな欠損

1. 肺血管抵抗は正常の場合と同じように出生後早期に速やかに下降する．これに伴って左-右短絡が出現するが，欠損孔自体が小さいので短絡量は少ない．
2. 肺血流量増加の程度もわずかであるので，基本的に正常に近い血行動態を示す．
3. 左房，左室への容量負荷も軽微で心容量は基本的に正常である．

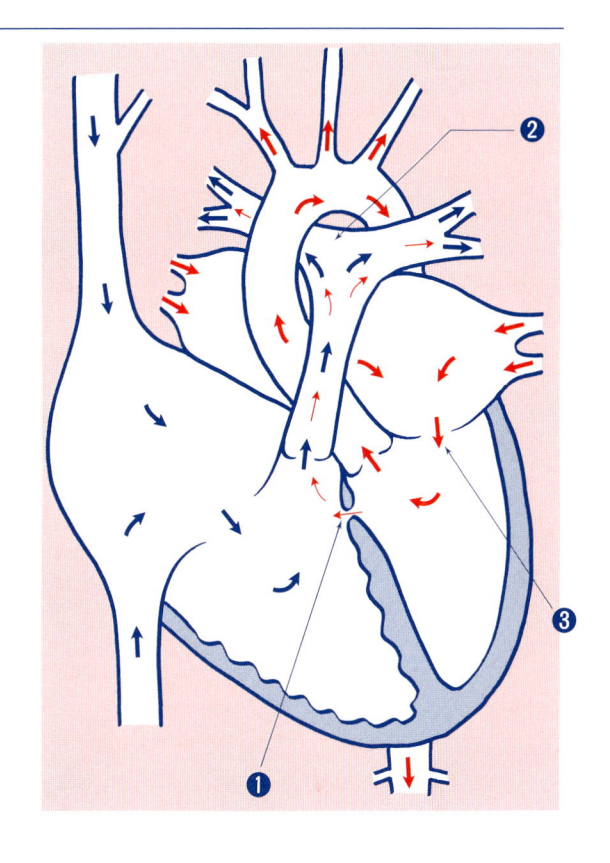

病態 大血管下漏斗部欠損

1. 大動脈弁下から右室流出路・肺動脈弁直下に開孔する欠損である．短絡量は欠損の大きさによって異なるが，円錐部筋の欠如に加えて欠損孔を通過する短絡ジェットのVenturi効果により，大動脈弁右冠尖が欠損に引き込まれる力が加わる．

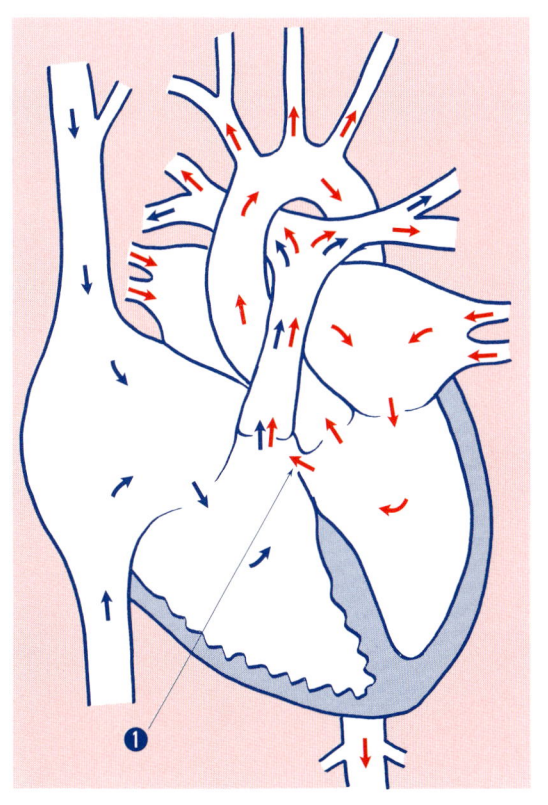

心室中隔欠損

病態 大血管下漏斗部欠損・大動脈弁右冠尖逸脱

❶ 短絡ジェットのVenturi効果により大動脈弁右冠尖が変形し，欠損孔に逸脱する．これにより欠損は部分的に閉鎖され，短絡量は減少する．

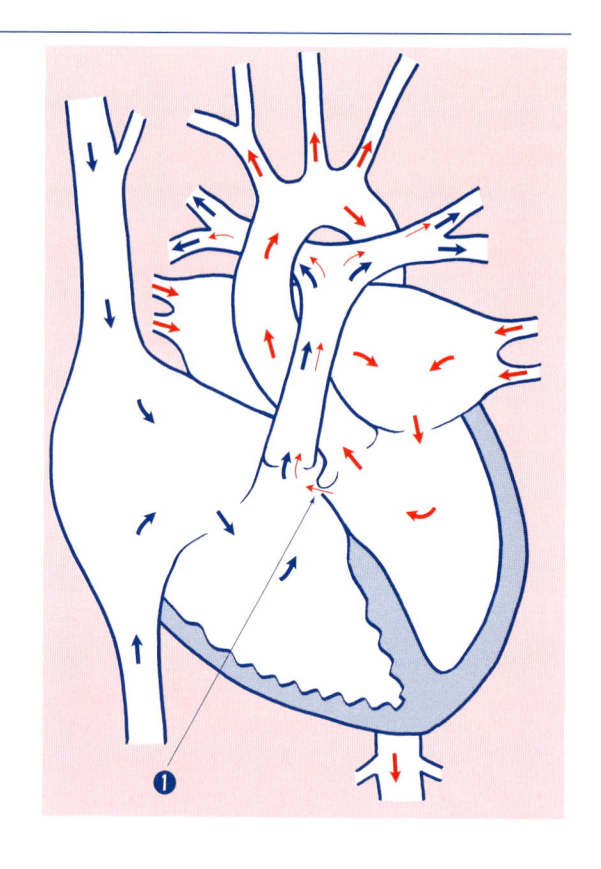

病態 大血管下漏斗部欠損・大動脈弁閉鎖不全

❶ 大動脈弁の変形が強度になると大動脈弁の閉鎖が不完全となり，大動脈弁逆流が発生する．
❷ 欠損自体はほぼ完全に閉鎖され，左-右短絡はごくわずかとなることが多い．

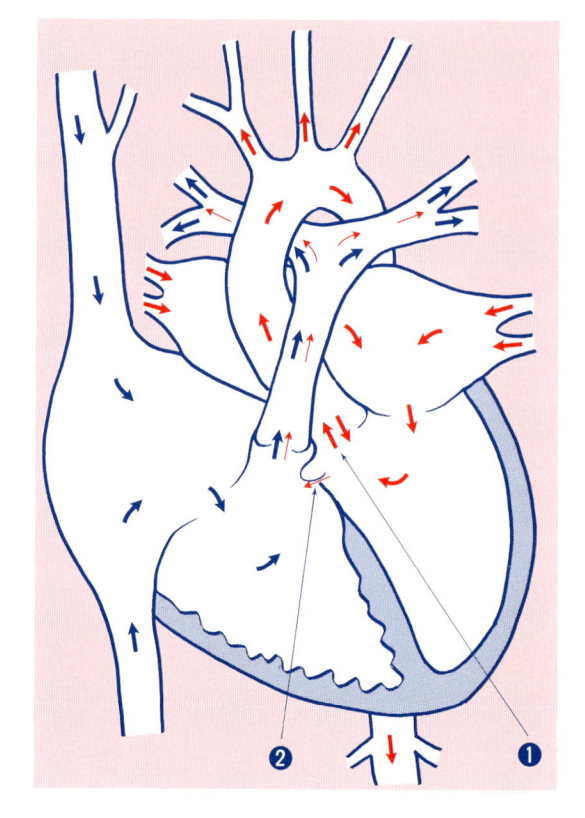

短絡性疾患

心室中隔欠損

病態 多発性筋性部欠損

❶ 筋性部中隔の肉柱がメッシュ状になっており欠損は多数のチャンネルからなる．おのおのの交通路自体は小さいが，実際には大きな欠損として機能し多量の左-右短絡が出現する．
❷ 肺血流量は増加し肺うっ血をきたす．肺血流量増加が顕著であると肺動脈圧が上昇し，肺高血圧の状態となる．
❸ 大きな欠損と同様，肺静脈還流の増加により左房，左室に容量負荷がかかる．

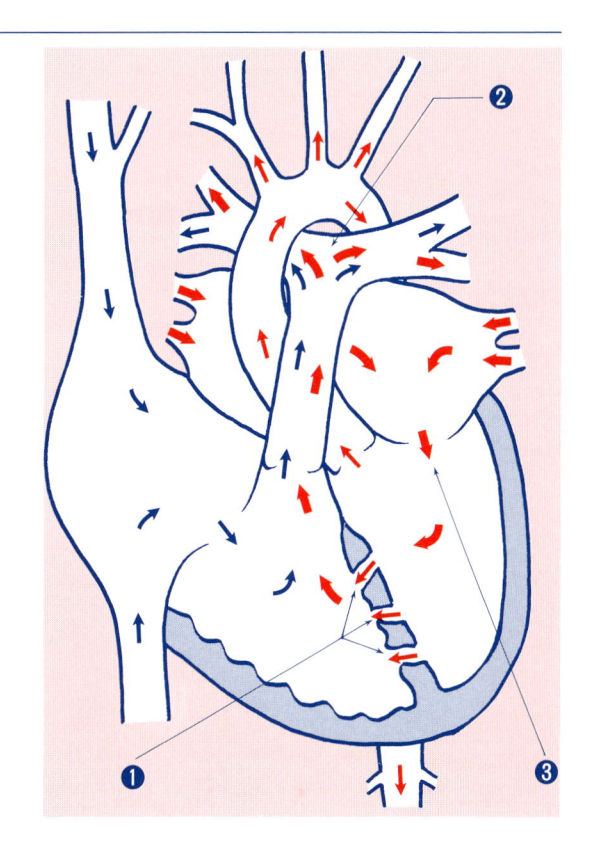

病態 肺高血圧（Eisenmenger 複合）

❶ 肺動脈の閉塞性病変が進行するにつれて肺血流量が減少する．肺血管抵抗の上昇により肺血流量は減少しているにもかかわらず肺高血圧がある．
❷ 肺血管抵抗が著明に上昇すると，短絡の方向が逆転し右-左短絡（逆短絡）となる．
❸ 右-左短絡により静脈血が体循環に混入するため全身性チアノーゼが出現する．

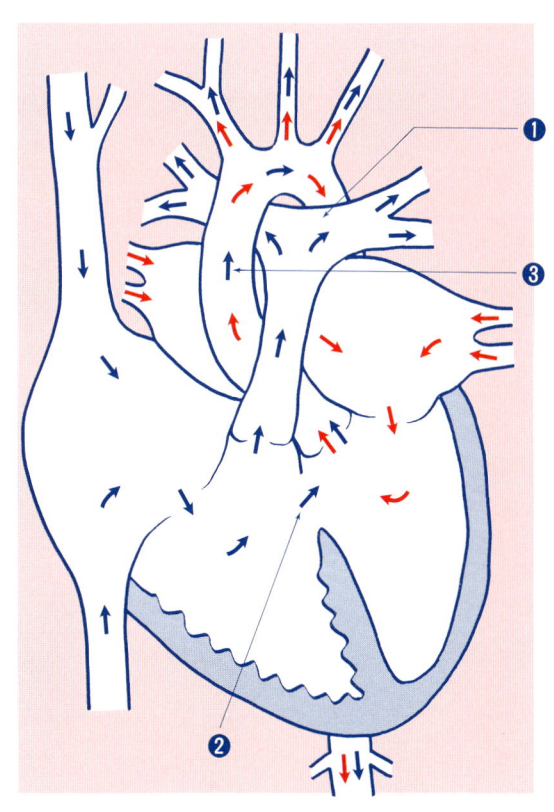

心室中隔欠損

治療 自然閉鎖：三尖弁中隔尖の癒着

❶ 膜性周囲部欠損ではしばしば三尖弁中隔尖が欠損の縁に癒着して部分的に欠損を閉鎖する．このため左-右短絡は減少する．
❷ 三尖弁中隔尖は左室圧により右室に囊状に突出する．

本図では三尖弁と欠損の位置関係を明らかに示す目的で肺動脈を省略してある．欠損が閉鎖するにつれて肺血流量は減少しほぼ正常となる．

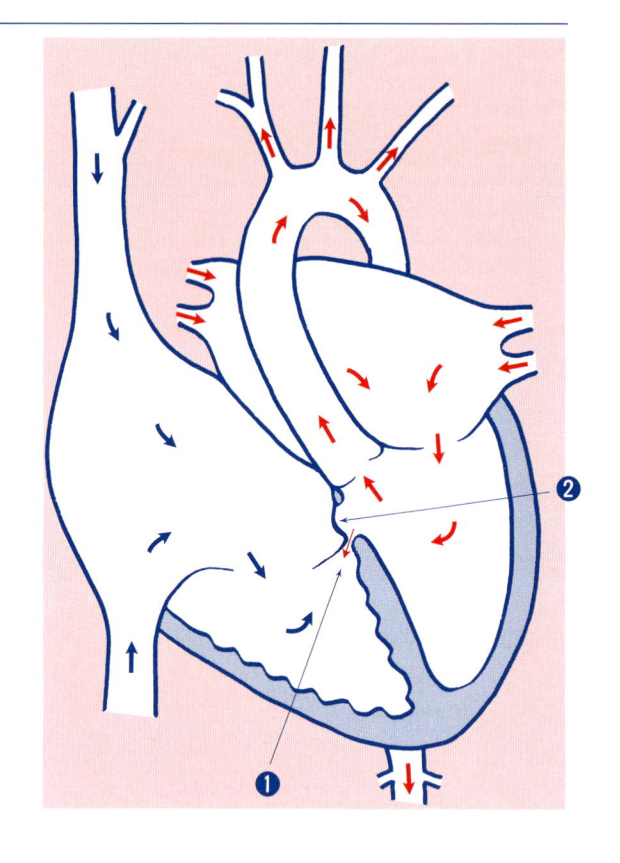

治療 自然閉鎖：完全自然閉鎖

❶ 欠損孔周辺の組織からの線維性増殖により欠損が完全に自然閉鎖する場合もある．

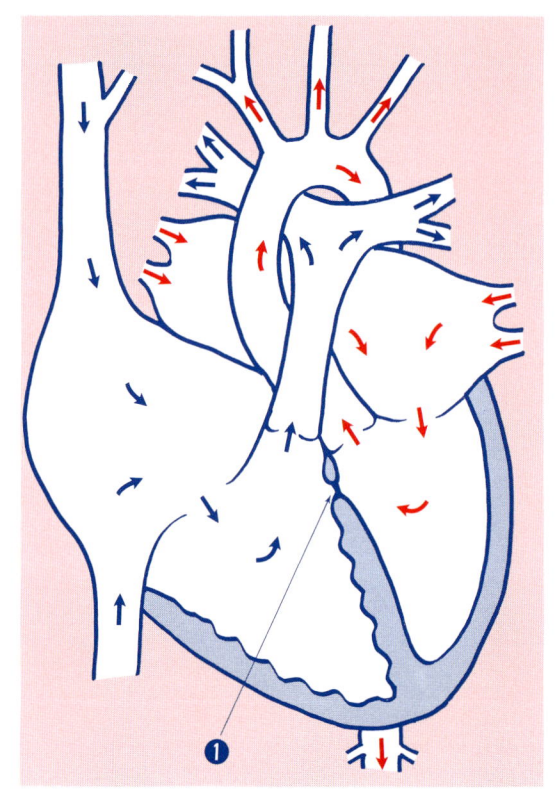

心室中隔欠損

治療 閉鎖術後：膜性周囲部欠損 パッチ閉鎖

❶ 欠損が完全に閉鎖されることにより短絡は消失する．
❷ 短絡の消失により肺血流量は正常化し，肺血管抵抗が正常であれば肺動脈圧も正常となる．
❸ 肺血流量の正常化に伴い，左心系への容量負荷も消失する．

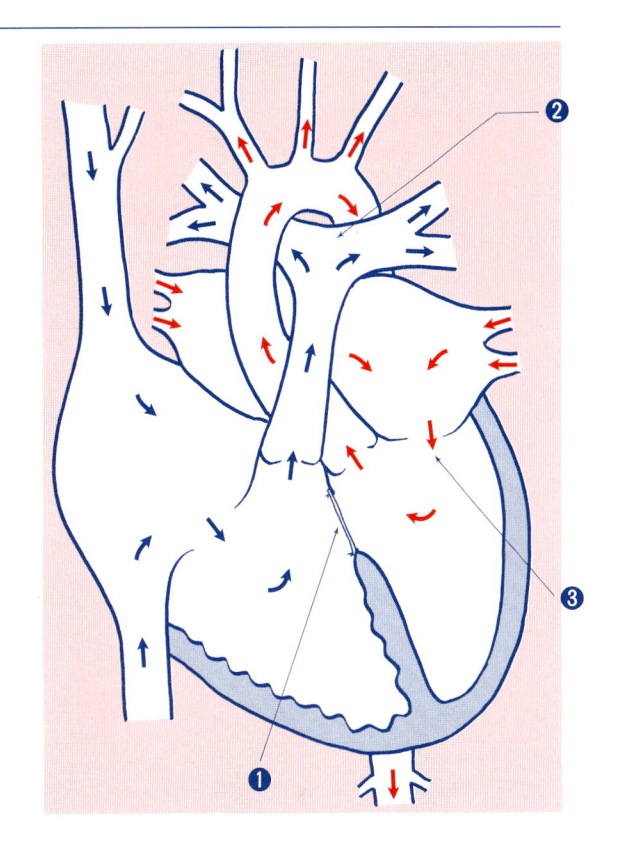

治療 閉鎖術後：大血管下漏斗部欠損 パッチ閉鎖

❶ 欠損が完全に閉鎖されることにより短絡は消失する．
❷ 大動脈弁の変形が強度である場合には弁の形成術が必要である．術前に大動脈弁閉鎖不全がある症例では，ある程度の大動脈弁逆流が持続する場合もある．

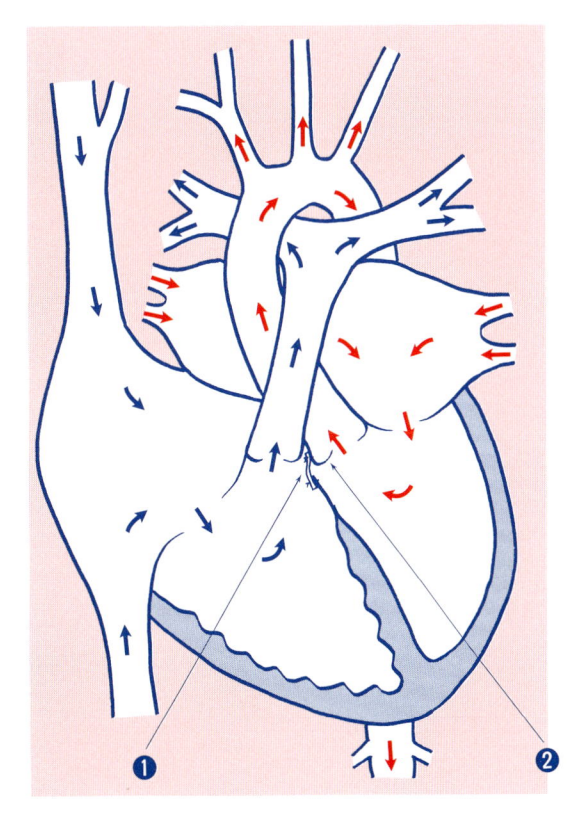

心室中隔欠損

治療 肺動脈絞扼術後：多発性筋性部欠損

❶ 新生児期・乳児期の一期的修復が困難な場合には姑息的手術として肺動脈絞扼術を行う．肺動脈主幹部をテープを使用して締める．この結果，肺血流量は減少し絞扼部より末梢の肺動脈圧はほぼ正常化する．
❷ 欠損での左-右短絡の量は減少する．
❸ 肺血流量の減少に伴い肺静脈還流が減少するので，左心系の容量負荷は軽減される．

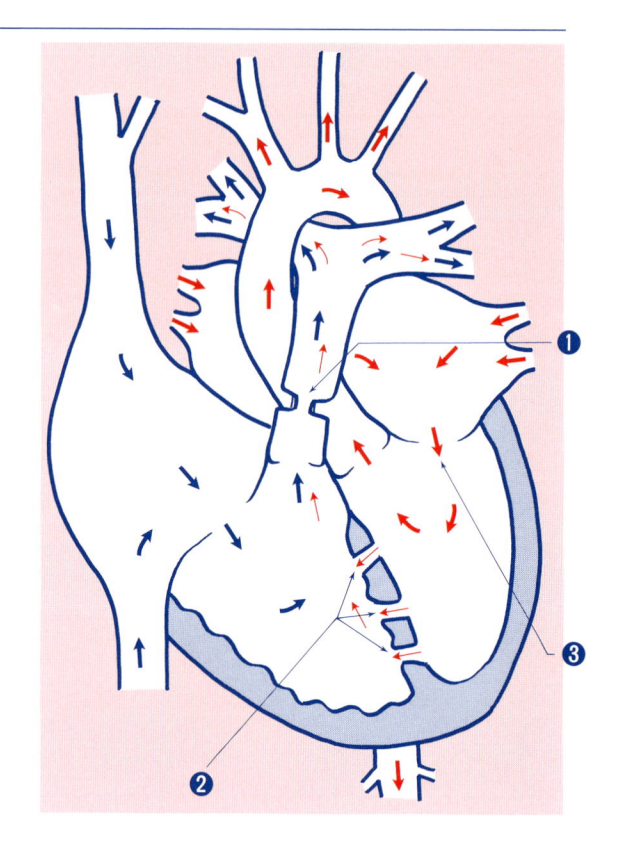

治療 閉鎖術後：多発性筋性部欠損 パッチ閉鎖

❶ パッチで欠損部を広く覆う形で閉鎖する．完全閉鎖が得られれば左-右短絡は消失する．

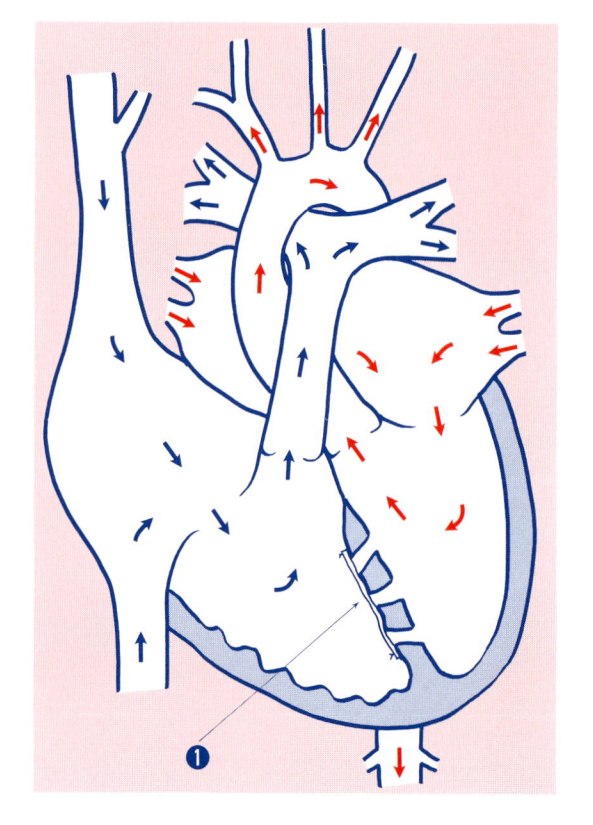

短絡性疾患

心室中隔欠損

治療 経カテーテル的閉鎖術後：
　　　　孤立性筋性部欠損

❶ カテーテルを通じて挿入された閉鎖栓（Amplatzer Septal Occluder®）により欠損を閉鎖する．

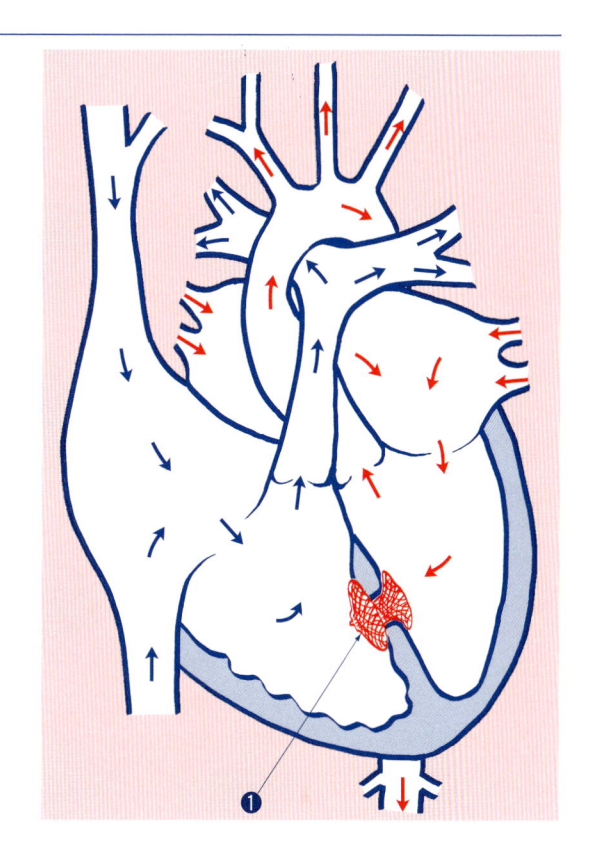

3. 動脈管開存

頻度

動脈管開存（patent ductus arteriosus, PDA）は頻度の高い先天性心疾患の一つで，全先天性心疾患の5～10％を占める．男女比は1：3で女子に多くみられる．

形態

動脈管は胎生期に主肺動脈の左肺動脈よりの部分と下行大動脈の左鎖骨下動脈起始部より5～10 mmの部分をつなぐ太い血管で，構造的には筋性血管である．生直後，呼吸開始とともに動脈血酸素飽和度が上昇すると収縮し，数週間以内に器質的に閉鎖するが，何らかの理由で閉鎖が不完全である場合，動脈管開存となる．動脈管開存での動脈管は通常中央部が細くなった鼓型をしているが，瘤状に拡大する場合や長く蛇行したものもみられる．先天性風疹症候群では動脈管開存がしばしばみられる．

病態

他の短絡性疾患と同様，肺血管抵抗が下降するとともに左-右短絡が出現し，短絡量は動脈管の大きさによって異なる．小さな動脈管の場合は血行動態の変化はわずかであり症状もないが，大きな動脈管の場合は多量の短絡を生じ，肺血流量は著明に増加する．このため肺うっ血による多呼吸，呼吸困難などの呼吸器系の症状がみられ，また肺動脈圧が上昇し肺高血圧を呈する．大動脈から肺動脈への血流増加によりこれらの大血管，および左房・左室が拡張する．左房の著明な拡大はしばしば反回神経を圧迫し嗄声がみられる．右室に対する圧負荷から右室不全をきたし，体静脈系のうっ血による一連の心不全徴候がみられる．心室中隔欠損の場合と同様，これらの心不全徴候は肺血管抵抗が正常域まで下降する生後4～6週間で出現するが，未熟児の場合，出生時における肺動脈の中膜の発達が悪く，肺血管抵抗が低い状態であるので，生後短期間で大量の左-右短絡に伴う心不全徴候が出現する．

動脈管開存・肺高血圧（Eisenmenger 複合）

肺血流増加が長期にわたって持続すると肺血管の閉塞性変化が進行し肺血管抵抗が上昇する．これに伴い左-右短絡は減少し，両方向性短絡となり，さらに同様の変化が進むとやがて右-左短絡（逆短絡）となり，静脈血が大動脈に混入することによりチアノーゼが出現する．この場合，下行大動脈へ右-左短絡があるが，上行大動脈への血流には静脈血が入らないため，チアノーゼが下半身にのみ出現するいわゆる differential cyanosis がみられる．

いわゆる Eisenmenger 複合となった症例では，肺出血などの合併症が多く予後不良である．

動脈管開存・治療

大きな動脈管の開存により心不全，または肺動脈圧の上昇がみられる場合はすみやかに閉鎖術を行うべきである．無症状の小さな動脈管でも，開心術の必要がなく侵襲もきわめて軽微であることから従来手術治療が推奨されてきた．その理由として，感染性心内膜炎の基礎疾患となるなどの点があげられるが，側開胸による手術創が残ることが大きな問題である．こうした問題から近年経カテーテル的治療が導入され，特に小さな動脈管に対しては良好な成績をあげている．しかしこれらの方法の治療成績はいまだ完全とはいえず，治療法の改良が望まれる．実際の治療法としては次にあげるようなものがある．

1. 手術治療

   ① 結紮術：動脈管を2重結紮する．通常これだけで問題ないが，まれに術後再疎通がみられる．
   ② 離断術：動脈管を切離し，断面を縫合する．

2. 経カテーテル的動脈管閉鎖術

   ① Porstmann 法：スポンジの閉鎖栓を動脈側

から挿入して動脈管を閉鎖する方法で，特に成人例，動脈硬化，石灰化を伴うような症例に適しているが，小児例では股動脈の狭窄を残す場合がある．

② Amplatzer Duct Occluder®：動脈管を経カテーテル的に閉鎖する方法として，1980代から何種類かの閉鎖栓が考案されたが，現在多く使用されているのは Amplatzer Duct Occluder® である．これは形状記憶合金（ニチノール）の細い線のメッシュと合成繊維（ダクロン）で作られており，キノコ形の閉鎖栓を動脈管に固定して閉鎖する方法である．比較的低侵襲で治療が可能であるが，主な適応は後述のコイルによる閉鎖が困難な，短くて比較的大きな動脈管とされる．動脈管の形態を詳細に検討したうえで，治療方針を決定することが必要である．

③ コイル塞栓術：比較的小さな動脈管に対してコイルを用いて閉鎖する方法が近年広く行われ，良好な成績をあげている．施行時のコイルの脱落，コイル留置後その一部が肺動脈または大動脈側に突出する場合があるなどの問題点が指摘されている．

動脈管開存

病態 大きな動脈管開存

1. 肺血管抵抗の下降に伴い左-右短絡が出現する．肺動脈圧が大動脈圧より低い場合は収縮期・拡張期を通じて短絡があり，連続性雑音を聴取する．
2. 肺血流量は増加し肺血管は拡張する．
3. 肺静脈還流も当然増加し，左房・左室が拡張する．
4. 右室への血流は増加しないので，著明な肺動脈圧の上昇がない限り有意の拡大はみられない．

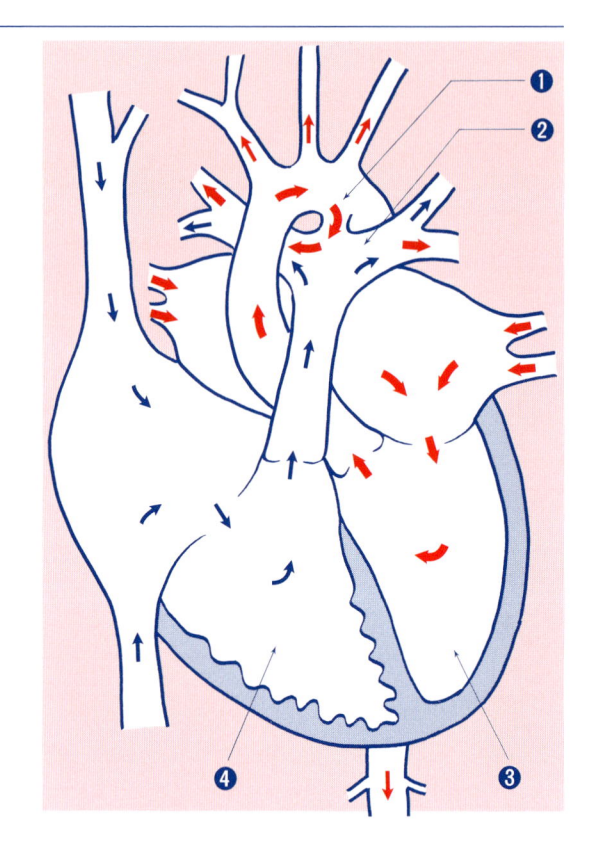

病態 肺高血圧（Eisenmenger 複合）

1. 肺血管抵抗の上昇に伴い短絡は逆転して右-左短絡となる．
2. 静脈血は下行大動脈へのみ混入するので下半身にチアノーゼが出現する．
3. 肺高血圧のため右室は肥大・拡張する．

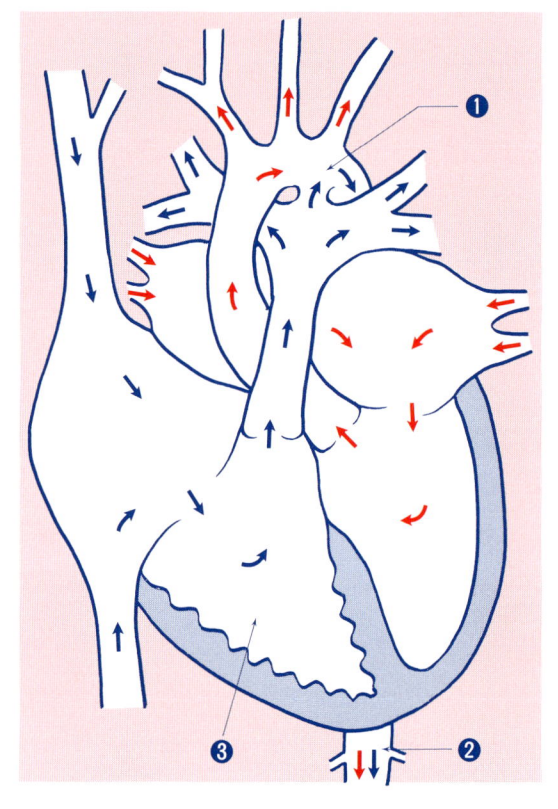

44　短絡性疾患

動脈管開存

治療 動脈管結紮術後

❶ 動脈管を 2 重結紮することにより短絡は消失するが，まれに遺残短絡がみられる場合がある．

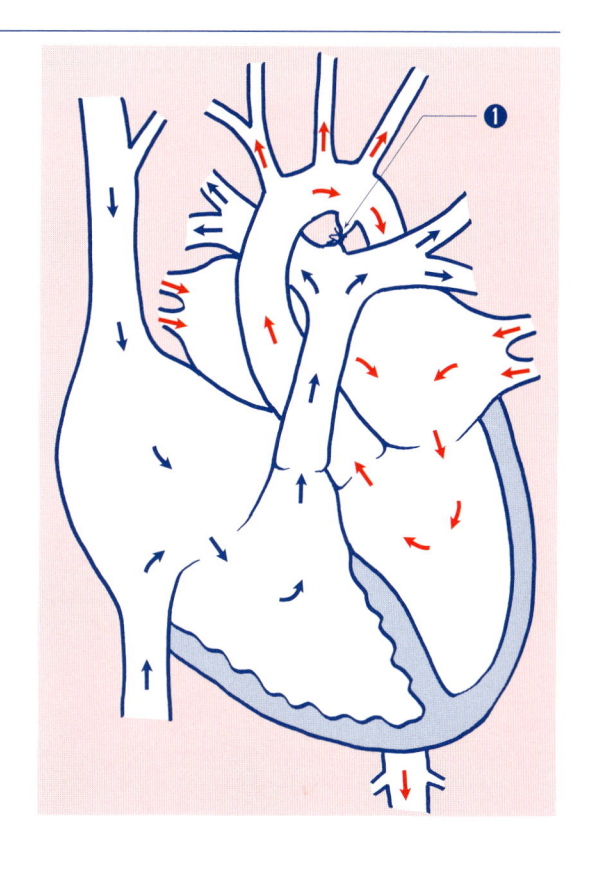

治療 動脈管離断術後

❶ 動脈管を切離し断端を縫合する．短絡は完全に消失する最も確実な方法であるが，結紮術より侵襲が大きく，太く短い動脈管の場合，手術が困難なことがある．

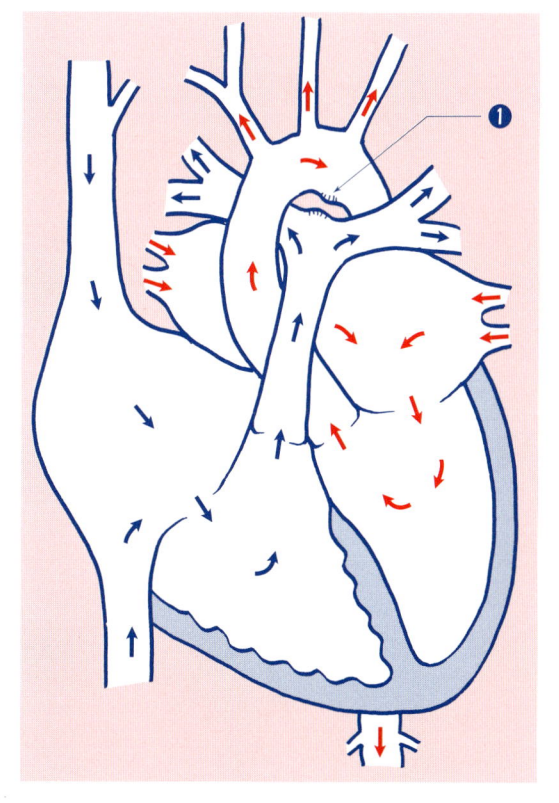

動脈管開存

治療 経カテーテル的閉鎖術：Porstmann法

❶ 肺動脈から動脈管を通過したカテーテルを用いて下行大動脈に挿入したワイヤーを股動脈でキャッチしループを作る．
❷ このワイヤーをガイドに股動脈から挿入した閉鎖栓を動脈管部に導く．
❸ 閉鎖栓を動脈管に楔入する．
❹ 静脈カテーテルとワイヤーを抜去する．

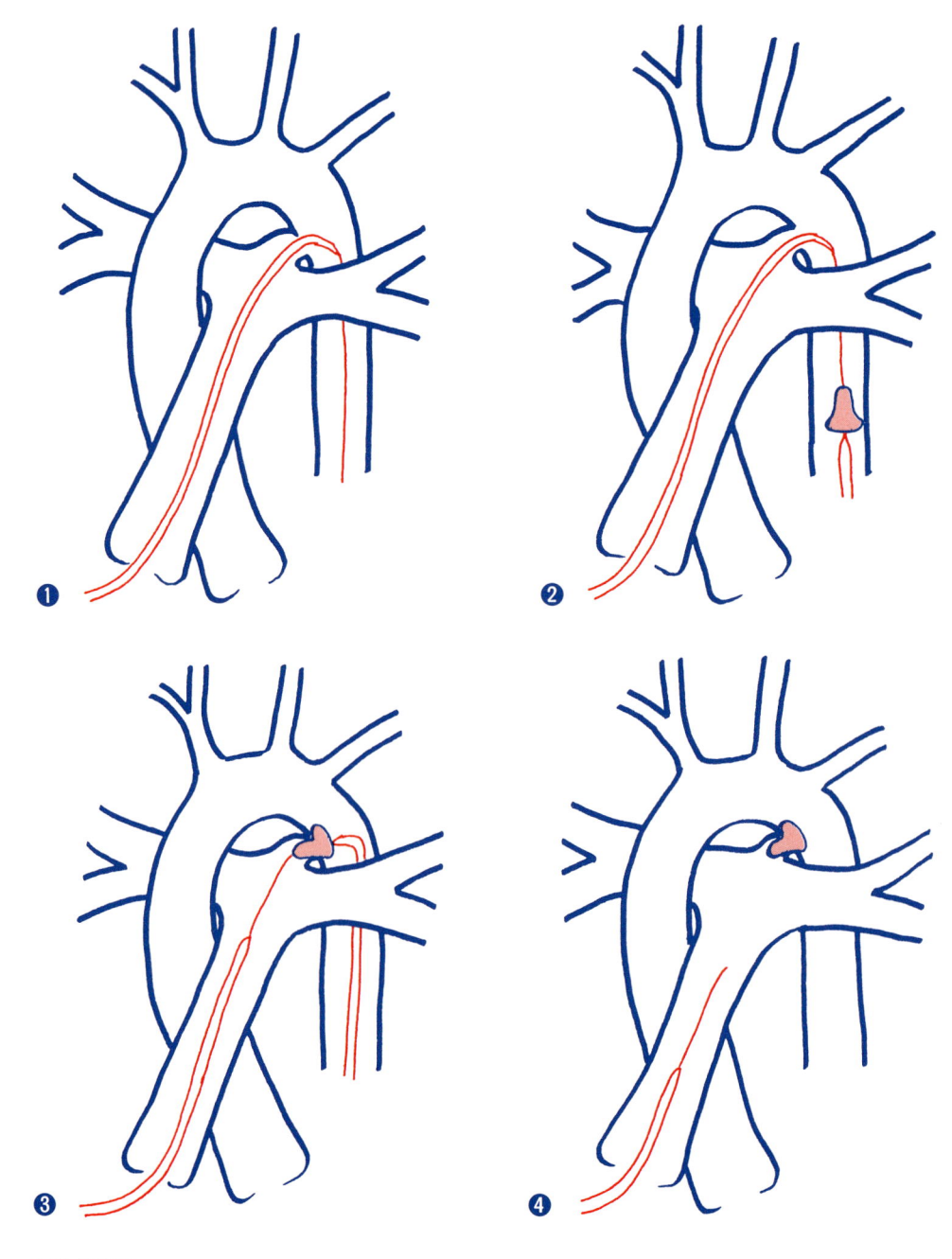

動脈管開存

治療 経カテーテル的閉鎖術：Amplatzer Duct Occluder®

❶ 経静脈的にシースを動脈管に挿入し，閉鎖栓を閉じた状態で，シースを介して下行大動脈まで挿入する．
❷ 大動脈内で先端のディスクを開き，動脈管へ引き寄せる．
❸ 閉鎖栓のウエストの部分を動脈管内で拡張し，動脈管内に留置する．
❹ 閉鎖栓が確実に留置されたことを確認後，閉鎖栓を delivery system より切り離す．

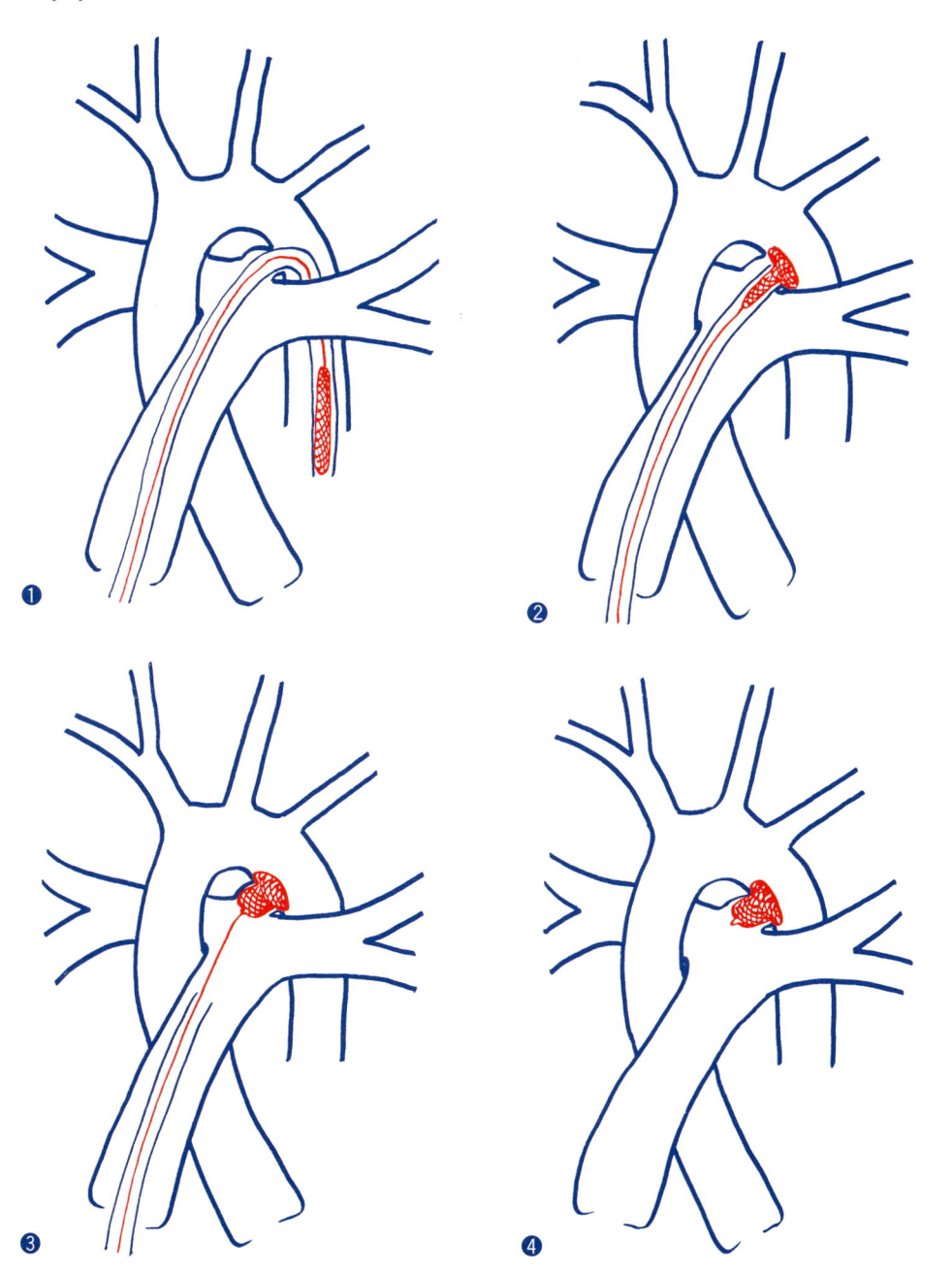

動脈管開存

治療 経カテーテル的閉鎖術：
コイル塞栓術

❶ 経静脈的に動脈管を通過させたカテーテルを通じて塞栓用のコイルをガイドワイヤーを用いて挿入する．
❷ コイルがカテーテルの先端から一部出た状態でカテーテルを肺動脈側に引き込む．
❸ コイルが動脈管内におさまるように，慎重にカテーテルを引きながらコイルを押し出す．
❹ カテーテルを抜去する．

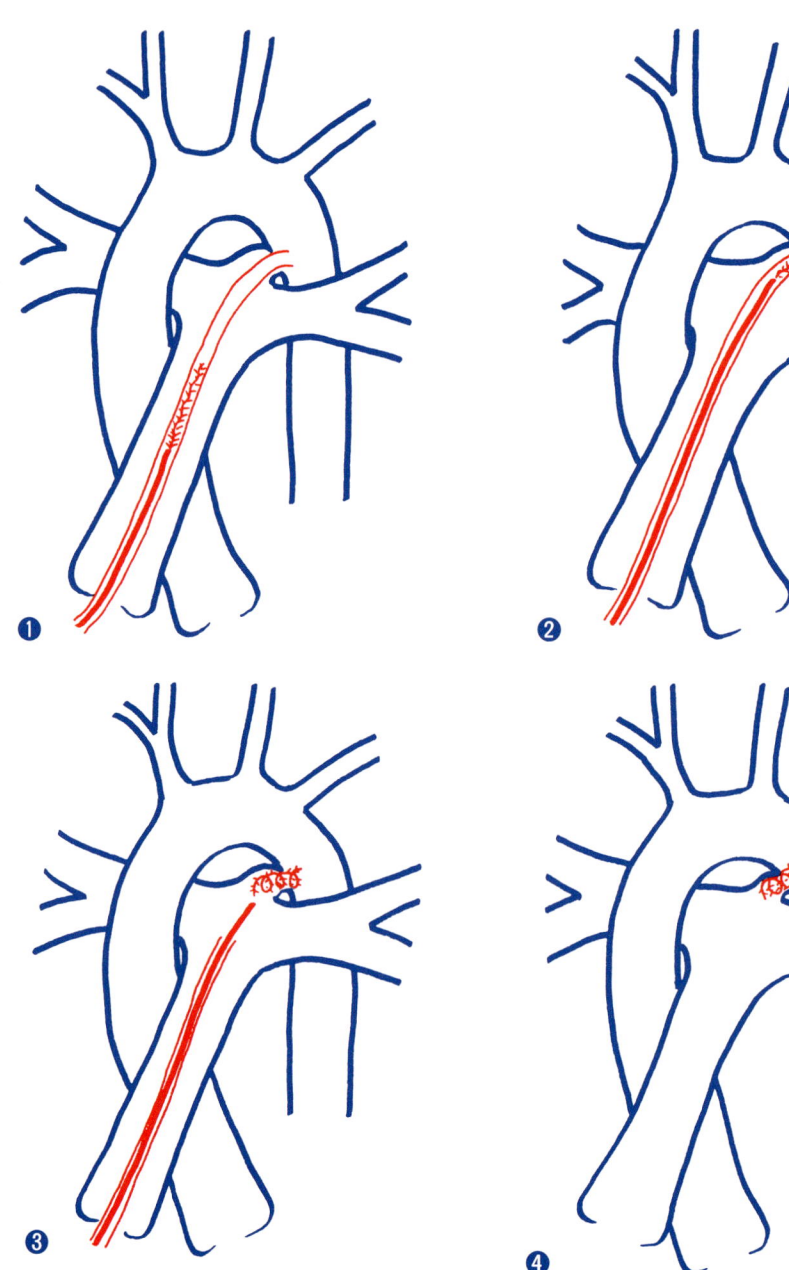

4. 心内膜床欠損

心内膜床欠損（endocardial cushion defect, ECD）とは，胎生期の心内膜床から主に由来する心内構造物の異常全体を指し，房室中隔欠損（atrioventricular septal defect）と呼ばれる場合もある．すなわち心房中隔の下半分と心室中隔の上半分，および三尖弁と僧帽弁に心内膜床の分化が不完全である程度により完全型，中間型，不完全型に分類される．

頻度

全先天性心疾患の2～3％を占める．完全型心内膜床欠損の約30％がダウン症候群症例である．ダウン症候群患児の約40％が先天性心疾患を合併し，それらの40％は完全型心内膜床欠損であるといわれる．

形態

① 完全型 complete form：心房中隔欠損（1次孔欠損）とこれに連続して流入路型の心室中隔欠損が存在し，左右の房室弁が未分化の状態で共通房室弁の形を呈する．流入路心室中隔は筋性部に向かって削ぎ取られたような形態（scooped out）をしており，この結果流出路中隔は延長し，大動脈弁の位置異常とともに左室流出路が狭く長くなり，心室造影上"gooseneck deformity"を示す．

② 不完全型（incomplete form），部分型（partial form）：1次孔心房中隔欠損に僧帽弁裂隙を合併する（心房中隔欠損の項参照）．

③ 中間型（intermediate form）：完全型と不完全型の中間で多くの型があるが，最も一般的なものは小さな心室中隔欠損が存在する場合である．

病態

他の短絡疾患と同様，基本的に左-右短絡を呈し，短絡量は肺血管抵抗の下降につれて増加する．完全型の場合，心房中隔から心室中隔にまたがる大きな欠損が存在することにより左右心室間の圧差を保つことができないので，ほぼ例外なく肺高血圧がみられる．また共通房室弁はしばしば閉鎖不全を合併し房室弁逆流が存在する．この場合，左室から左房，右室から右房への逆流は当然みられるが，共通房室弁を介して中隔を越える逆流，すなわち左室から右房への血流が多くの場合に観察され，これも結果的に左-右短絡の一部となる．左室から右室への短絡が肺血管抵抗と体血管抵抗の比によって決定される，いわゆるdependent shuntであるのに対して，左室から右房への短絡は，肺血管抵抗と無関係に存在するobligatory shuntである．すなわち生直後の肺血管抵抗がいまだ高い時期でもすでに有意の左-右短絡が出現する可能性があり，これが完全型心内膜床欠損ではうっ血性心不全の出現時期が早いことの理由の一つである．心不全の徴候は他の短絡性疾患と同じく，肺うっ血による多呼吸，呼吸困難などの呼吸器系の症状，体静脈系のうっ血による各種消化器症状，代謝障害によると考えられる体重増加不良など多彩である．心臓は著明に拡大するが，この場合，左右心房心室のすべてが拡張している．

心内膜床欠損・肺高血圧（Eisenmenger複合）

心内膜床欠損の完全型では，大きな欠損に伴う大量の左-右短絡により肺血流量は著明に増加しており，これが持続すると肺血管の閉塞性変化が進行し肺血管抵抗が上昇する．前述の通り，肺動脈圧は当初から上昇しており，結果としての肺高血圧には変わりないが，当初は肺血流量が顕著に増加していることによる，いわゆるhigh flow, normal resistanceタイプの肺高血圧であるが，肺動脈の閉塞性変化によりlow flow, high resistanceのEisenmenger症候群の状態となり，全身性チアノーゼが出現する．前述の通りダウン症候群では完全型心内膜床欠損の頻度が高いが，ダウン症候群患者は正常な染色体をもつ患者より肺血管病変をきたしやすいといわれており，このことが完全型心内膜床欠損がEisenmenger化する頻

度が高い原因の一つと考えられる．

治療

完全型心内膜床欠損は，肺血管病変が進行しており手術不可能な症例を除いて基本的に手術治療の対象となる．手術の時期は施設によって違いがあるが，重篤なうっ血性心不全により，呼吸障害が顕著な例，呼吸器感染が頻回にみられる例，哺乳障害が強く有意の体重増加不良がある例，肺高血圧の進行が強く疑われる場合，などが手術に踏み切る要素となる．

1. 心内修復術

心房中隔から心室中隔にまたがる欠損をパッチ閉鎖し，共通房室弁を各心室に分割して修復する．中隔欠損閉鎖には心房中隔と心室中隔にそれぞれ別の2枚のパッチを用いる方法と，連続した1枚のパッチで閉鎖する場合とがある．また房室弁の修復も弁の分化の程度に応じてその術式は異なり，必要に応じて各種の補填物を用いる．術後は左-右短絡は消失し血行動態は基本的に正常化するが，有意の房室弁逆流が残存する場合は心房・心室への容量負荷がある程度持続する．

2. 姑息的手術

うっ血性心不全が内科的治療で十分にコントロールできない症例で，全身状態が不良，または極端に体重が少ないなどの理由で心内修復が困難な場合，姑息的手術として肺動脈絞扼術が選択される．心室中隔欠損など他の短絡性疾患の場合と同様，肺動脈主幹部にテープを巻いて狭窄を作成することにより，左-右短絡の量を減少させる．これにより肺血流量が減少し肺うっ血，心臓への容量負荷は軽減するが，心内膜床欠損の場合，ある程度の右-左短絡が出現し軽度のチアノーゼがみられることが少なくない．肺動脈絞扼術により房室弁に対する圧負荷はかえって増加するので，房室弁逆流は悪化する場合が少なくない．このため，もともと高度の房室弁逆流がある症例では肺動脈絞扼術は推奨されない．

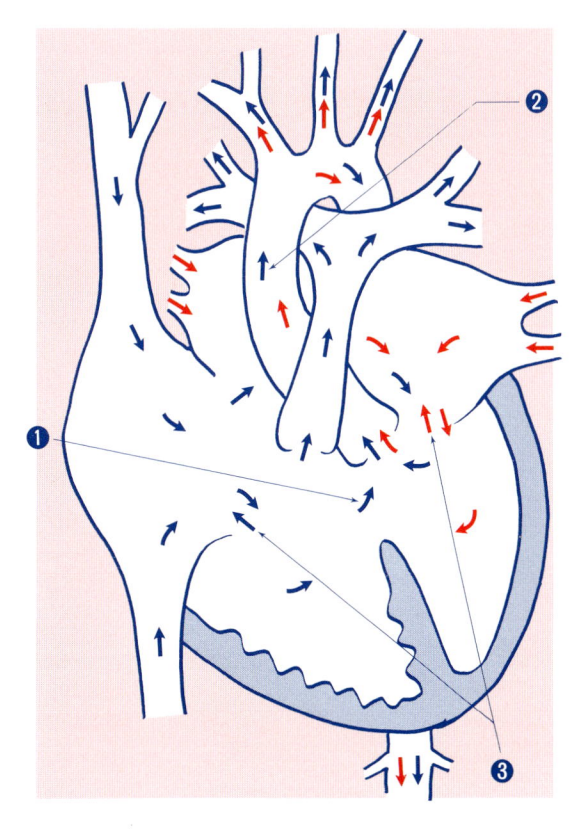

心内膜床欠損

病態 完全型

1. 心房中隔から心室中隔へかけて大きな欠損があり，肺血管抵抗の下降に伴い左-右短絡が出現する．大きな中隔欠損のため左右心室は等圧となる．左右心室は著明に拡張する．
2. 肺血流量は増加し，また肺動脈には大動脈へと同じ圧がかかるため肺高血圧となり，肺血管は拡張する．
3. 共通房室弁には通常，閉鎖不全があり房室弁逆流がみられる．
4. 房室弁逆流血流はしばしば左室から右房へ向かい，左-右短絡の一部をなす．
5. 左右両心房は左-右短絡による肺静脈還流血の増加と房室弁逆流により著明に拡大する．

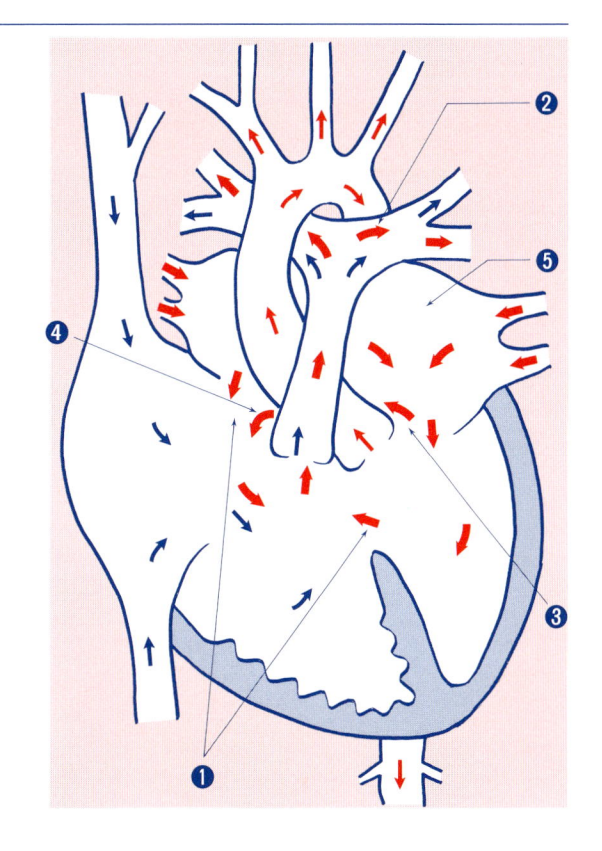

病態 肺高血圧（Eisenmenger 複合）

1. 肺血管抵抗が上昇するにつれて左-右短絡は減少し，やがて短絡が逆転して右-左短絡となる．
2. 体循環系に静脈血が混入し全身性チアノーゼが出現する．
3. 房室弁逆流は持続するため，左-右短絡が減少して肺静脈還流量が減少しても，心房・心室への容量負荷はとれない．

心内膜床欠損

治療 心内修復術後

❶ 心房中隔から心室中隔におよぶ大きな中隔欠損をパッチで閉鎖することにより短絡は消失する．
❷ 共通房室弁を分割し修復する．必要に応じて補填物を使用する．術後もある程度の房室弁逆流が残存することが多い．

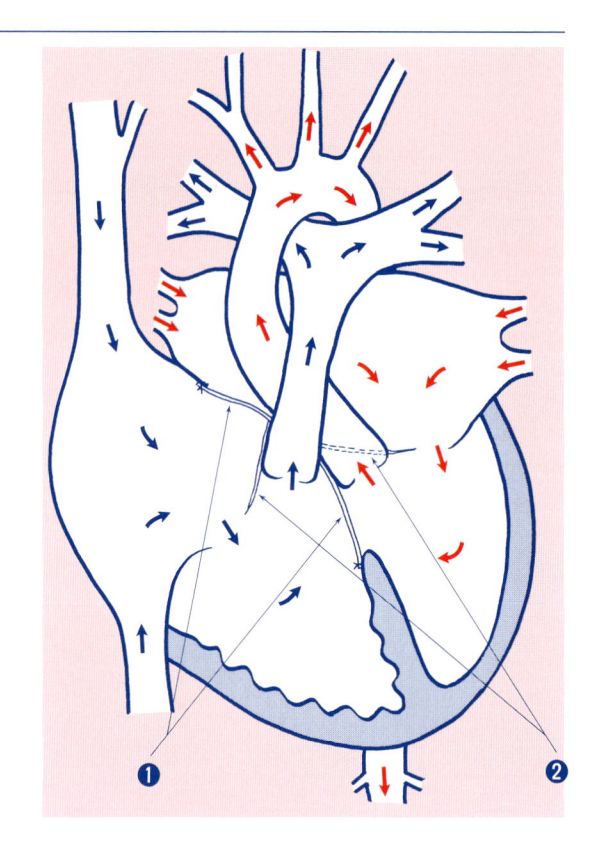

治療 姑息的手術後：肺動脈絞扼術

❶ 一期的心内修復が困難な場合，肺動脈絞扼術を行う．肺動脈主幹部をテープで締めて肺動脈狭窄を作成する．
❷ 左-右短絡は減少する．
❸ 房室弁逆流は肺動脈絞扼術後に増加することが少なくない．

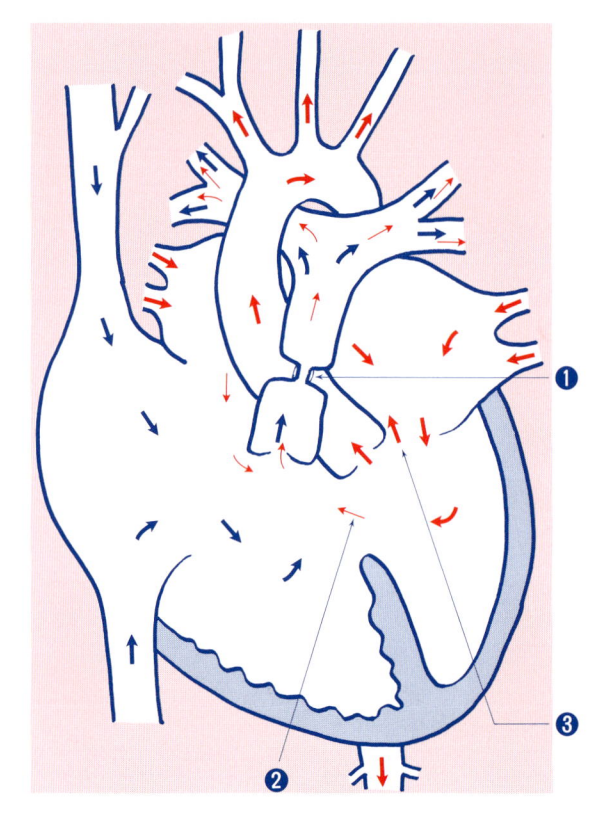

5. 左室右房交通

頻度
　左室右房交通は比較的まれな疾患で，全先天性心疾患の1％足らずを占める．男女比は女子に多い傾向があるという．

分類
　左室右房交通は欠損の部位によって二つの型に分類される．膜性部心室中隔は三尖弁の中隔尖の付着部より上の房室中隔と，これより下の心室中隔に分れるが，房室中隔に欠損のある弁上部型と，心室中隔に欠損のある弁下部型である．
　① 弁上部型：三尖弁中隔尖付着部より上，冠状静脈洞の前で右房に開孔する．
　② 弁下部型：三尖弁中隔尖付着部より下に開孔し，基本的には心室中隔欠損であるが，三尖弁に裂隙または弁尖交連部に欠損があり，結果的に左室から右房への交通となる．

病態
　一般の心室中隔欠損と同様左-右短絡が出現する．この場合，高圧系である左室と低圧系の右房との交通であるので，短絡は肺血管抵抗の程度に無関係である（obligatory shunt）．したがって左-右短絡は出生直後の肺血管抵抗がまだ高値を示す時期から出現するため，心雑音は出生時にすでに聴取される．欠損が大きい場合は大量の短絡により肺うっ血をきたし，うっ血性心不全を呈するが，その発症は新生児期早期であることが多い．

治療
　弁上部型の場合は欠損の直接縫合閉鎖が可能であることもあるが，一般にはパッチ閉鎖を行う．弁下部型の場合は三尖弁付着部の線維組織を十分に剝離することにより，欠損の形態・部位を十分に確認したうえでパッチ閉鎖と三尖弁の修復を行う．これにより短絡は消失し，血行動態は基本的に正常化する．

左室右房交通

病態 大きな欠損

❶ 左-右短絡は肺血管抵抗に関係なく存在し，心雑音は出生時にすでに聴取される．
❷ 肺血流量は増加し，肺動脈は拡張する．

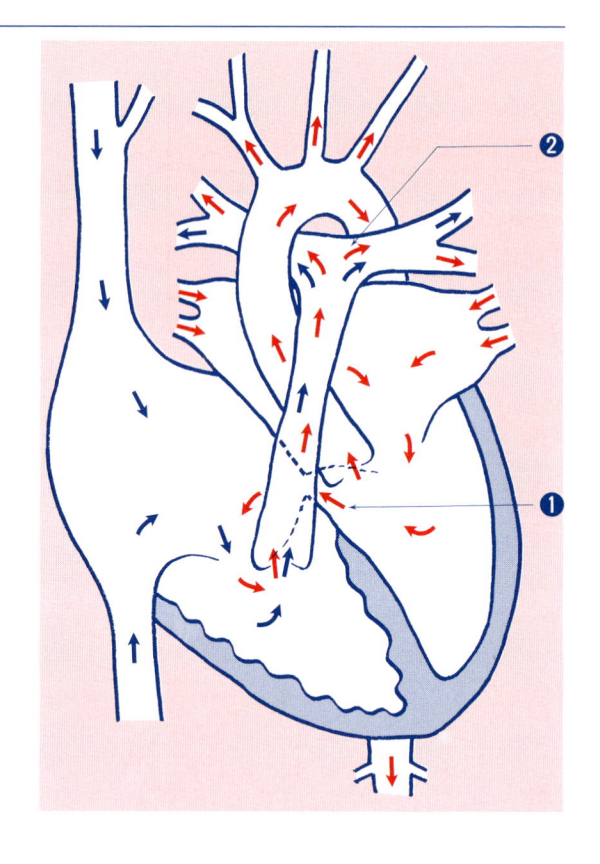

治療 パッチ閉鎖術後

❶ 欠損をパッチ閉鎖することにより左-右短絡は消失する

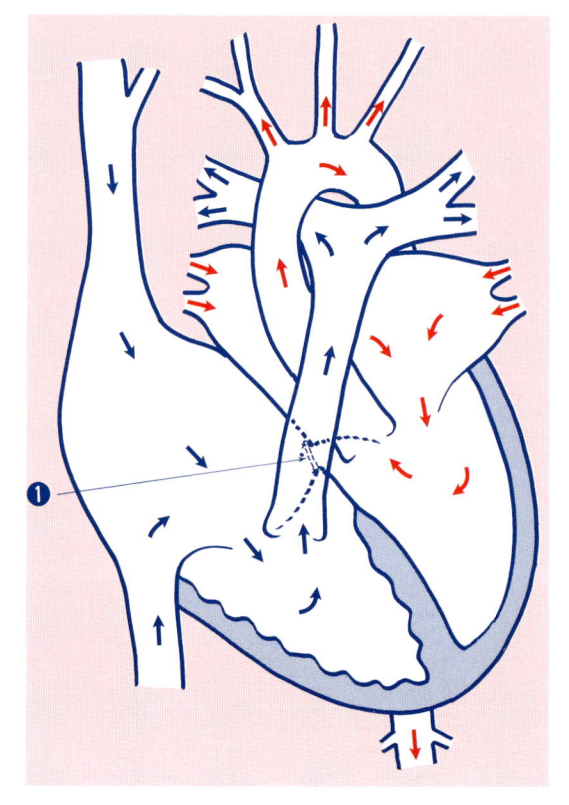

6. 心室中隔欠損・心房中隔欠損

頻度

心室中隔欠損に2次孔タイプの心房中隔欠損が合併する場合はまれではなく，全心室中隔欠損症例の7％にみられる．真の心房中隔欠損と伸展した卵円孔との鑑別はしばしば困難である．

病態

心室中隔欠損に心房中隔欠損が合併した場合，その両者を通じて左-右短絡を生じる．短絡量は一般に単独の欠損に比較して多く，肺高血圧を合併する頻度も高い．このため新生児期ないしは乳児期早期から心不全を発症する場合が多い．

大きな心室中隔欠損では，真の心房中隔欠損がなくても，拡張した卵円孔（stretched foramen ovale）を介して心房レベルでの左-右短絡が認められることがある．卵円孔が完全に閉鎖していない状態では1次中隔と2次中隔が重なり，左房圧の圧迫により機能的に閉鎖しているが，心室レベルで大量の左-右短絡があると肺静脈還流が増加し左房が拡張すると，卵円孔が伸展されて左-右短絡が出現する．心房レベルでの短絡はかなり大きな場合があり，心房中隔欠損との鑑別が問題となるが，真の心房中隔欠損がある場合には左右心房圧は等圧であるのに対し，伸展した卵円孔での短絡の場合は左房圧が右房圧を上回ることが多い．

治療

心不全が顕著で内科的治療でのコントロールが不十分な場合，欠損を外科的に閉鎖する．心室中隔欠損・心房中隔欠損のそれぞれを通常パッチ閉鎖するが，その手術成績は心室中隔欠損単独の閉鎖術と大きな差はない．

心室中隔欠損・心房中隔欠損

病態 大きな欠損

❶ 心房中隔欠損での左-右短絡がある．大きな心室中隔欠損の場合，真の心房中隔欠損ではなく伸展した卵円孔で有意の左-右短絡がある場合もある．
❷ 心室中隔欠損での左-右短絡がある．
❸ 心房・心室レベルでの左-右短絡により肺血流量は著明に増加し肺血管は拡張する．
❹ 肺静脈還流も当然増加するが，真の心房中隔欠損があると，その欠損により左房は減圧されるため左房は拡張しない．

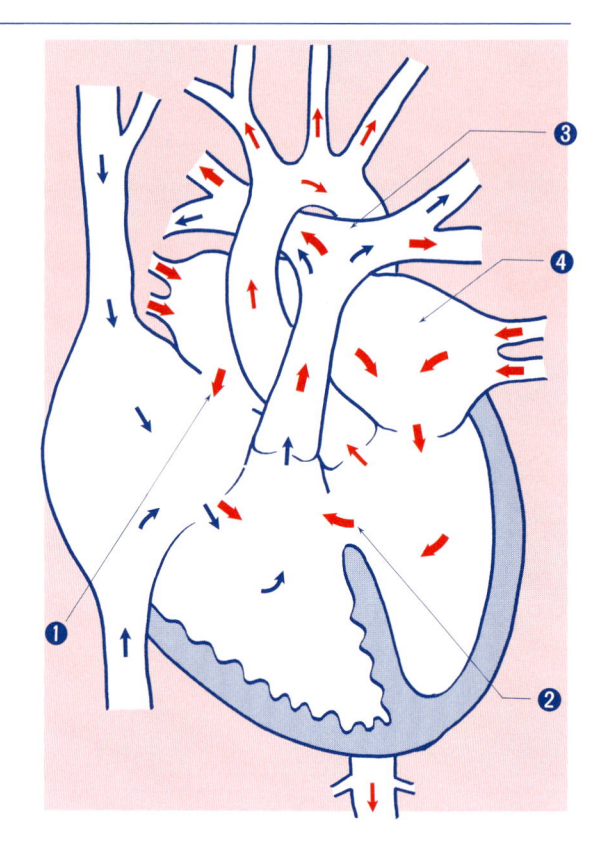

7. 心室中隔欠損・心房中隔欠損・動脈管開存

頻度

心室中隔欠損・心房中隔欠損・動脈管開存の三つの短絡性病変化が合併する頻度は高くないが，ダウン症候群症例などでときにみられる．

病態

心室中隔欠損・心房中隔欠損・動脈管開存のいずれも，肺血管抵抗が体血管抵抗より低い場合には基本的に左-右短絡を呈する．短絡量は一般に単独の欠損に比較して著明に多く，肺うっ血は高度となる．このため肺動脈圧は上昇し肺高血圧の状態となるが，多くの場合，肺動脈圧と体動脈圧は等圧で釣り合っているため，おのおののレベルでの短絡は両方向性であることが多く，心房中隔欠損では主に左-右短絡，心室中隔欠損では多少の右-左短絡が存在するといった状況がしばしばみられる．全体としては大量の左-右短絡となり，通常重度のうっ血性心不全を合併する．

治療

心不全が顕著で内科的治療でのコントロールが不十分な場合，欠損を外科的に閉鎖する．心室中隔欠損・心房中隔欠損のそれぞれをパッチ閉鎖，動脈管結紮ないしは離断術を行う．動脈管の処置には体外循環を必要としないので，動脈管結紮ないしは離断術，または経カテーテル的閉鎖術のみを最初に行う場合もある．

病態 大きな中隔欠損と動脈管開存

❶ 心室中隔欠損・心房中隔欠損・動脈管開存の各レベルで短絡がある．しばしば両方向性短絡であるが，全体としては大量の左-右短絡がある．
❷ 肺血流は著明に増加し，また心室中隔欠損・動脈管開存を介して体動脈圧が直接肺動脈にかかるため肺高血圧を呈する．

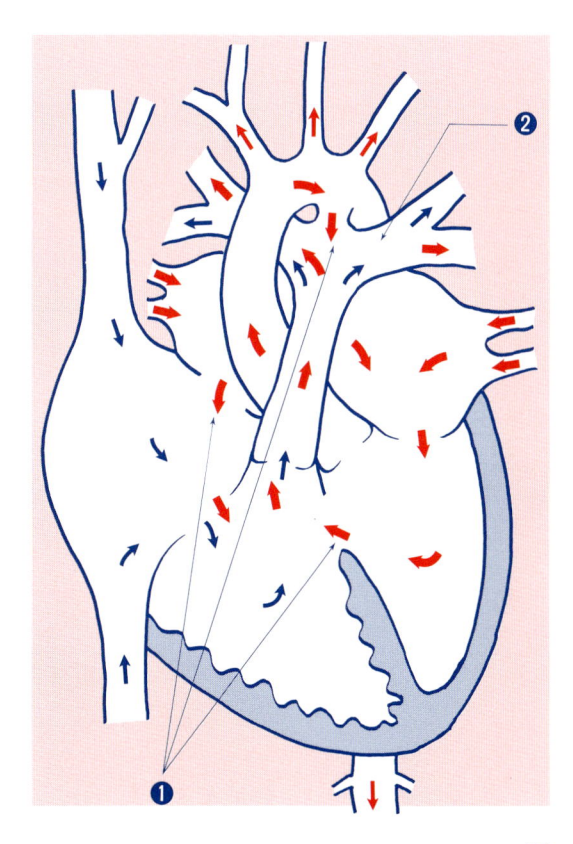

8. 部分肺静脈還流異常

頻度

部分肺静脈還流異常（partial anomalous pulmonary venous connection）は，全先天性心疾患の1%足らずを占める比較的まれな疾患である．

形態

部分肺静脈還流異常は4本の肺静脈のうち1～3本が左房に還流せず，右房または大静脈のいずれかの部位に還流する疾患である．還流異常のある肺静脈，およびその還流部位によって多くの型があるが，通常よくみられるのは次の型である．

1. 右肺静脈還流異常

① 上大静脈型：右肺静脈が上大静脈に還流する場合，多くは心房中隔欠損を合併している．心房中隔欠損は通常，上大静脈に近い静脈洞型である（心房中隔欠損・静脈洞型の項参照）．

② 下大静脈型：右肺静脈が下大静脈に還流する場合，胸部X線上横隔膜を越えて下行する肺静脈がしばしば三日月型にみえるため，scimitar症候群と呼ばれる．この場合，右肺の低形成および気管支形成異常，肺分画症，下行大動脈から右下葉への異常動脈交通を合併することが多い．

2. 左肺静脈還流異常

① 上大静脈型：左肺静脈が無名静脈を介して上大静脈に還流する．

② 冠状静脈洞型：左肺静脈が冠状静脈洞を通じて右房に還流する．

病態

本症の血行動態は基本的に心房中隔欠損に類似する．すなわち大静脈または右房レベルでの左-右短絡により，肺血流量が増加する．また，心房中隔欠損を合併する場合は，欠損を通じての左-右短絡がある．したがって短絡量は異所性に還流する肺静脈の数，心房中隔欠損の有無，および肺血管抵抗によって規定される．本症では肺高血圧をきたす例はきわめてまれで，有意の左-右短絡を有する症例も含めて大多数は無症状である．加齢に伴い，労作時呼吸困難，動悸，息切れなどの心不全症状が出現し，心房細動をはじめとする各種不整脈を合併してくるのは心房中隔欠損と同様である．

治療

通常1本のみの肺静脈還流異常の場合は手術適応とされない．有意の左-右短絡がある場合，すなわち肺体血流比2：1以上，肺静脈還流形態が比較的単純な場合は1.5：1以上の症例は手術適応と考えられる．

1. 右肺静脈還流異常

① 上大静脈型：心房中隔欠損から上大静脈の肺静脈の還流口に人工材料または心外膜を用いてトンネルを作成する．上大静脈の狭窄を防止するため，上大静脈を拡大することが必要な場合もある．

② 下大静脈型：通常，肺静脈を右房に吻合し，その開口部を心房内トンネルを介して心房中隔欠損に導く．

2. 左肺静脈還流異常

① 上大静脈型：肺静脈を無名静脈に流入する手前で離断し，左房に吻合する．

② 冠状静脈洞型：冠状静脈洞を切開して左房と交通させ，冠状静脈洞の開口部を閉鎖する．これにより左肺静脈からの還流は左房に流入するが，冠静脈還流血も左房に流入するため，わずかの体動脈血の酸素飽和度の減少が起こる．

部分肺静脈還流異常

病態 右肺静脈還流異常：上大静脈型

❶ 右肺静脈は上大静脈に還流し，右肺静脈還流血は右心系に流入する．
❷ 左-右短絡により右室は拡張する．
❸ 肺血流量は増加する．

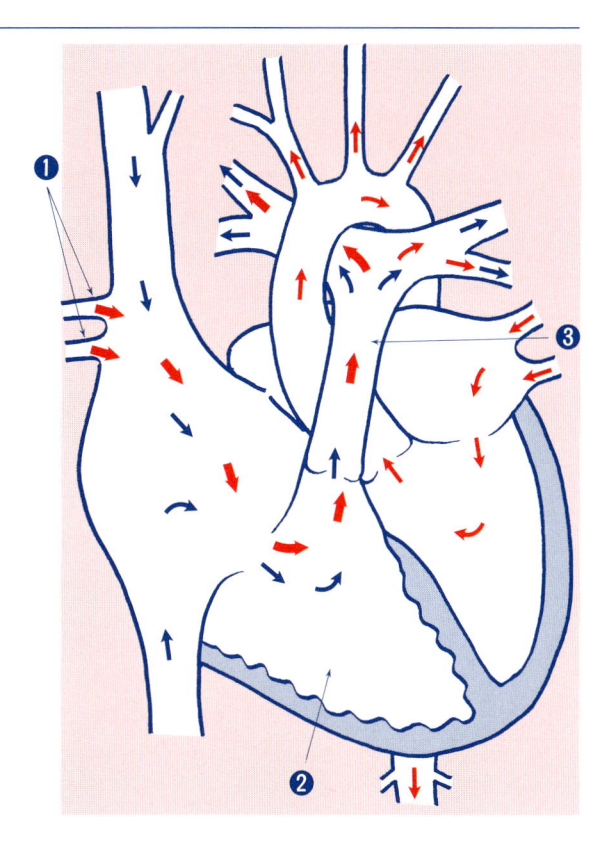

病態 右肺静脈還流異常：下大静脈型

❶ 下大静脈に還流する右肺静脈は，胸部X線上しばしば三日月型の陰影として認められ，scimitar症候群と呼ばれる．
❷ 右肺静脈還流血が右心系に流入する左-右短絡により，右房・右室が拡張する．
❸ 肺血流量は増加する．

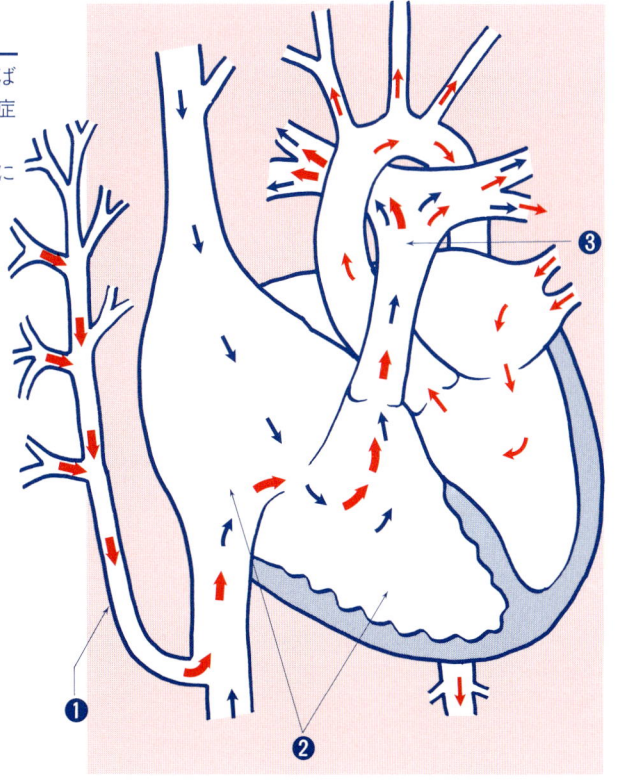

部分肺静脈還流異常

病態 左肺静脈還流異常：上大静脈型

❶ 左肺静脈が無名静脈を介して上大静脈に還流する．
❷ 左肺静脈還流血が右心系に流入する左-右短絡により，右房・右室が拡張する．
❸ 肺血流量は増加する．

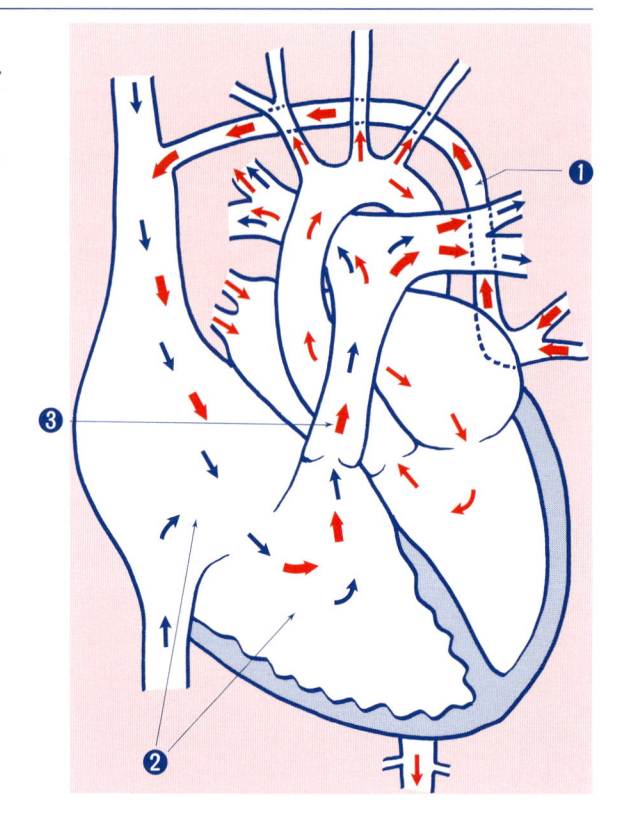

病態 左肺静脈還流異常：冠状静脈洞型

❶ 左肺静脈が冠状静脈洞を通じて右房に還流する．
❷ 左肺静脈還流血が右心系に流入する左-右短絡により，右房・右室が拡張する．
❸ 肺血流量は増加する．

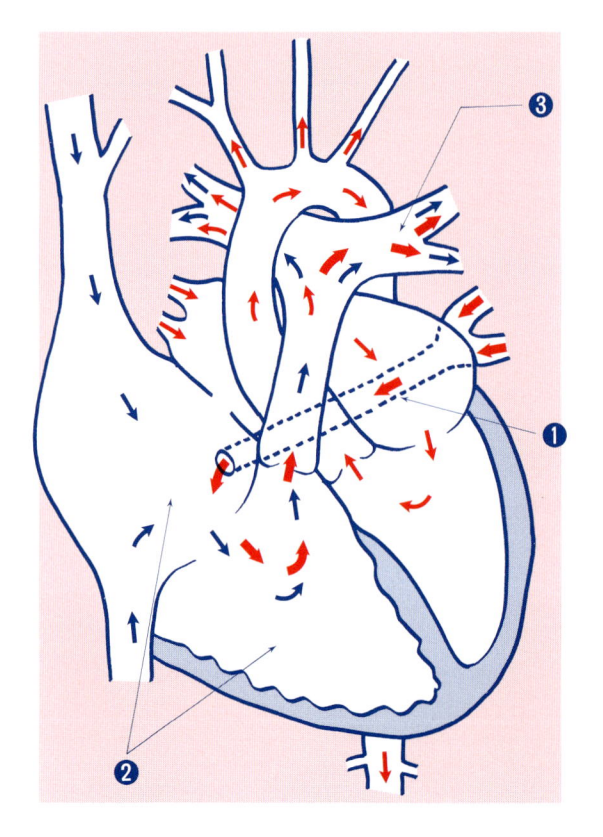

部分肺静脈還流異常

治療 右肺静脈還流異常：上大静脈型

❶ 心房中隔欠損から上大静脈の肺静脈の還流口に人工材料または心外膜を用いてトンネルを作成する．
❷ 右肺静脈還流血はトンネルを介して左房に導かれる．

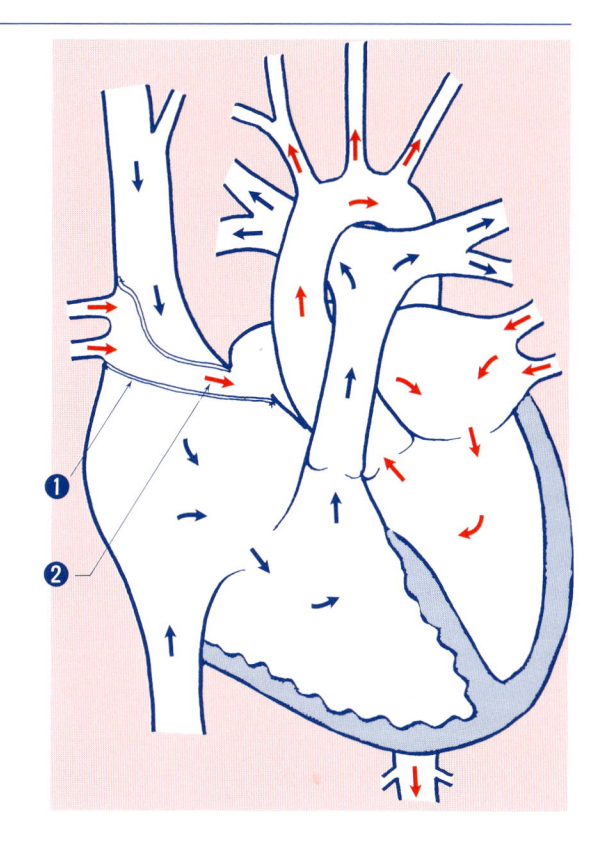

治療 右肺静脈還流異常：下大静脈型

❶ 肺静脈を右房に吻合し，その開口を心房内トンネルを介して心房中隔欠損に導く．
❷ 右肺静脈還流血はトンネルを介して左房に導かれる．

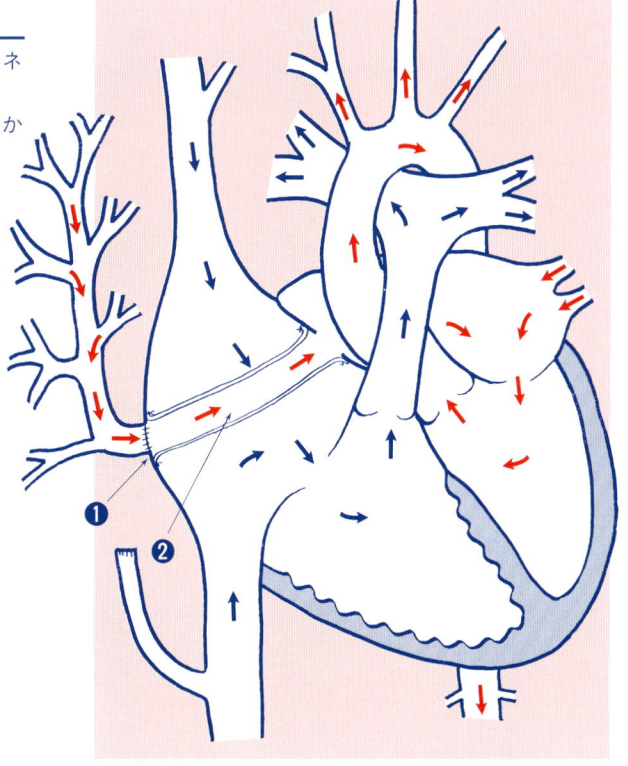

部分肺静脈還流異常

治療 左肺静脈還流異常：上大静脈型
1. 左肺静脈を無名静脈に流入する手前で離断し，左房に吻合する．
2. 左肺静脈還流血は直接左房に流入する．

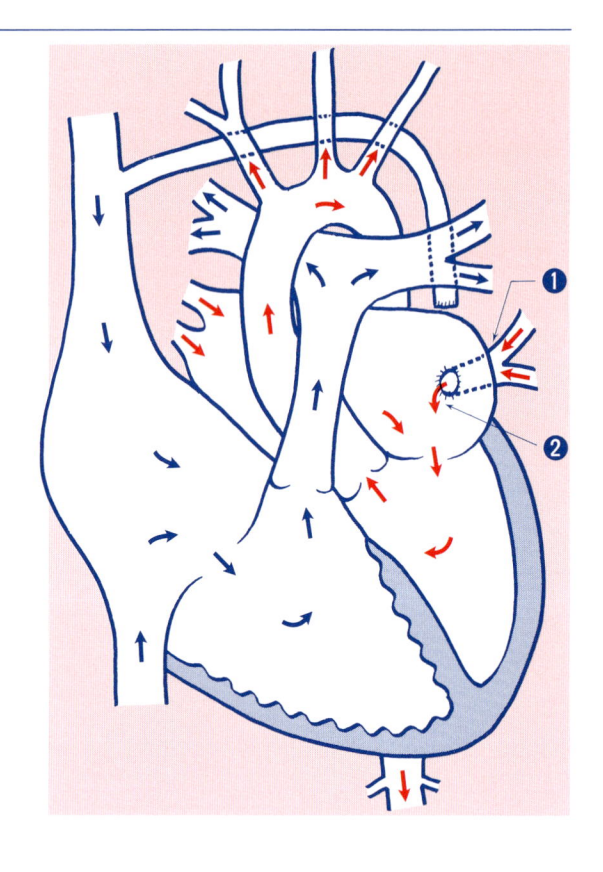

治療 左肺静脈還流異常：冠状静脈洞型
1. 冠状静脈洞を切開して左房と交通させる．
2. 冠状静脈洞の開口部を左房側に含めて心房中隔欠損を閉鎖する．
3. 左肺静脈還流血は直接左房に流入するが，冠静脈還流血も左房に流入するため，わずかの体動脈血の酸素飽和度の減少が起こる．

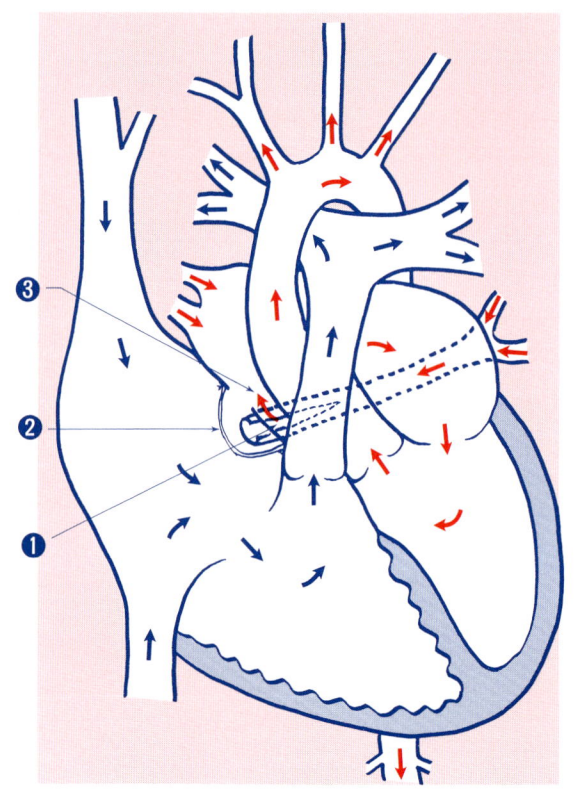

9. 大動脈肺動脈中隔欠損（大動脈肺動脈窓）

頻度

大動脈肺動脈中隔欠損（aortopulmonary septal defect）または大動脈肺動脈窓（aortopulmonary window）はまれな疾患で，全先天性心疾患の0.1％ほどを占める．心内奇形の合併のない症例は全体の約半数である．

形態

通常，大動脈弁に近接して上行大動脈と肺動脈主幹部との間に"窓状"の欠損がある．ときに欠損はより遠位部にあり，右肺動脈への分岐を巻きこむことがある．欠損の大きさはさまざまであるが，一般に大きなものが多く，大動脈圧が直接肺動脈系にかかり肺高血圧を呈する場合が多い．

病態

心室中隔欠損または動脈管開存などの短絡性疾患と同様，肺血管抵抗が下降するにつれて左-右短絡が増加する．前述の通り，多くは大きな欠損であるので肺高血圧がみられる．うっ血性心不全の症状の発現は比較的早く，新生児期早期であることが多い．血行動態的には動脈管開存と類似しているが，通常有意の肺高血圧があるため，連続性雑音より収縮期雑音のみ聴取される場合が多い．

治療

修復には欠損のパッチ閉鎖を行うが，そのためには体外循環が必要であるので，新生児期の手術は，心不全が内科的治療で十分コントロールできない重症例に限られることが多い．術後は欠損が完全に閉鎖されていれば血行動態は正常化する．

大動脈肺動脈中隔欠損（大動脈肺動脈窓）

病態 大きな欠損

❶ 上行大動脈と肺動脈主幹部との間に欠損があり，肺血管抵抗が下降するにつれて大きな左-右短絡が出現する．
❷ 肺血流量は増加し，肺動脈は拡張する．欠損は通常大きいので，大動脈圧が直接肺動脈にかかり肺高血圧を呈する．

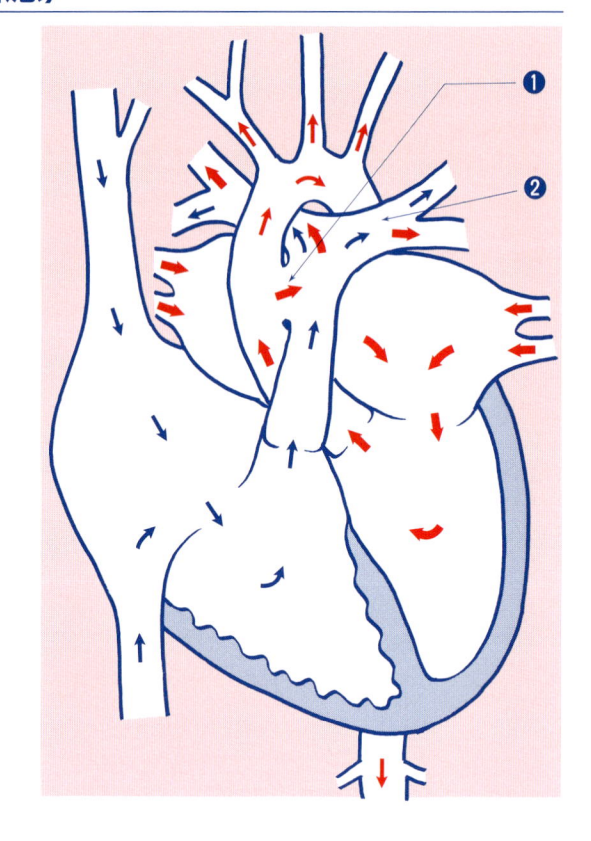

治療 パッチ閉鎖術後

❶ 欠損をパッチ閉鎖することにより左-右短絡は消失する．

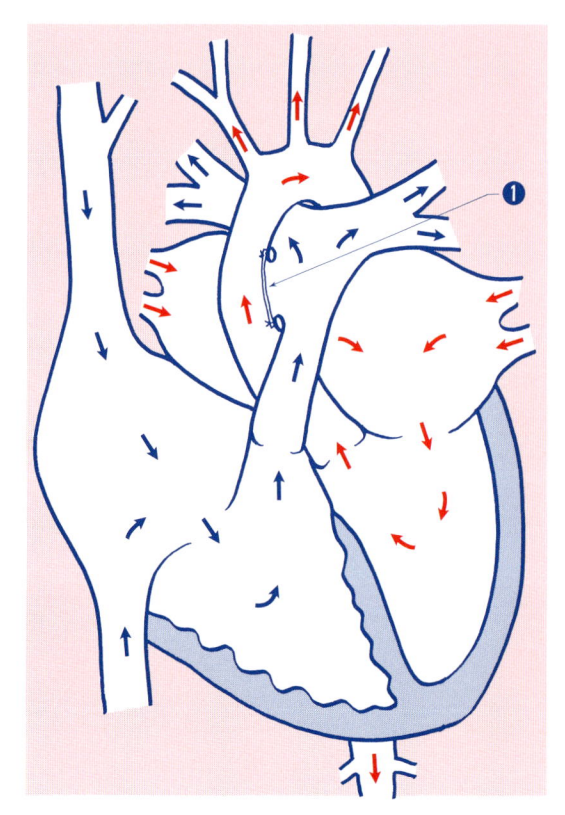

閉塞性疾患

10. 肺動脈弁狭窄 ——————————————————— 66
11. 肺動脈弁下狭窄（漏斗部狭窄）————————————— 70
12. 肺動脈弁上狭窄（両側末梢性肺動脈狭窄）——————— 72
13. 大動脈弁狭窄 ——————————————————— 74
14. 大動脈弁下狭窄 —————————————————— 80
15. 大動脈弁上狭窄 —————————————————— 83
16. Williams 症候群（大動脈弁上狭窄・末梢肺動脈狭窄）—— 85
17. 大動脈縮窄 ———————————————————— 86
18. Shone 複合 ———————————————————— 90
19. 大動脈縮窄・心室中隔欠損 ————————————— 91
20. 大動脈弓離断 ——————————————————— 94
21. 左心低形成症候群（大動脈弁閉鎖・僧帽弁閉鎖）———— 98
22. 右室二腔症 ———————————————————— 103

10. 肺動脈弁狭窄

頻度
　肺動脈弁狭窄（valvular pulmonary stenosis, PS）は比較的多い疾患で，全先天性心疾患の8〜12%を占める．

形態
　先天性肺動脈弁狭窄は，肺動脈弁の形成不全により弁の開放が不十分である状態である．多くの場合，肺動脈弁は三尖弁であり，弁尖の肥厚および円錐型あるいはドーム状の癒合があり，先端が狭い流出部となっている．肺動脈弁輪径は正常で，ときに二尖弁であることもある．右室は肥大しており，肺動脈主幹部は狭窄後拡張（post-stenotic dilatation）による拡張を示す．肺動脈弁異形成（dysplastic pulmonary valve）はしばしばNoonan症候群症例に合併する．この場合，肺動脈弁輪はしばしば正常より小さく，弁自体は三尖，ときに四尖で粘液様で，著明に肥厚し，可動性のない弁で重度の狭窄を示す．

病態
　肺動脈弁狭窄は，新生児期に全身性チアノーゼを呈する重症肺動脈弁狭窄を除いては，通常無症状で経過し，心雑音などで発見・診断される場合が多い．時に易疲労性，運動能低下などの症状がみられる．年長児ないしは成人症例では，まれに長期にわたる右室圧負荷の結果として右室機能不全をきたし，浮腫などの右心不全を呈する場合がある．血行動態面での変化は右室流出路での閉塞による右室への圧負荷であるが，心拍出量は多くの場合ほぼ正常範囲に保たれている．

重症肺動脈弁狭窄
　重症肺動脈弁狭窄（critical pulmonary stenosis）は，新生児期に問題となる重症先天性心疾患の一つであり，その病態は純型肺動脈閉鎖に類似する．すなわち弁輪の低形成と著明な弁尖の肥厚を伴う高度の肺動脈弁狭窄があり，右室の低形成がある．右室圧は通常左室圧以上に上昇している．このため三尖弁逆流があり，右房圧が上昇する．これに伴い卵円孔または心房中隔欠損を介しての右-左短絡のため全身性チアノーゼが出現する．こうした症例の治療は純型肺動脈閉鎖に対する治療に準ずる．

治療
　一般に圧較差が50 mmHg以上ある場合が治療の適応と考えられる．治療方法としては経皮的バルーン肺動脈弁形成術と手術による方法がある．

1. **経皮的バルーン肺動脈弁形成術** percutaneous transluminal pulmonary valvoplasty, PTPV

　PTPVは狭窄した肺動脈弁部にバルーンカテーテルを挿入し，肺動脈弁輪径の約1.3〜1.5倍の径のバルーンを2〜4気圧で膨らませることにより，癒合した交連を切開する方法である．近年肺動脈弁狭窄に対しては広く応用され，良好な結果が得られている．したがって現在は肺動脈弁の形態を問わず，基本的にすべての肺動脈弁狭窄に対して施行される．問題点としては肺動脈弁狭窄が解除された場合，肥厚した漏斗部の心筋が過剰に収縮し，弁下部の狭窄として作用することがまれならずある．こうした現象は一過性のものではあるが，場合によっては術前より圧較差が増大することもあり，また低心拍出量をきたす場合もある．このような場合にはβ遮断薬による治療が推奨されている．

2. **外科手術（肺動脈弁交連切開術）**

　PTPVが不成功であった症例または重度の異形成弁狭窄例が手術の適応となる．通常の弁狭窄に対しては交連切開術を行うが，異形成の高度な症例ではしばしば弁を完全に切除することが必要である．手術の場合も術後，漏斗部の過収縮により心拍出量が極端に低下することがあり，俗に自殺心室（suicidal ventricle）と呼ばれている．こうした合併症が予測される場合，弁切開時に漏斗部心筋の一部を切除しておくことが推奨される．

肺動脈弁狭窄

病態 軽症〜中等度肺動脈弁狭窄

❶ 肺動脈弁は肥厚しており，円錐型あるいはドーム状の癒合により開放制限がある．
❷ 肺動脈主幹部は狭窄後拡張（post-stenotic dilatation）による拡張を示す．
❸ 右室肥大がみられる．

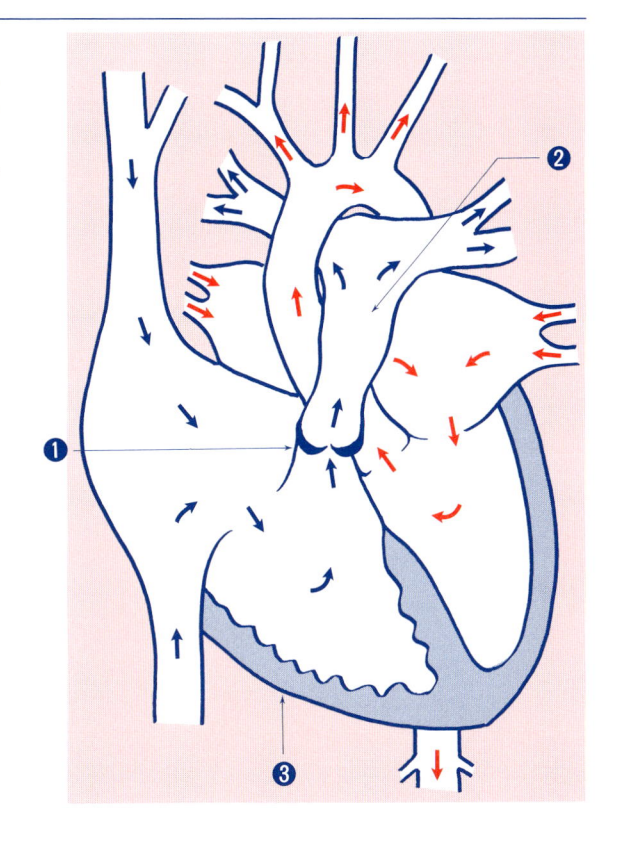

病態 重症肺動脈弁狭窄

❶ 高度の肺動脈弁狭窄があり，肺動脈弁輪はしばしば低形成を示す．
❷ 肺動脈血流は減少しており，血管の形成は不良で血管径が小さいことが多い．
❸ 右室は求心性肥大が顕著で，全体に低形成で心室容量は減少している．右室圧は著明に上昇しており，しばしば左室圧を上回る．
❹ 三尖弁輪もしばしば小さいが，右室の圧負荷のため三尖弁逆流がある．
❺ 卵円孔を介しての右-左短絡があり，静脈血が体循環系に混入する．
❻ 大動脈に静脈血を含んだ血液が流入するので全身性チアノーゼが出現する．

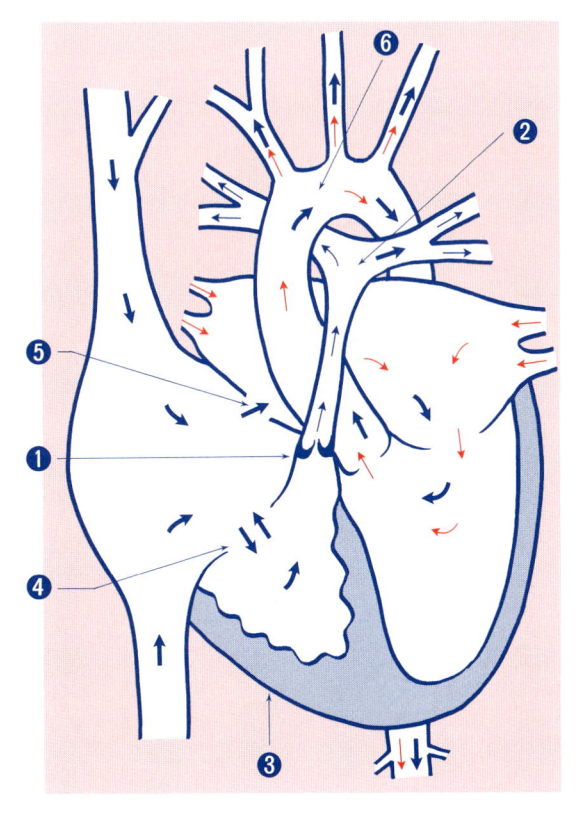

肺動脈弁狭窄

治療 経皮的バルーン肺動脈弁形成術

❶ ガイドワイヤーを肺動脈末梢部まで挿入し，これをガイドにバルーンカテーテルを肺動脈弁輪部まで進める．

❷ バルーンを 2〜4 気圧で膨らませ，狭窄弁によるバルーンのくびれが消失するのを確認する．

❸ バルーンを閉じて抜去する．

❹ ガイドワイヤーを抜去する．弁下部の狭窄の合併がなければ，右室肺動脈間の圧較差は形成術直後から軽減・消失する．

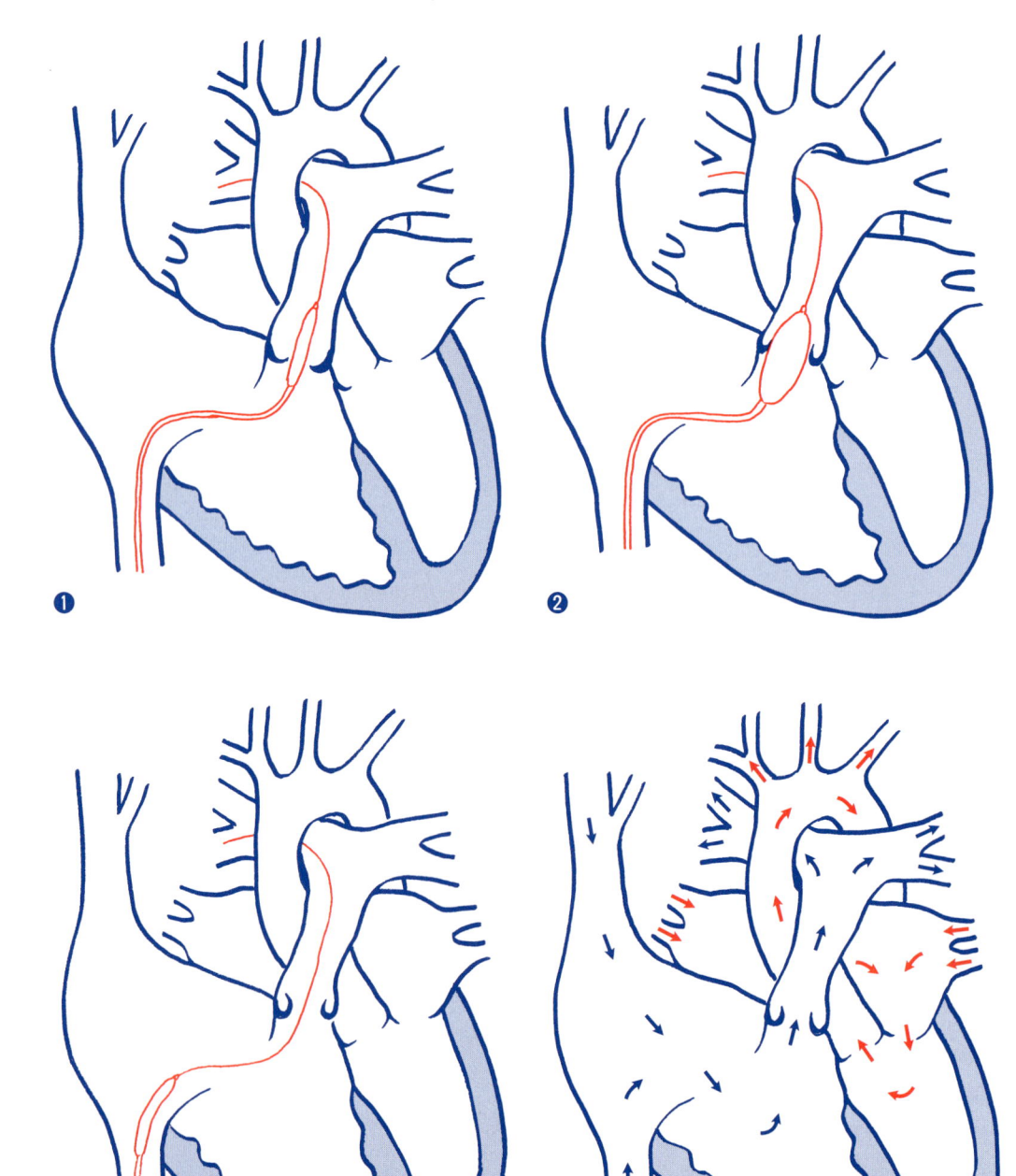

肺動脈弁狭窄

治療 肺動脈弁交連切開術後

❶ 癒合した肺動脈弁交連を切開することにより，より良好な弁の開放が得られ，右室肺動脈間の圧較差が軽減する．術後肺動脈弁逆流が出ることがまれならずある．異形成の高度な症例ではしばしば弁を完全に切除することが必要である．

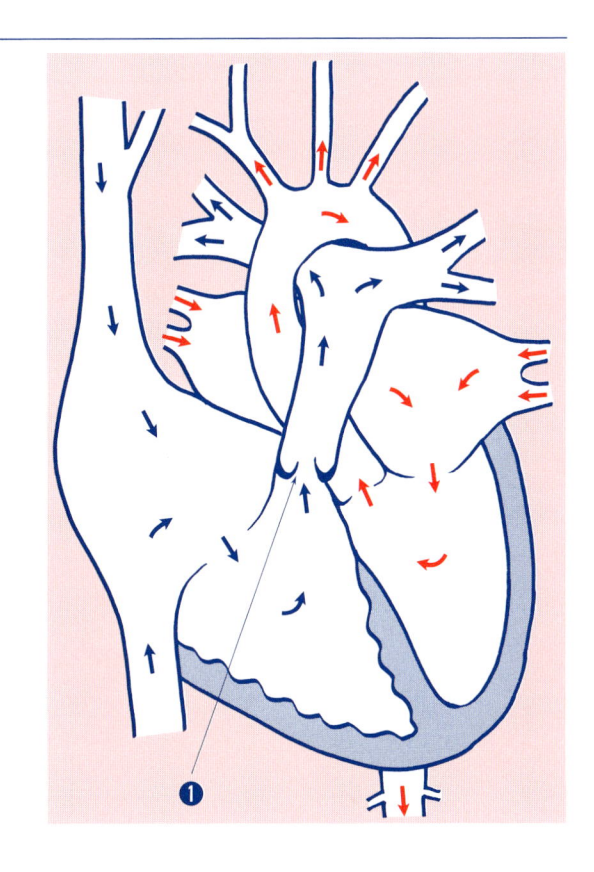

11. 肺動脈弁下狭窄（漏斗部狭窄）

頻度

肺動脈弁下狭窄（subvalvular pulmonary stenosis），または漏斗部狭窄（infundibular stenosis）は単独でみられることはまれで，通常は心室中隔欠損などの心内奇形に合併する．

形態

肺動脈弁下の右室流出路，いわゆる漏斗部の心筋に肥大があり内腔が狭小化した状態である．肺動脈弁輪径は通常正常で，弁自体には著明な異常はない．肺動脈主幹部の発達は正常か，時に軽度の低形成を示し，狭窄後拡張はみられない．右室は全体に肥大する．

病態

肺動脈弁下狭窄の血行動態的変化は，基本的に肺動脈弁狭窄に類似し，右室に対する圧負荷が主体をなす．この場合も通常無症状で経過し，心雑音などで発見・診断される場合が多い．年長児ではまれに長期にわたる右室圧負荷の結果として右室機能不全をきたし，浮腫などの右心不全を呈する場合がある．

治療

一般に圧較差が 50 mmHg 以上ある場合が治療の適応と考えられる．肥厚した肺動脈弁下の筋肉を切除する（漏斗部切除術）．

肺動脈弁下狭窄（漏斗部狭窄）

病態 比較的重症の狭窄

❶ 肺動脈弁下の漏斗部の心筋に肥大があり右室流出路狭窄がある．
❷ 肺動脈弁自体には通常異常はない．
❸ 肺動脈主幹部の狭窄後拡張はみられない．
❹ 右室肥大がある．

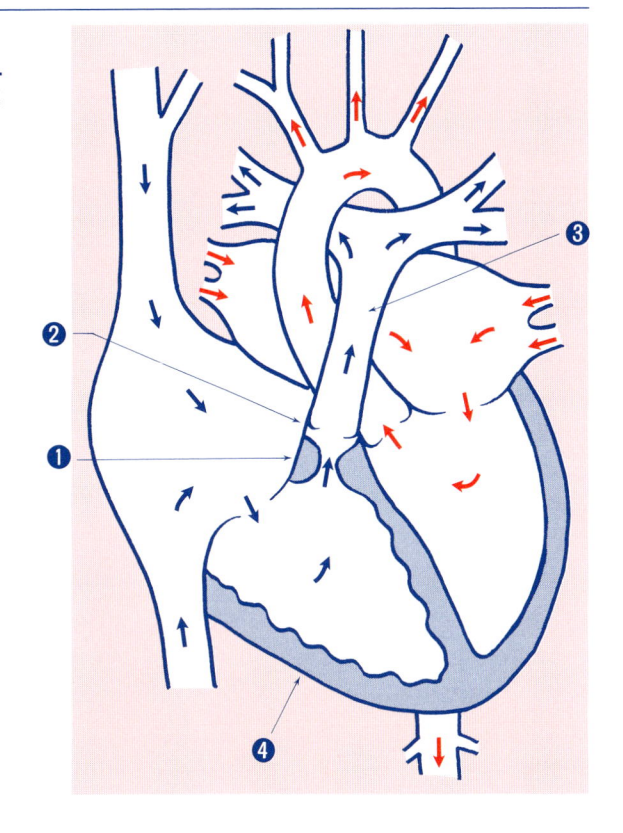

治療 漏斗部切除術後

❶ 肥厚した肺動脈弁下の筋肉を切除する．

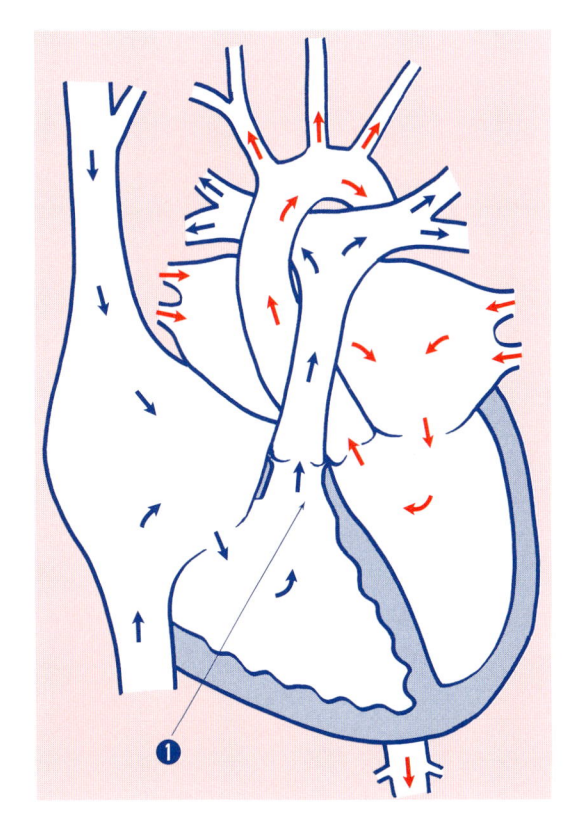

12. 肺動脈弁上狭窄（両側末梢性肺動脈狭窄）

頻度

　肺動脈弁上狭窄（supravalvular pulmonary stenosis）はまれな疾患で，肺動脈主幹部狭窄，分岐部狭窄，一側末梢性肺動脈狭窄などの型があるが，臨床的に問題になる頻度が高いのは両側末梢性肺動脈狭窄である．これも単独にみられることはまれで，何らかの心内奇形に合併する場合が多い．本疾患は先天性風疹症候群，Williams症候群でよくみられ，前者では動脈管開存，後者には大動脈弁上狭窄が合併する．

形態

　末梢肺動脈の両側に多発性の狭窄がみられる．肺動脈はきわめて不整で，限局性または分節性の狭窄と拡張が混在している．肺動脈弁自体，および弁下組織には通常異常がない．右室は全体に肥大する．

病態

　肺動脈弁上狭窄の血行動態的変化も，基本的に肺動脈弁狭窄に類似し，右室に対する圧負荷が主体をなす．肺動脈近位部および右室の圧はしばしば著明に上昇し，体循環系の圧を上回ることもまれではない．重症例では新生児期，乳児期に体静脈系うっ血，低心拍出量を主徴とする心不全を呈することがある．この疾患は多くの場合，成長につれて狭窄した肺動脈もある程度の発達を示し，狭窄の程度が徐々に軽減し，右室圧が下がってくる．

治療

　多発性の狭窄では治療は困難である．比較的限局性の狭窄に対しては，近年バルーン血管形成術が適応され比較的良い成績をあげている．また再拡張可能なステントの導入により，成長に伴う相対的な再狭窄に対しても対応が可能となってきた．このような経カテーテル的治療については，当然治療方針を慎重かつ詳細に検討し，適応症例を選ぶ必要がある．

　少なからぬ症例では，狭窄の程度は成長につれて軽減するので，必ずしも治療を必要としない場合もある．

肺動脈弁上狭窄（両側末梢性肺動脈狭窄）

病態 比較的軽症の狭窄

❶ 末梢肺動脈の両側に多発性の狭窄がみられる．肺動脈は不整で，限局性または分節性の狭窄と拡張が混在している．

❷ 右室は肥大し，右室圧はしばしば著明に上昇し，体循環系の圧を上回ることもまれではない．

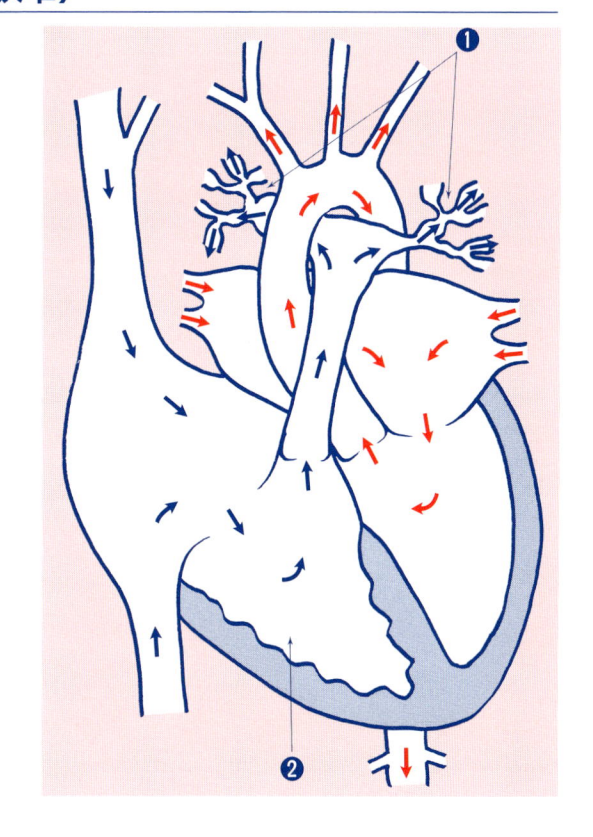

治療 経カテーテル的治療後：
　　　肺動脈ステント挿入

❶ 末梢肺動脈の狭窄部をバルーンで拡大し，ステントを挿入する．再拡張可能なステントでは，成長に伴う再狭窄に対しても再拡張ができる．

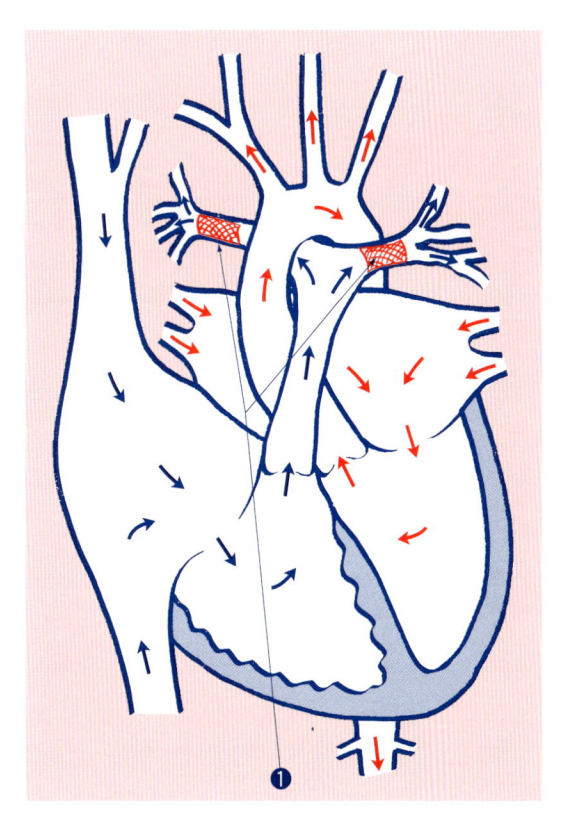

13. 大動脈弁狭窄

頻度

大動脈弁狭窄（valvular aortic stenosis, AS）は全先天性心疾患の3～6％を占める．男女比は4：1で男児に多い．

形態

先天性大動脈弁狭窄は大動脈弁の形成不全により弁の開放が不十分である状態である．正常な大動脈弁は三尖よりなるが，大動脈弁狭窄では，多くの場合，三尖のうち二尖が癒合した二尖大動脈弁の形態をとる．まれに三尖すべてが癒合しており一つの交連のみが開いている一尖弁，ないしは中心部がわずかに開放するだけのドーム型弁の型もある．いずれの場合も弁尖は肥厚しており，可動域は著しく減少している．大動脈弁輪径は正常なことが多いが，重症の狭窄症例では低形成を示す．上行大動脈も重症症例では多少の低形成を示す場合があるが，通常，いわゆる狭窄後性拡張（post-stenotic dilatation）のために拡大している．左室肥大がみられる．

病態

合併奇形のない大動脈弁狭窄は，新生児期ないしは乳児期に心不全症状を呈する重症大動脈弁狭窄を除いては通常無症状で経過し，心雑音などで発見・診断される場合が多い．時に易疲労性，運動能低下などの症状がみられる．血行動態面での変化は左室流出路での閉塞による左室への圧負荷であるが，心拍出量は多くの場合ほぼ正常範囲に保たれている．

重症大動脈弁狭窄

重症大動脈弁狭窄（critical aortic stenosis）は，新生児期ないしは乳児期早期から著明なうっ血性心不全を呈する．多くの場合，大動脈弁輪が低形成で左室も重度の求心性肥大があり，左室容積は有意に減少している．しばしば左室の心内膜線維弾性症を合併する．このため心拍出量は低値を示し，いわゆる後方不全によって肺静脈系に著明なうっ血が出現する．このためしばしば肺高血圧の状態となり，体静脈系のうっ血も合併して両心不全の状態となる．動脈管開存があれば，肺高血圧のために右-左短絡が出現し全身性チアノーゼを呈することもある．きわめて高度の狭窄の場合，極端な左心不全で左室の収縮が極度に低下しており，心筋症と見間違えられる場合もある．

治療

心不全症状のある新生児，乳児症例は緊急的に狭窄を解除する治療が必要である．小児では症状のある場合，大動脈弁での圧較差が50 mmHg以上ある場合，運動負荷試験が陽性である場合などが一般的に手術適応とされる．通常行われる治療方法としては次にあげるものがある．

1. 大動脈弁交連切開術

癒合した交連を大動脈壁から1 mmのところまで切開する．切開が過度であると，術後大動脈弁逆流の危険があり熟練を要する手術である．大動脈弁輪が低形成で弁全体が狭小化している場合は圧較差が完全に除去できない可能性がある．

2. 大動脈弁置換術

弁切開のみで十分な効果が得られない場合，特に大動脈弁輪全体が狭く，弁自体の低形成がある場合，もしくは弁組織の異形成が顕著で修復が不可能な場合には弁置換術を選択せざるを得ない．弁置換には機械弁を用いる方法と，生体弁（同種弁）を用いる方法があるが，いずれの場合も幼小児の場合は成長について行かないという問題があり，できる限り大きな弁を用いたとしても，いずれ再手術が必要になる点を当初の治療計画の中で考慮しておかなければならない．また機械弁の場合は当然，術後抗凝固療法が必要となり，術後管理上の困難な問題の一つとなる．

3. Ross手術（肺動脈弁自家移植）

自己の肺動脈弁を大動脈弁として使う方法であ

る．狭窄のある大動脈弁を切除し，肺動脈弁を肺動脈主幹部の中枢部と一体でくりぬき，大動脈弁部に移植し，両側の冠動脈をこれに移植する．肺動脈弁をくりぬいた後は心膜ロールなどを用いて肺動脈流出路を再建する．自己組織のみで手術が可能であるため，抗凝固薬を使用する必要がなく，また耐久性に優れている．移植された自己肺動脈弁は全身の成長につれて成長すると言われ，特に新生児期，乳児期早期の手術として最近広く行われるようになってきている．

4．バルーン弁形成術

近年の経カテーテル的治療の発達に伴い，乳児期早期の重症大動脈弁狭窄を含めて，大動脈弁バルーン形成術の適応が拡大されてきた．他の弁疾患と同様，治療方針決定にあたっては，弁の形態，弁輪径，左室容積，弁下組織の状態その他の条件を慎重に検討する必要があるが，低心拍出量で全身状態不良であり，開心術に伴うリスクが極めて高いと考えられる症例では，緊急避難的治療として有用である．条件の良い症例では，治療成績は外科治療と同等以上で，予後も良好であるとの報告も少なくない．

具体的な方法としては，バルーンカテーテルを逆行性に大動脈弁を通過させて拡張する．使用するバルーンサイズは弁輪径の90～100％程度のものを選択する．術後，ある程度の大動脈弁逆流を合併することは少なくないが，臨床的にあまり大きな問題にならない場合も多い．

大動脈弁狭窄

病態 軽症〜中等度狭窄

❶ 大動脈弁は肥厚し弁尖が癒合しており，弁開放が障害される．
❷ 大動脈は低形成で細い場合もあるが，多くは狭窄後性拡張のために拡大している．
❸ 左室肥大が顕著である．求心性肥大のため左室容積は多少減少している．

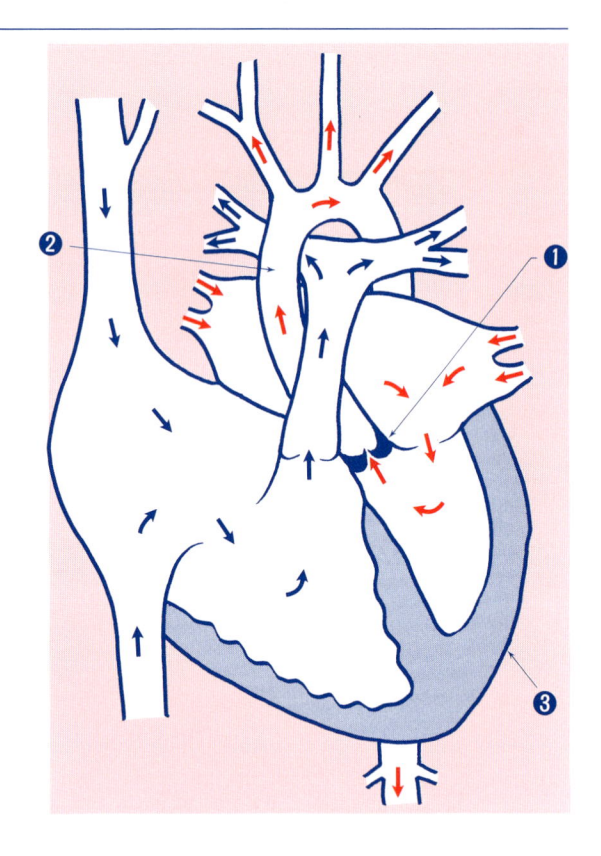

病態 重症大動脈弁狭窄

❶ 弁輪の低形成を伴う重症弁狭窄があり，これを通過する心拍出量は限られているため，低心拍出量であることが多い．
❷ 著明な左室肥大がある．左室容積は小さく，左室内腔は狭小化している．しばしば心内膜線維弾性症を合併する．
❸ 動脈管開存があれば，しばしば右−左短絡があり，ある程度のチアノーゼが出現する．
❹ 高度の肺うっ血のため肺高血圧を合併する．

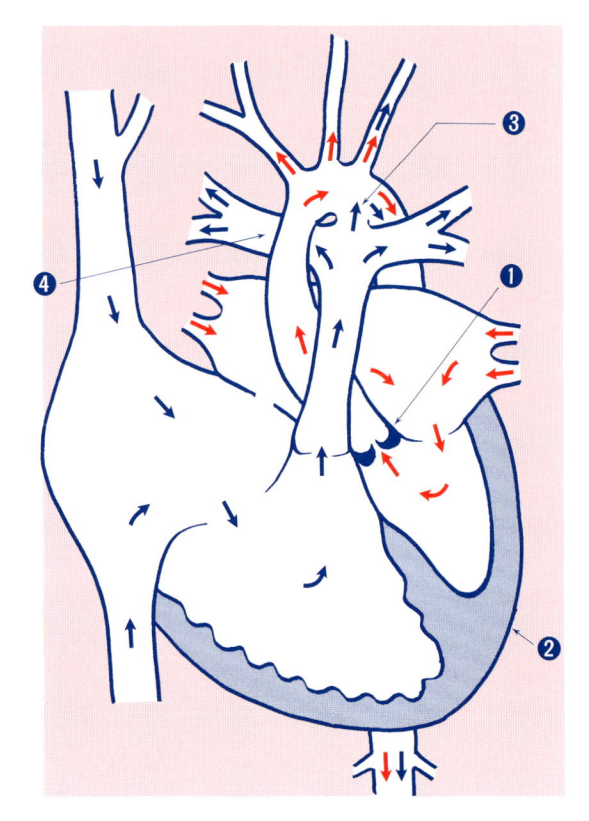

閉塞性疾患

大動脈弁狭窄

治療 大動脈弁交連切開術後

❶ 癒合した弁尖の切開により弁の可動域が増加し狭窄の程度が軽減する．弁を通過する血液量が増えるため心拍出量が増加する．

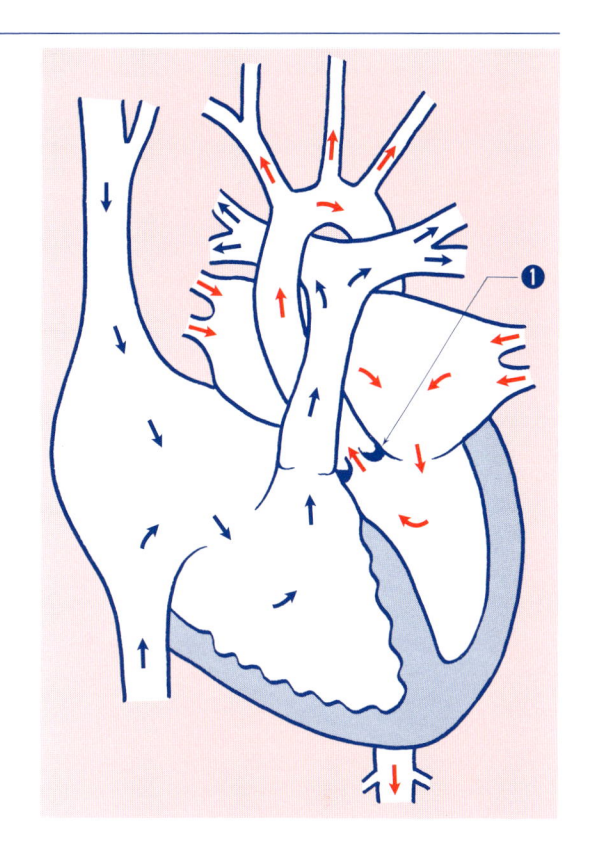

治療 大動脈弁置換術後（同種弁）

❶ 大動脈弁を切除し，生体弁（同種弁）で置換する．これにより大動脈弁部の狭窄が解除され，正常な心拍出量が確保できる．

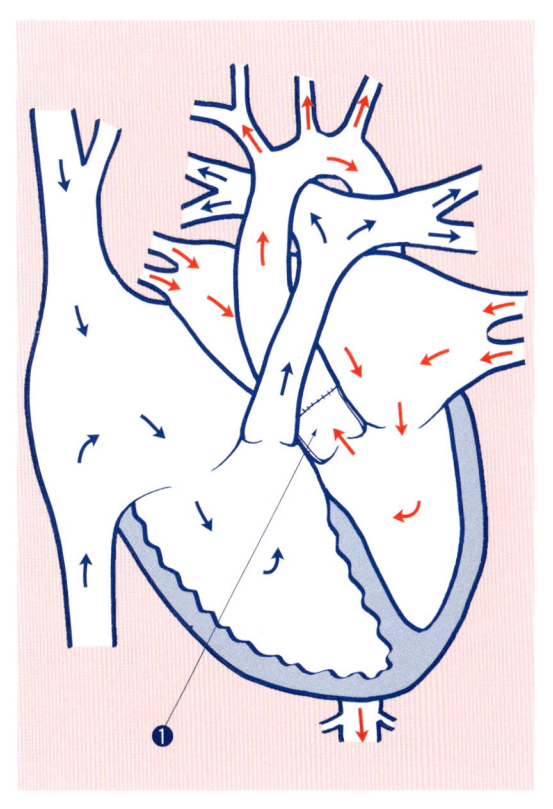

大動脈弁狭窄

治療 大動脈弁置換術後（機械弁）

❶ 大動脈弁を切除し，生体弁（機械弁）で置換する．これにより大動脈弁部の狭窄が解除され，正常な心拍出量が確保できる．

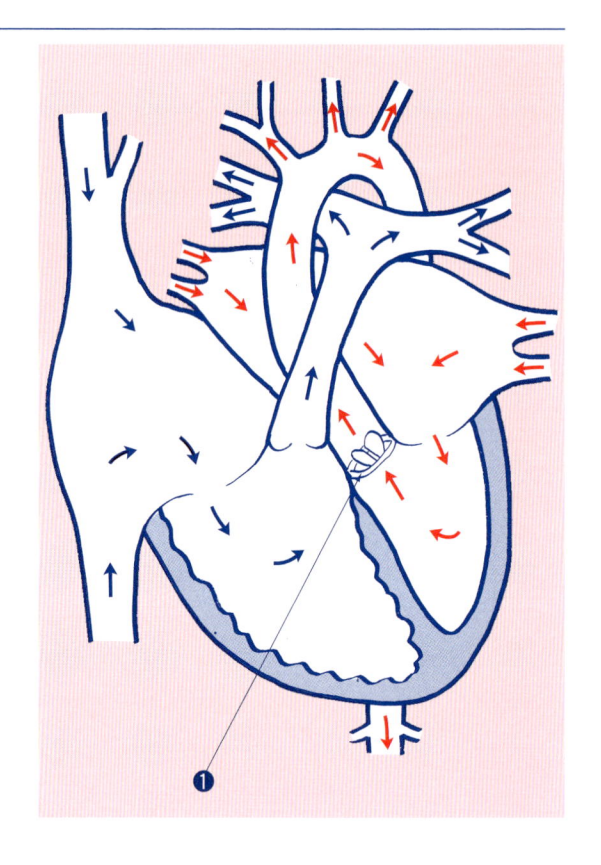

治療 Ross 手術後（肺動脈弁自家移植）

❶ 自己の肺動脈弁を肺動脈主幹部基部とともに大動脈弁部に移植する．狭窄は完全に解除され，左室の拍出量は正常化する．
❷ 肺動脈流出路を心膜ロールなどを用いて再建する．

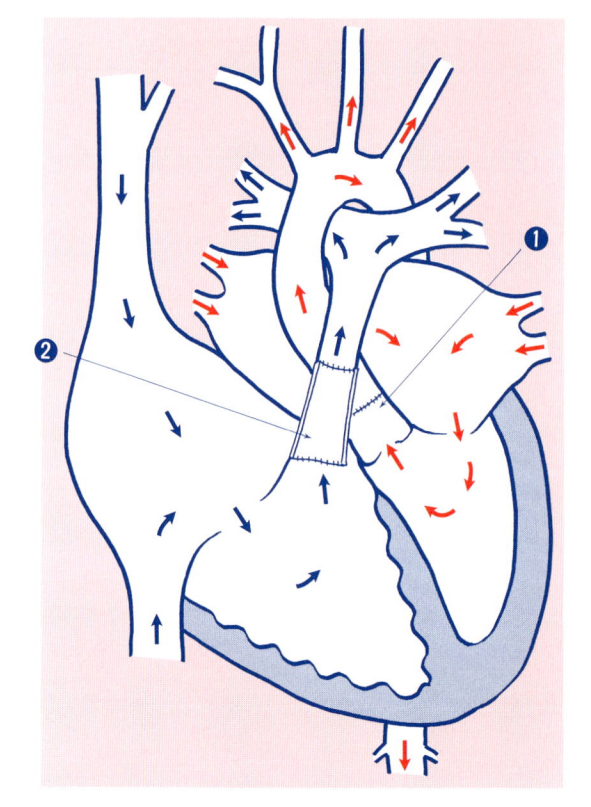

78　閉塞性疾患

大動脈弁狭窄

治療 バルーン弁形成術

❶ バルーンカテーテルを大動脈から逆行性に左室へ挿入し，バルーンの中心部が大動脈弁の部分に来るよう固定する．
❷ バルーンを拡張し，狭窄弁を拡げる．
❸ バルーンカテーテルを抜去する．十分な拡張により，大動脈弁の可動性が増加すると，狭窄が解除され，心拍出量が増加する．

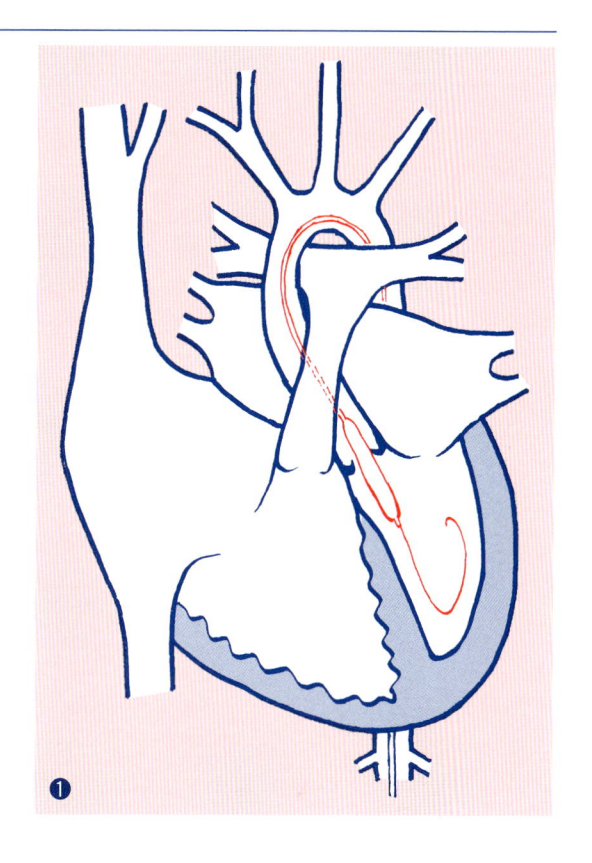

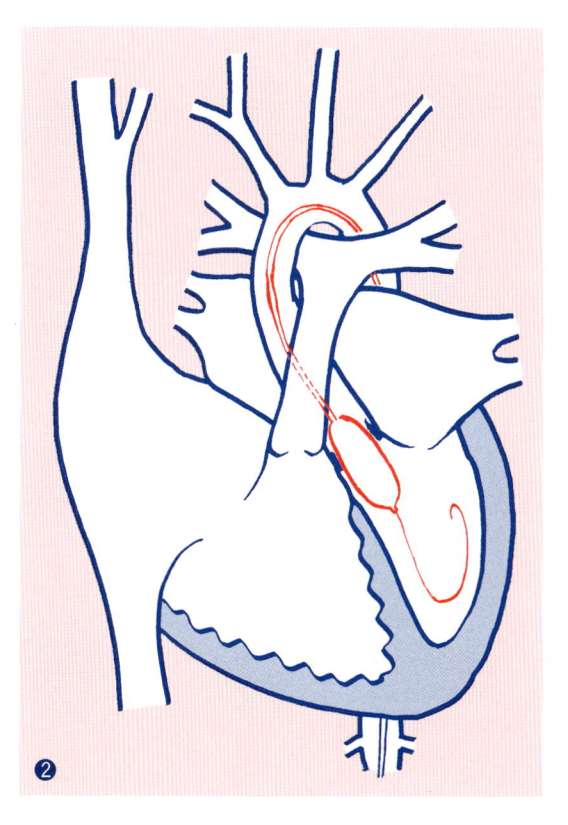

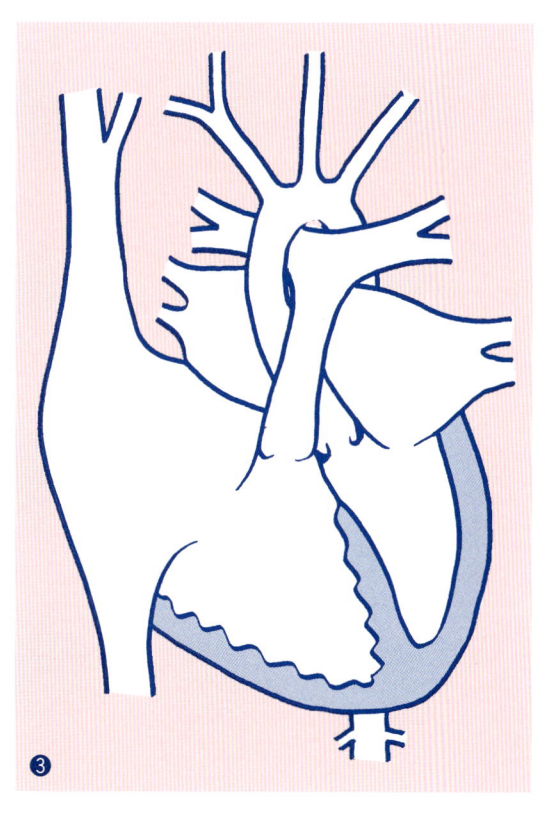

14. 大動脈弁下狭窄

頻度
大動脈弁下狭窄（subvalvular aortic stenosis）は先天性大動脈狭窄のうちの約10％を占める．

形態
大動脈弁下狭窄には大動脈弁下膜性狭窄（discrete subaortic membrane）と，より長い線維筋性のトンネル様狭窄（subaortic fibromuscular tunnel）の二つの型があるが，前者の方が頻度が高い．膜性狭窄では，大動脈弁直下に線維性の膜があり，流出路狭窄を形成する．大動脈弁自体には大きな異常がみられないことが多く，大動脈基部の拡張もみられない．狭窄の程度に応じて左室肥大がみられる．線維筋性のトンネル様狭窄では，一般的に狭窄の程度のきつい場合が多く，大動脈弁自体にも狭窄性変化，弁輪低形成を伴う場合が多い．

病態
血行動態面での変化は基本的に弁性大動脈狭窄と同様であるが，膜性の大動脈弁下狭窄の場合，大動脈弁逆流を合併することが多い．

治療
一般に大動脈弁下での圧較差が 50 mmHg 以上ある場合，何らかの症状がある場合，大動脈弁逆流が進行性にみられる場合などが手術適応とされる．膜性狭窄の場合は大動脈弁下の膜様構造物の切除が行われる．この手術は比較的容易に行うことができ，成績も通常良好であり，術後の血行動態は正常化する．トンネル様狭窄の場合は，手術が困難なことが少なくない．線維筋性の狭窄部分を切除するが，大動脈弁輪が小さい症例が少なくなく，この場合 Konno 手術による弁輪拡大と大動脈弁置換を行う必要がある．従って幼小児の場合，その治療方針は慎重に検討されなければならない．

大動脈弁下狭窄

病態 膜性狭窄

❶ 大動脈弁直下に線維性の膜様構造物があり，この部分に狭窄がある．大動脈弁自体は通常形態的には正常であるが，しばしば大動脈弁逆流を合併する．
❷ 上行大動脈基部には拡張がみられない．

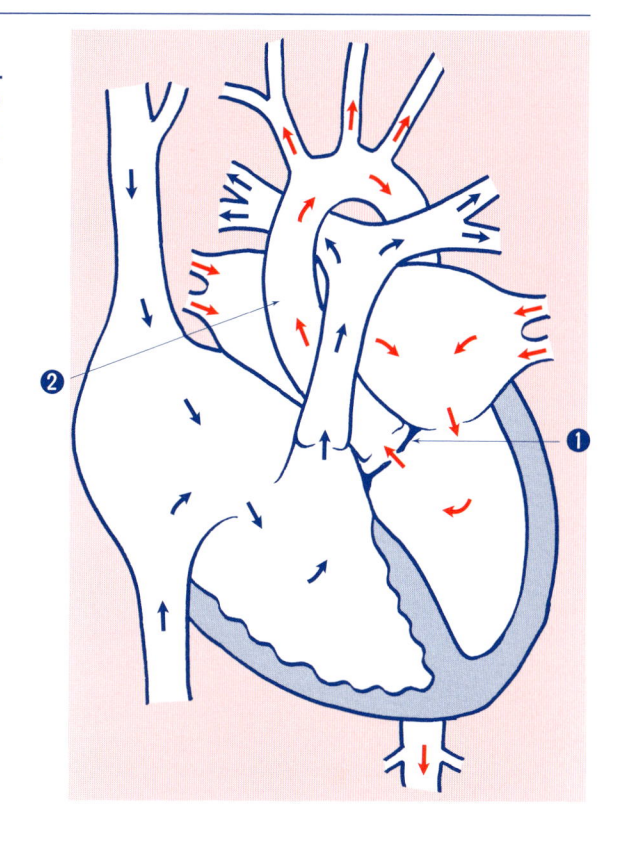

病態 線維筋性トンネル様狭窄

❶ 大動脈弁下に長いトンネル様の狭窄がある．
❷ 大動脈弁自体にも弁尖の肥厚，弁輪の低形成などの変化を伴うことが多い．

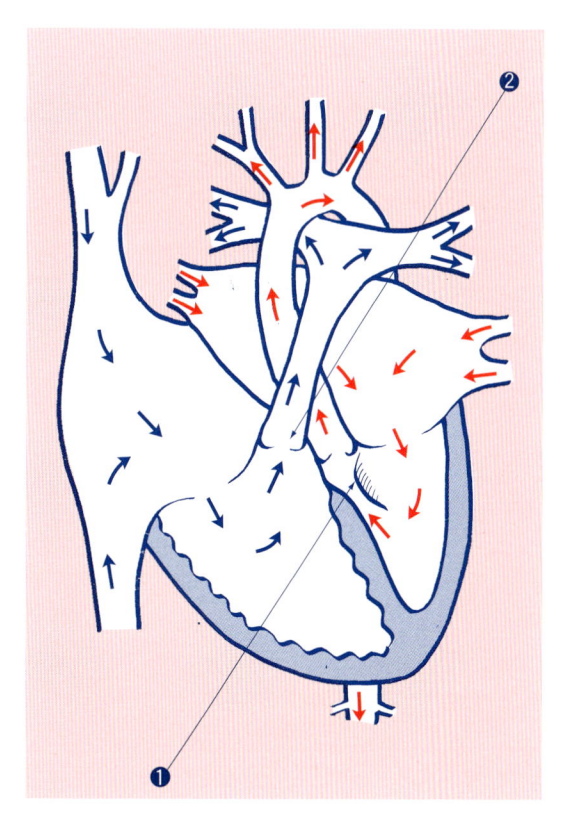

大動脈弁下狭窄

治療 切除術後

❶ 大動脈弁下の膜様構造物を切除することにより狭窄が解除される．

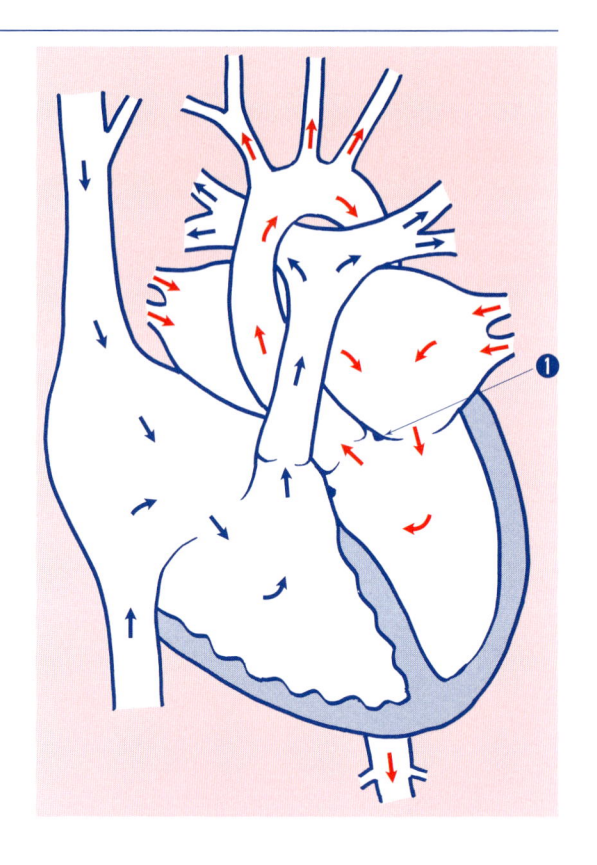

治療 Konno 手術

❶ 大動脈弁輪を切断し心室中隔にかけて切開を加えたうえで，この部分にパッチを装着して弁輪を拡大する．
❷ 大動脈弁を人工弁で置換する．

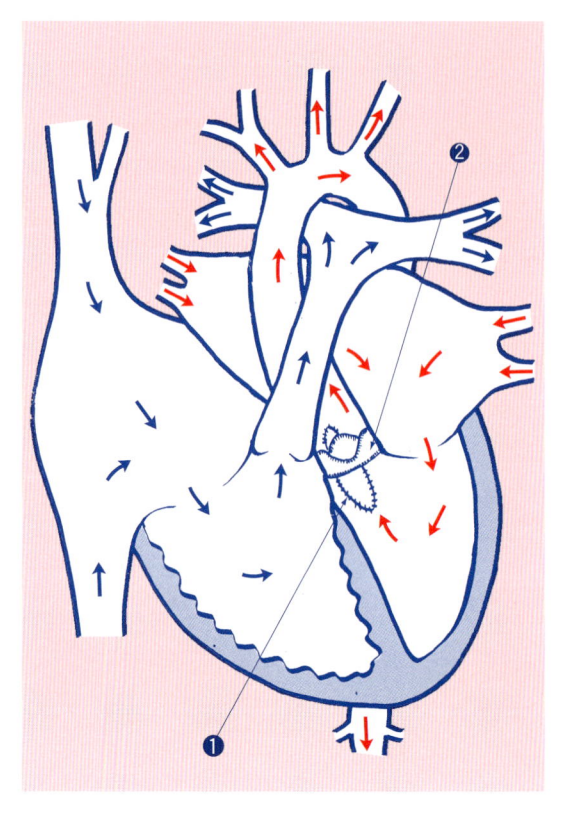

15. 大動脈弁上狭窄

頻度

大動脈弁上狭窄（supravalvular aortic stenosis）は比較的まれな疾患で，その半数以上がWilliams症候群に合併する（Williams症候群の項参照，85頁）．

形態

大動脈弁上でValsalva洞の上縁部位が砂時計状に輪状狭窄を示すタイプが最も多い．まれにValsalva洞上縁以後の上行大動脈全体がびまん性に細い低形成型がみられる．

病態

大動脈弁上狭窄の程度に応じて左室負荷，相対的冠血流低下が起こるが，狭窄に伴う症状はない場合が多い．本疾患の身体所見の特徴として，血圧が右腕のほうが左より10 mmHg以上高いことがあげられる．

治療

一般に狭窄部での圧較差が50 mmHg以上ある場合，何らかの症状がある場合などが手術適応とされる．狭窄部をダイアモンド型のパッチで拡大する．手術成績は通常良好で，術後の血行動態は正常化する．

大動脈弁上狭窄

病態 砂時計型狭窄

❶ 大動脈弁上，Valsalva洞上縁部に砂時計状の狭窄がある．

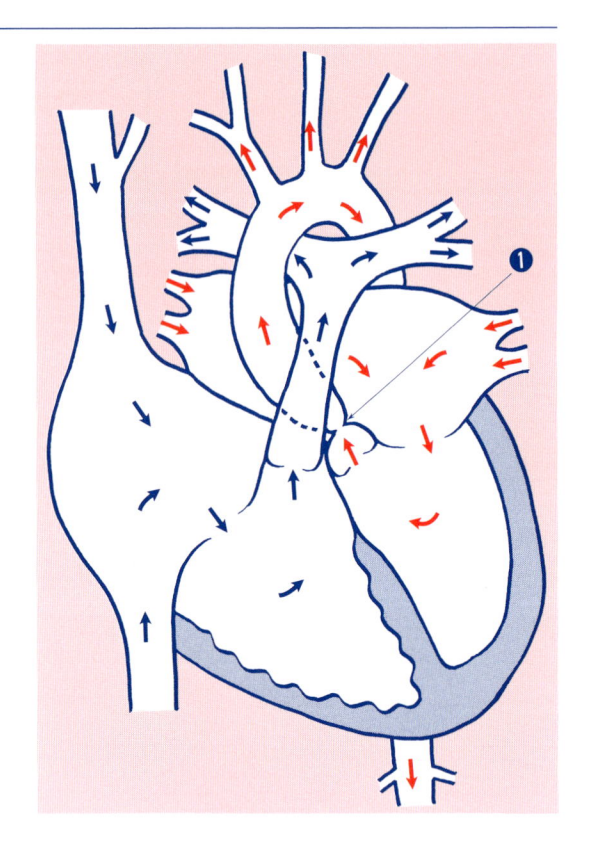

治療 パッチ拡大術後

❶ 弁上狭窄部をパッチで拡大する．これにより狭窄が解除される．

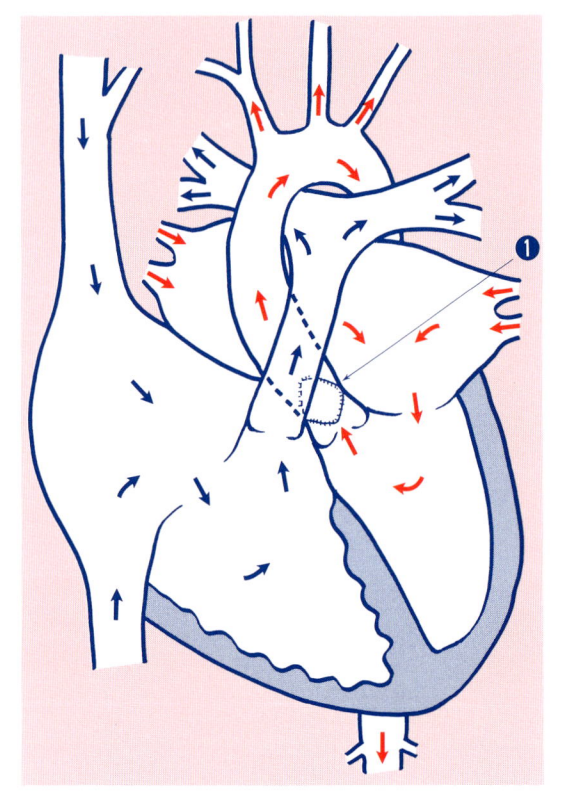

16. Williams 症候群（大動脈弁上狭窄・末梢肺動脈狭窄）

　Williams 症候群は，特有の小妖精様顔貌（elfin face），精神発達遅延，陽気な性格，歯形成不全などを特徴とする先天異常であるが，その原因は未だ不明である．小妖精様顔貌はきわめて特徴的であるが，新生児期，乳児期早期にはあまり目立たないことが多く，また成人になると顔貌がさらに変化して，当初の特徴がうすれてくる．

　心臓に関する異常としては大動脈弁上狭窄と末梢肺動脈狭窄を認める．大動脈弁上狭窄は上行大動脈全体，またはごくまれに大動脈全体が細い低形成型の狭窄である．末梢肺動脈狭窄は通常多発性であり，当初は狭窄より近位部での肺動脈圧が著明に上昇している．末梢肺動脈狭窄は通常成長とともに軽快する．一方，大動脈弁上狭窄は身体の成長とともに悪化する場合もある．

　したがって大動脈弁上狭窄に関しては多くの場合手術適応がある．手術方法としては，一般の大動脈弁上狭窄と同様，狭窄部をパッチ拡大する．手術成績は通常良好で，術後の血行動態は正常化する．

病態　砂時計型大動脈弁上狭窄・両側末梢肺動脈狭窄

❶ 大動脈弁上狭窄がある．上行大動脈が細い低形成型が少なくない．
❷ 末梢肺動脈狭窄がある．通常両側にあり多発性である．肺動脈狭窄は多くの場合成長とともに軽快する．

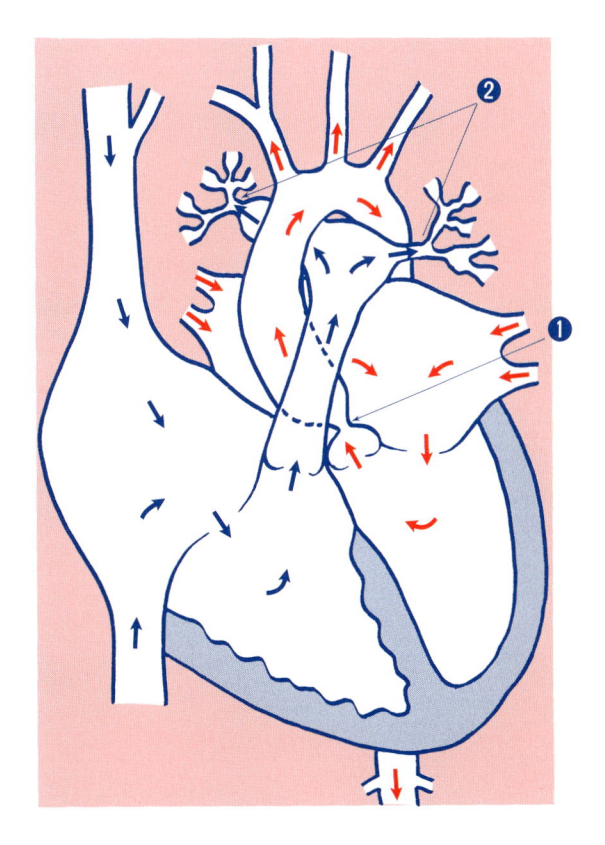

17. 大動脈縮窄

頻度

大動脈縮窄（coarctation of aorta, CoA）は比較的頻度の高い疾患であり，全先天性心疾患の8〜10%を占める．男女比は2：1で男児に多い．Turner症候群症例の約30%に大動脈縮窄が合併する．

形態

大動脈縮窄は管前型（preductal type），管後型（postductal type）または乳児型（infantile type），成人型（adult type）というように分類されているが，こうした呼び方は不適当である．大動脈縮窄はほぼ例外なく傍管型（juxtaductal type），すなわち動脈管の下行大動脈への流入部，ないしは動脈管索の付着部に存在する．縮窄の程度はきわめて軽度なものから完全閉塞に近いものまで多彩であるが，年長児でみられる場合の多くは内胸動脈，肋間動脈などの側副血行路が発達しており，これらを介して腹部臓器，下肢に血液が供給される．二尖大動脈弁を合併する頻度が高い．

病態

合併奇形のない大動脈縮窄は通常無症状で経過し，心雑音，高血圧，下肢脈不触知などで発見・診断される場合が多いが，まれに左室機能不全により重症のうっ血性心不全の症状が新生児期早期から出現する場合もある．年長児症例ではしばしば上肢の高血圧がみられるが，縮窄による腎動脈血流の障害に起因するレニン・アンギオテンシン系の関与が考えられる．長期にわたる高血圧は左室肥大をきたす．

治療

1．手術治療

心不全症状のある新生児，高血圧合併例，上下肢の血圧差が20 mmHg以上ある場合，または有意の心拡大がある症例は手術治療の適応となる．手術方法として，① 縮窄切除・大動脈端々吻合，② 鎖骨下動脈フラップ法，③ 縮窄部パッチ形成術，④ 人工血管グラフトによる上行-下行大動脈吻合術などがあるが，端々吻合が最も一般的である．

側副血行路の発達の不良な症例では，術中の合併症として脊髄の虚血による障害がまれにみられる．また術直後の血圧の上昇，いわゆる奇異性高血圧（paradoxic hypertension）は高頻度にみられ，術後長期にわたって高血圧が持続する症例，または安静時血圧は正常範囲内であるが運動時の血圧が有意に上昇する症例などがあり，術後長期にわたる経過観察が重要である．術後数日から反復性の腹痛，腸管麻痺，血便，腸管壊死などを呈する，いわゆる大動脈縮窄切除術後症候群（post-coarctectomy syndrome）がまれにみられ，腹部動脈の突然の脈圧増大による動脈炎が原因と考えられている．術後の再狭窄は新生児期ないし乳児期手術症例により多くみられる．

2．バルーン拡大術

大動脈縮窄に対するカテーテルによる形成術には賛否両論がある．術後の再狭窄に対しては良好な成績が多く報告されているが，未手術例では大動脈瘤の発生が報告されており，現時点では一般的治療としては採用していない施設が多い．

大動脈縮窄

病態 合併奇形のない大動脈縮窄

❶ 縮窄より近位の動脈系ではしばしば高血圧がみられる．大動脈の物理的な狭窄のみではなく，レニン・アンギオテンシン系が高血圧の発生に関与する．

❷ 縮窄は動脈管ないしは動脈管索の下行大動脈への付着部に存在する．

❸ 下行大動脈への血流は拍動に乏しく，血圧は低下する．下肢での脈拍が微弱または触知できないことが診断の鍵となる．

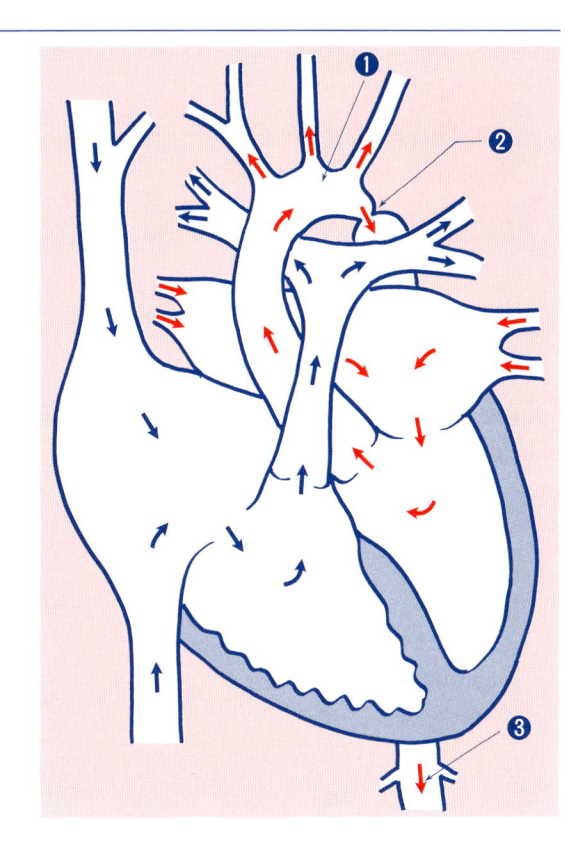

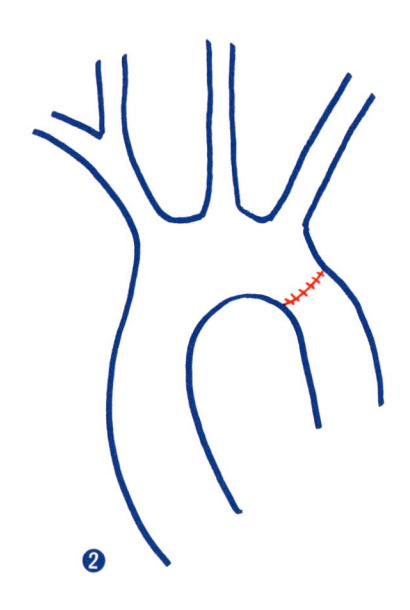

大動脈縮窄

治療 縮窄切除・大動脈端々吻合／鎖骨下動脈フラップ法

1. 縮窄切除・大動脈端々吻合
   ❶ 縮窄部前後で大動脈を切断し縮窄を切除する．
   ❷ 大動脈を端々吻合する．

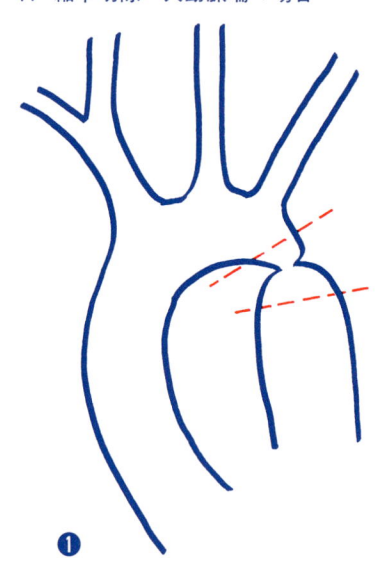

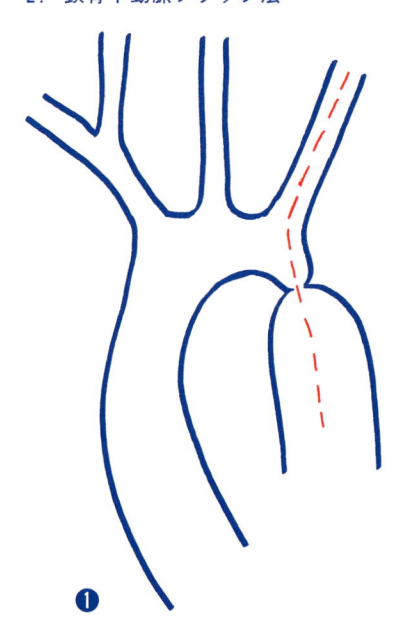

2. 鎖骨下動脈フラップ法
   ❶ 左鎖骨下動脈から縮窄部・下行大動脈へ切開を加える．
   ❷ 鎖骨下動脈を拡げてフラップとし，縮窄部へはめこむように縫合することにより縮窄を拡大する．

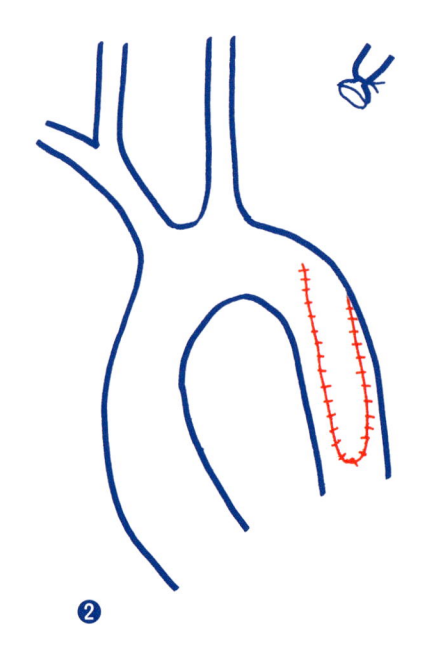

1．縮窄切除・大動脈端々吻合

2．鎖骨下動脈フラップ法

大動脈縮窄

治療 バルーン拡大術

❶ バルーンカテーテルを大腿動脈から逆行性に縮窄部へ挿入する．
❷ バルーンを拡張する．
❸ バルーンのくびれが消失するのを確認したうえでバルーンを縮める．
❹ バルーンカテーテルを抜去する．

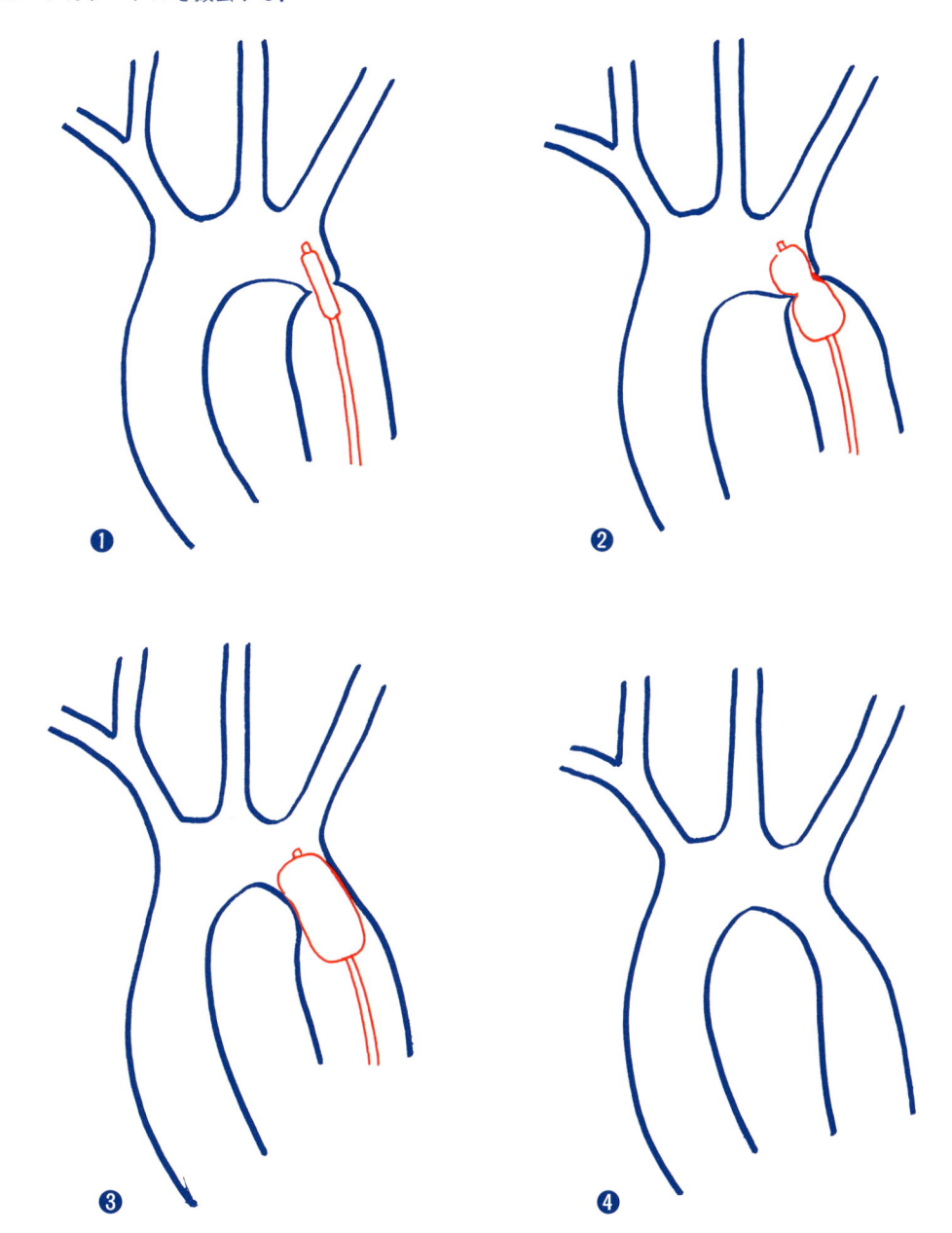

18. Shone 複合

　大動脈縮窄（coarctation of aorta）を合併する比較的まれな複合心奇形の一つが Shone 複合（Shone complex）である．Shone により報告された例は，① 大動脈縮窄，② パラシュート僧帽弁，③ 僧帽弁上輪による左室流入路狭窄，④ 大動脈弁下狭窄の四つの異常の合併であるが，これらの他に，⑤ 心室中隔欠損と左室低形成，⑥ 大動脈弁狭窄，のうち複数の異常が合併した例が広義の Shone 複合と呼ばれている．

　その臨床像は，これらの左心系の狭窄性病変の程度，またいくつの異常が合併するかなどにより多様であるが，一般に心拍出量は著明に低く，新生児期，ないしは乳児期から重症の心不全を呈する場合が多い．

病態　典型的 Shone 複合

❶ 大動脈縮窄
❷ 僧帽弁上輪：左室流入路狭窄
❸ パラシュート僧帽弁
❹ 大動脈弁下狭窄

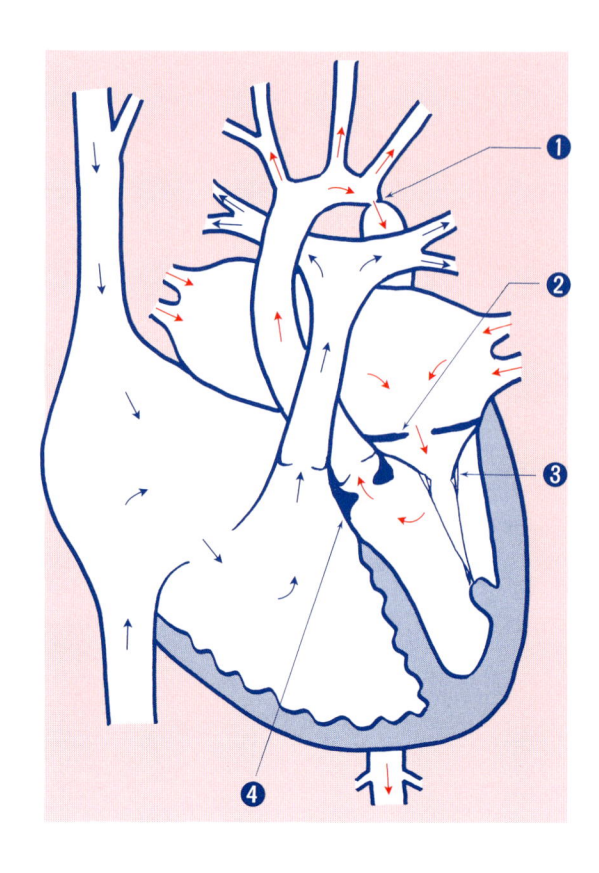

19. 大動脈縮窄・心室中隔欠損

頻度

大動脈縮窄・心室中隔欠損（coarctation of aorta, ventricular septal defect）は大動脈縮窄複合（aortic coarctation complex）と呼ばれることもあり，比較的多くみられる先天性心疾患の一つである．大動脈縮窄は全先天性心疾患の0.2〜0.6％を占めるが，そのうち約40％で心室中隔欠損を合併する．新生児期に重症の心不全をきたす心疾患のうち最も多いものの一つである．

形態

大動脈縮窄に合併する心室中隔欠損は，部位的にはいずれの型ででもありうるが，多くの場合は膜性部周囲部欠損であり，また漏斗部中隔が後方に偏位しており，多少の左室流出路狭窄を合併している場合が多い．左室流出路狭窄により胎生期に上行大動脈から大動脈弓への血流が減少することが大動脈縮窄の発生に関与すると考えられている．大動脈弓峡部，すなわち左鎖骨下動脈起始部と縮窄部の間に著明な低形成がみられることも，上記の発生機序を示唆するものである．動脈管開存を通常合併するが，早期に閉鎖することもあり，その場合は，後述するように心不全の急激な悪化，ショック状態となることが多い．

病態

通常の心室中隔欠損と同様，肺血管抵抗が下降するにつれて左-右短絡が出現するが，大動脈縮窄合併例の場合，縮窄による左室への後負荷の増大のため短絡量はさらに増大する．縮窄の程度が高度で動脈管が開存している場合は下行大動脈は肺動脈から動脈管を介する血液で還流される．肺動脈への血流は心室中隔欠損を介する左-右短絡により多量の動脈血が混入するため酸素飽和度は高いが，下半身には静脈血を含んだ血液が流れるため軽度のチアノーゼがみられる，いわゆるdifferential cyanosisを呈する．心室中隔欠損からの大量の短絡による肺血流の増大と，動脈管を介して下半身の体血管抵抗がかかってくることにより，高度の肺うっ血と肺高血圧がみられ，肺動脈は著明に拡張する．動脈管が収縮すると通常これに隣接した大動脈縮窄の狭窄の程度もきつくなり，体循環血流は極度に減少する．これに伴い肺うっ血はさらに増加し，重症の呼吸障害を伴う心不全の悪化がある．急激な代謝性アシドーシスを合併することが多く，しばしばショック状態となり緊急治療を要する．

治療

動脈管に閉鎖傾向が認められる症例に対してはプロスタグランジンE_1投与により動脈管を開存させることが必要である．その他十分な全身管理を行ったうえで手術を行う．手術治療には一期的修復と，いったん姑息的手術を行い，時期をみて心内修復を行う二期的修復がある．

1. 一期的修復

大動脈縮窄の修復，動脈管離断，心室中隔欠損パッチ閉鎖術を一期的に行う．大動脈縮窄修復にはいくつかの方法があるが，近年は縮窄部を切除し大動脈を端々吻合する術式が一般的である（大動脈縮窄の項参照, 88頁）．術後は血行動態は正常化するが，大動脈弓峡部の低形成がある例ではこの部分に狭窄が残存し，術直後に問題を起こす場合がある．

2. 二期的修復

新生児期に急激に状態が悪化し全身状態が不良で開心術が危険と思われる症例，または複数の心室中隔欠損がある場合など一期的修復が困難な場合，大動脈縮窄の修復と肺動脈絞扼術を行う．これにより肺動脈血流はコントロールされ，また左室への後負荷は軽減され，下肢への血流は確保される．術後ときに左室流出路狭窄が増強する場合があり，注意深い観察が必要である．

全身状態が安定し，開心術が可能な段階で心室中隔欠損閉鎖術と肺動脈形成術を行う．

大動脈縮窄・心室中隔欠損

病態　典型的大動脈縮窄複合

① 多くの場合は膜性部周囲部型の心室中隔欠損であり，肺血管抵抗の下降と大動脈縮窄による左室への後負荷の増大により大きな左-右短絡が出現する．
② 漏斗部中隔の後方偏位により左室流出路狭窄が合併することが多い．
③ 肺血流量は心室中隔欠損からの左-右短絡により著明に増加し，また動脈管を介して下行大動脈以下の体循環系は肺動脈から還流されるため，肺高血圧の状態となり肺動脈圧は体動脈圧に等しい．
④ 大動脈弓はしばしば低形成となり，特に左総頸動脈，左鎖骨下動脈起始部から縮窄部にかけての部分が細い．
⑤ 下行大動脈は主として動脈管を介しての右-左短絡血流により還流される．すなわち下半身には静脈血が混入した血液が流れるため軽度のチアノーゼが出現する．

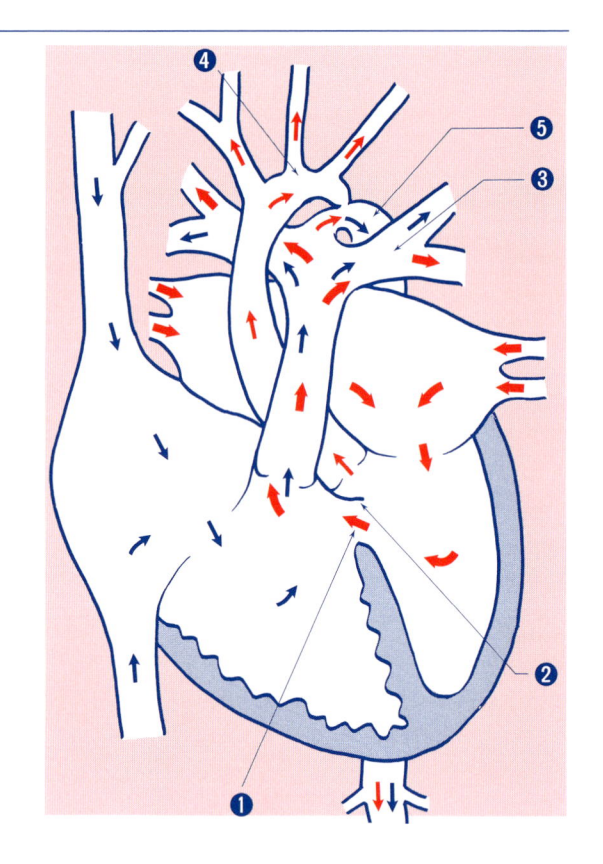

治療　一期的修復術後

① 心室中隔欠損パッチ閉鎖：これにより左-右短絡は消失する．
② 大動脈縮窄修復：縮窄部を切除し大動脈を端々吻合する．大動脈弓低形成により狭窄が残らないよう，大動脈弓へ切開を加え吻合部を大きくする工夫などが必要である．
③ 動脈管を離断し縫合する．
④ 肺動脈血流は正常となり肺動脈圧も正常化する．
⑤ 大動脈への血流も正常化する．

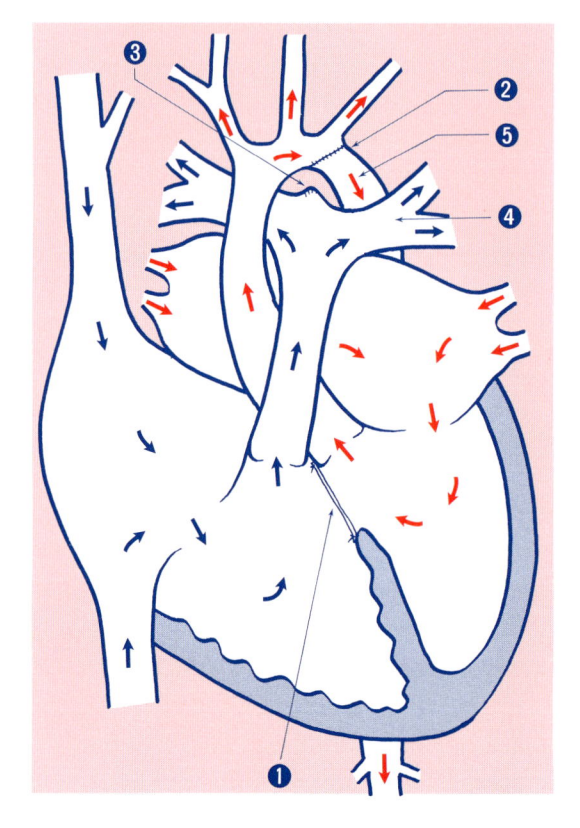

大動脈縮窄・心室中隔欠損

治療　姑息的手術後

❶ 大動脈縮窄修復と動脈管離断を行い，左室への後負荷を軽減する．

❷ 肺動脈絞扼術：肺動脈主幹部にテープを巻き肺動脈狭窄を作成することにより，心室中隔欠損での左-右短絡を減少させ，肺血流量をコントロールする．これにより末梢肺動脈圧は下降する．

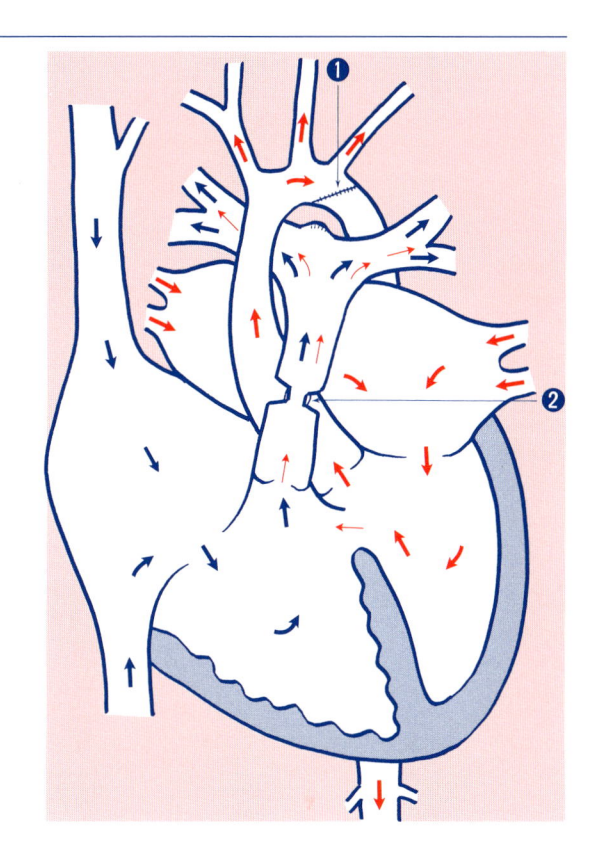

20. 大動脈弓離断

頻度

大動脈弓離断（interruption of aortic arch）は新生児期に重症の心不全をきたす心疾患のうち多いものの一つである．

形態

大動脈弓離断は大動脈縮窄の極型と考えられ，大動脈弓のいずれかの部分が完全に閉鎖しているか，欠損している．大多数に心室中隔欠損と動脈管開存が合併するが，総動脈幹，心内膜床欠損などとの合併もみられる．離断の部位により次の3型に分類される（Celoria・Patton分類）．

A型：左鎖骨下動脈の末梢で離断している型．このタイプと次に述べるB型の頻度が高く，両者とも40〜50％を占める．
B型：左総頸動脈と左鎖骨下動脈の間で離断している型．右鎖骨下動脈起始異常の合併が多く，DiGeorge症候群でしばしばみられるタイプである．
C型：無名動脈と左総頸動脈の間で離断している型で，まれである．

心室中隔欠損は通常膜性部周囲部欠損であり，大動脈縮窄複合の場合と同様，漏斗部中隔が後方に偏位しており，多少の左室流出路狭窄を合併している場合が多い．上行大動脈から離断部までの大動脈弓には通常著明な低形成がみられる．

病態

大動脈縮窄・心室中隔欠損と同様，心室中隔欠損での大きな左-右短絡，高度の肺うっ血，肺高血圧により重症のうっ血性心不全の症状が新生児期早期から出現する．下行大動脈は通常肺動脈から動脈管を介する血液で還流される．このため下半身にチアノーゼ（differential cyanosis）がみられるが，肺動脈への血流は心室中隔欠損を介する左-右短絡により多量の動脈血が混入するためその程度は軽微である．動脈管が収縮すると下半身への血流が極度に減少するため，重度の代謝性アシドーシス，ショックを合併し，全身状態は急激に悪化し，適切な治療が行われないと短期間で死亡する．

治療

前述の通り動脈管が閉鎖するときわめて重篤な状況となるので，診断が確認され次第プロスタグランジン E_1 投与により動脈管を開存させる治療が必要である．その他十分な全身管理を行ったうえで可及的速やかに修復手術を行う．手術治療には一期的修復と，いったん姑息的手術を行い時期をみて心内修復を行う二期的修復がある．

1．一期的修復

大動脈弓の修復，動脈管離断，心室中隔欠損パッチ閉鎖術を一期的に行う．大動脈縮窄修復にはいくつかの方法があるが，できるかぎり離断した大動脈を吻合する術式が推奨される．離断部での大動脈弓の欠損が大きい場合，または大動脈弓近位部の低形成が高度である例などでは修復後狭窄が残存し，術後に問題を残す．このため自己組織のみでの修復が困難な場合，人工物のgraftを用いた修復を行わざるを得ないこともある．

2．二期的修復

全身状態がきわめて不良で開心術が危険と思われる新生児症例，または合併心内奇形が単純な心室中隔欠損でない場合など，一期的修復が困難な例では，大動脈弓の修復と肺動脈絞扼術を行い，全身状態が安定し，開心術が可能な段階で心室中隔欠損閉鎖術と肺動脈形成術を行う．

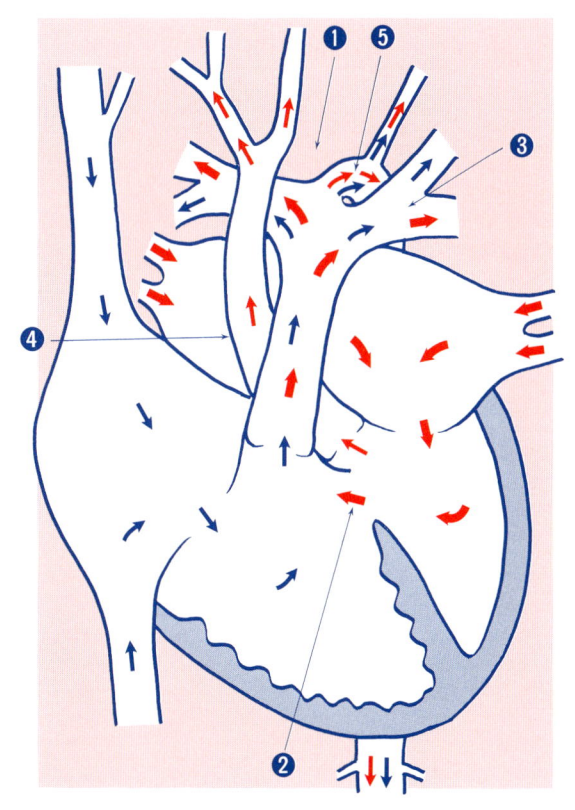

大動脈弓離断

病態 A型

❶ 左鎖骨下動脈の末梢部で大動脈弓が離断している．
❷ 通常大きな膜性部周囲部型の心室中隔欠損が合併し，大きな左-右短絡が存在する．
❸ 肺血流量は心室中隔欠損からの左-右短絡により著明に増加し，また動脈管を介して離断部以下の体循環系は肺動脈から還流されるため，肺高血圧の状態となり肺動脈圧は体動脈圧に等しい．
❹ 上行大動脈はしばしば低形成を示す．
❺ 下行大動脈は動脈管を介してのみ還流される．このため動脈管が収縮・閉鎖すると急激に心不全が進行し，全身状態の悪化をきたして死亡する．

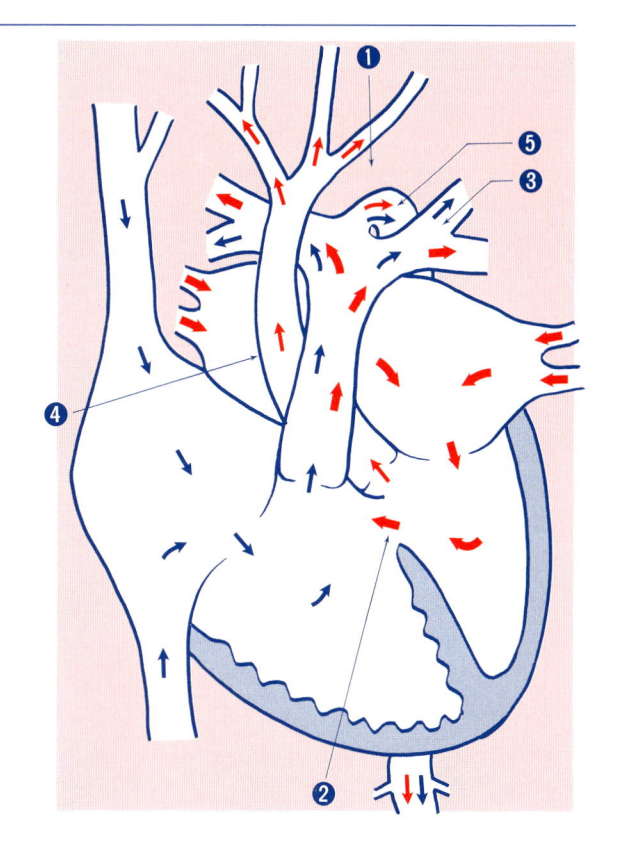

病態 B型

❶ 左総頸動脈と左鎖骨下動脈の間で大動脈弓が離断している．
❷ 通常大きな膜性部周囲部型の心室中隔欠損が合併し大きな左-右短絡が存在する．
❸ 肺血流量は心室中隔欠損からの左-右短絡により著明に増加し，また動脈管を介して離断部以下の体循環系は肺動脈から還流されるため，肺高血圧の状態となり肺動脈圧は体動脈圧に等しい．
❹ 上行大動脈はしばしば低形成を示す．
❺ 下行大動脈は動脈管を介してのみ還流される．このため動脈管が収縮・閉鎖すると急激に心不全が進行し，全身状態の悪化をきたして死亡する．

大動脈弓離断

病態 C型

1. 無名動脈と左総頸動脈の間で大動脈弓が離断している．
2. 通常大きな膜性部周囲部型の心室中隔欠損が合併し大きな左-右短絡が存在する．
3. 肺血流量は心室中隔欠損からの左-右短絡により著明に増加し，また動脈管を介して離断部以下の体循環系は肺動脈から還流されるため，肺高血圧の状態となり肺動脈圧は体動脈圧に等しい．
4. 上行大動脈はしばしば低形成を示す．
5. 下行大動脈は動脈管を介してのみ還流される．このため動脈管が収縮・閉鎖すると急激に心不全が進行し，全身状態の悪化をきたして死亡する．

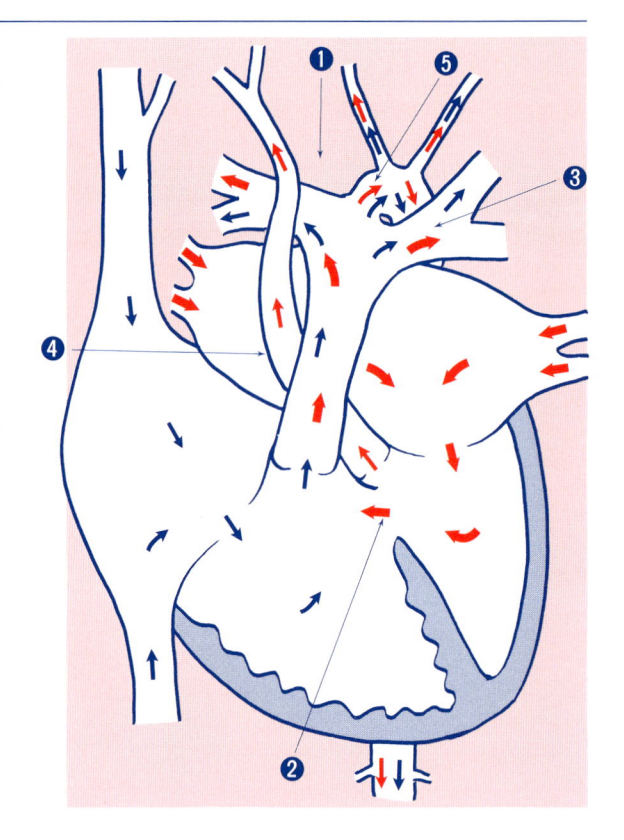

治療 A型：一期的修復術後

1. 心室中隔欠損パッチ閉鎖：これにより左-右短絡は消失する．
2. 大動脈弓修復：離断した大動脈を吻合する．
3. 動脈管を離断し縫合する．
4. 肺動脈血流は正常となり肺動脈圧も正常化する．
5. 大動脈への血流も正常化する．

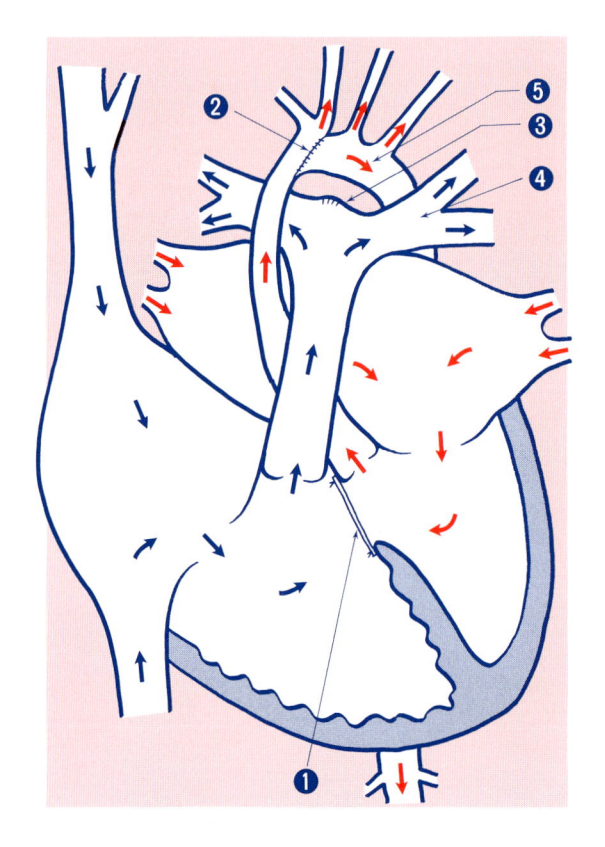

閉塞性疾患

大動脈弓離断

治療 A型：姑息的手術後

❶ 大動脈弓修復と動脈管離断を行い左室への後負荷を軽減する．
❷ 肺動脈絞扼術：肺動脈主幹部にテープを巻き肺動脈狭窄を作成することにより，心室中隔欠損での左-右短絡を減少させ肺血流量をコントロールする．これにより末梢肺動脈圧は下降する．

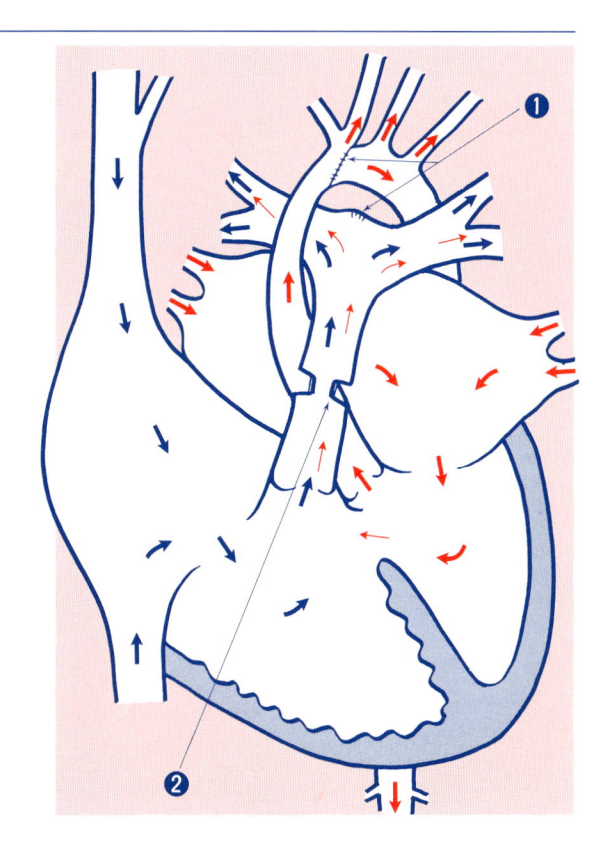

21. 左心低形成症候群（大動脈弁閉鎖・僧帽弁閉鎖）

頻度

左心低形成症候群（hypoplastic left heart syndrome, HLHS）は全先天性心疾患の約1%を占め，新生児期に発症する先天性心疾患のほぼ10%にあたる．

形態

左心低形成症候群は本来は高度の左室の低形成を伴う一連の疾患を指し，上行大動脈から大動脈弓にかけての低形成を伴い，大動脈弁・僧帽弁の閉鎖または重度の狭窄が含まれる．典型的な形は大動脈弁・僧帽弁閉鎖であるが，この場合，卵円孔開存または心房中隔欠損の心房間交通と，動脈管開存が生命を維持するうえで必須である．左房も通常有意の低形成を示すが，左室はわずかにスリット状の内腔を認めるのみであることが多い．動脈管より遠位部の下行大動脈径は正常であるが，大動脈弓は細く，上行大動脈はさらに低形成を示す．右室には肥大，拡大がある．

病態

左室は流入路，流出路ともに閉鎖しており，内腔もほとんどないため，全く機能しない．体循環系への血流は動脈管を通じてのみ維持され，大動脈弓，上行大動脈へは逆行性に血液が流れる．肺静脈還流は左房から卵円孔または心房中隔欠損の心房間交通を経由して右房に至り，体静脈還流血と混合して右室から肺動脈に駆出される．このように右室は肺循環系のみならず体循環系心室として機能している．動脈管を介して体血管抵抗に対して血液が駆出されるので，肺動脈には当然高い圧がかかり，肺高血圧の状態となる．卵円孔が小さい場合は肺静脈圧が上昇し高度の肺高血圧を呈するが，肺血流はむしろコントロールされるのに対し，大きな心房中隔欠損が存在すると，肺血流量は極度に増加して高度の肺うっ血を伴う重症呼吸不全，心不全を呈し，代謝性アシドーシスが進行して多臓器不全の状態となって死亡する．また動脈管が縮小・閉鎖すると体循環血流が維持できないため，同じく急激に全身状態が悪化して死亡する．このように，この疾患である程度の全身状態を維持するためには，肺血流と全身への血流の微妙なバランスが必要である．体動脈へは動脈血と静脈血の混合したものが流れるので当然チアノーゼがあるが，一般に肺血流は増加しており，右心での血液の混合は良好であるため，チアノーゼの程度は軽度であることが多い．

治療

上記の通りこの疾患では，生後数時間から数日以内に進行性の心不全とチアノーゼで発症し，多くは急激な悪化を示すので，緊急に治療が必要である．内科的治療として，気管挿管による呼吸管理，強心薬，利尿薬などによる強力な抗心不全治療，プロスタグランジンE_1（PGE_1）持続静注による動脈管開存の維持などが行われる．急激な肺血流の増加を防止するために，窒素ガスを吸入させて肺動脈の収縮を維持する方法も有効である．外科治療が必要であり，Norwood手術による姑息的処置から始めて最終的にFontan型修復をめざす戦略が一般的である．このアプローチは1970年代から行われ，当初の成績は極めて悪かったものの，近年は周術期の管理方法の進歩などによりめざましく成績が向上してきている．

1. 姑息的治療

1）Norwood手術

肺動脈主幹部を左右肺動脈への分岐部で離断し，遠位部端を閉鎖する．上行大動脈から大動脈弓を動脈管のレベルまで走行に沿って切開し，同じく切開した肺動脈主幹部を縫合して大動脈起始部を再建する．動脈管を離断し，Blalock-Taussig手術ないしは他の方法での体肺動脈吻合術を行い，肺への血流を確保する．心房中隔を切除し肺静脈還流血が抵抗なく右房に合流できるようにする．これらの操作により，いわば単心房・単心室・

肺動脈閉鎖に短絡手術を施行したのと同じような状況が作り出される．適当な大きさのシャントにより適当な肺血流量を維持することで心不全をコントロールし，しかも体循環系の酸素飽和度を比較的良好に保つことが可能である．Norwood手術の成績はわが国では未だに良好とは言い難く，多くの課題が残されているが，近年，術中・術後管理の進歩により，手術成績は確実に向上しつつある．

2）動脈管ステント，両側肺動脈絞扼術

最近の経カテーテル的治療の進歩に伴い，本疾患の初期の姑息的治療の一つのオプションとして，いわゆるハイブリット治療が注目を集めている．人工心肺による体外循環を必要とするNorwood手術のリスクが極めて高いと判断される症例に対して，第一段階の治療として動脈管内にステントを留置することにより，その開存を維持し，これにより右室-肺動脈から体循環を確保する．同時に両側肺動脈にバンドを装着し肺うっ血を軽減する．

3）両方向性Glenn手術

最終的なFontan型手術への前段階の手術として，通常6か月頃に両方向性Glenn手術（上大静脈-右肺動脈端側吻合）を行う．これにより右室への容量負荷を軽減するとともに，肺血流量を増加させることができる．

2．心内修復術：Fontan型手術

12～18か月の時点でFontan型手術による修復を試みる．最近は多くの場合total cavopulmonary connection（TCPC）法が採用される．一般的に心内修復の条件として，①心房中隔に閉塞がないこと，②三尖弁に有意の閉鎖不全がないこと，③再建された上行大動脈から下行大動脈に狭窄がないこと，④肺血管抵抗が十分低く，肺動脈に変形がないこと，⑤右室機能が良好であること，などがあげられる．TCPC術後は上大静脈還流はGlenn手術によって，下大静脈還流は心房内バッフルを通過して右肺動脈に流入し，肺静脈還流は心房間交通を経て右室に流入し，大動脈に駆出される．

TCPC術後は上大静脈還流血はGlenn手術によって，下大静脈還流血は下大静脈からの心外導管，または心房内バッフルを経由して右肺動脈に流入し，肺静脈還流は心房間交通を経て右室に流入し，大動脈に駆出される．

左心低形成症候群（大動脈弁閉鎖・僧帽弁閉鎖）

病態　典型的大動脈弁・僧帽弁閉鎖

❶ 大動脈弁・僧帽弁の閉鎖があり，左室の極度の低形成がある．
❷ 大動脈弓，上行大動脈は重度の低形成を示し，動脈管からの血液が逆行性に流れる．
❸ 体循環系への血流は動脈管によってのみ維持されるので，動脈管の十分な開存が生命維持のために必須である．
❹ 心房間交通は循環系の維持に必須である．大きな心房中隔欠損があると，肺血流量が増加しすぎて肺水腫に至るため，むしろ小さな交通のほうが有利である．
❺ 体静脈血と肺静脈血が混合して，右室から肺動脈に拍出される．
❻ 肺高血圧，肺うっ血がある．
❼ 動静脈血の混合したものが大動脈に流れるのでチアノーゼがあるが，通常その程度は軽度である．

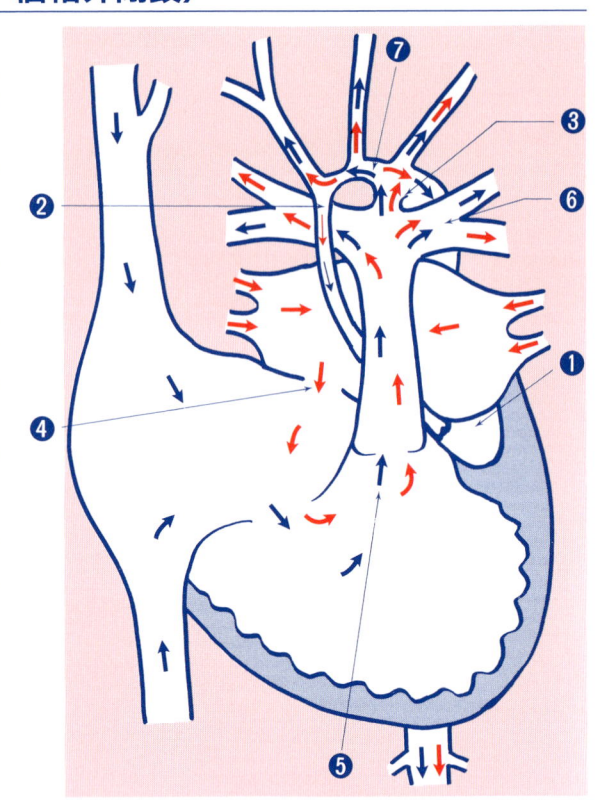

治療　姑息的手術後：Norwood 手術

❶ 上行大動脈から大動脈弓を動脈管のレベルまで走行に沿って切開し，同じく切開した肺動脈主幹部を縫合して大動脈起始部を再建し，動脈管を離断する．
❷ Blalock-Taussig 手術を行い，肺への血流を確保する．
❸ 心房中隔を切除し肺静脈還流血が抵抗なく右房に合流できるようにする．
❹ 適当な大きさのシャントにより適切な肺血流量が維持される．

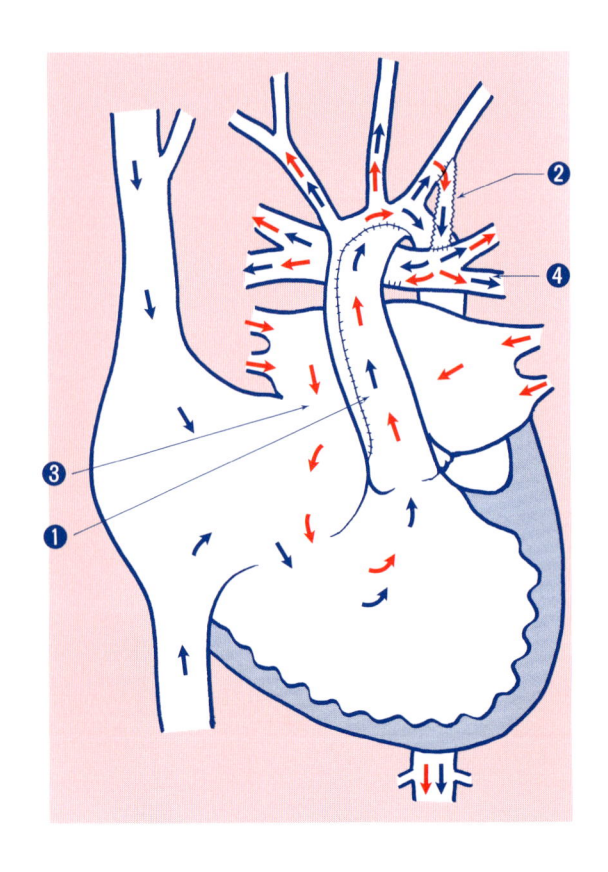

左心低形成症候群（大動脈弁閉鎖・僧帽弁閉鎖）

治療 姑息的手術後：動脈管ステント，両側肺動脈絞扼術

❶ 動脈管内にステントを留置し，その開存を維持する．これにより体循環は右室からの心拍出量の一部で維持される．
❷ 両側の肺動脈に絞扼術を行う．これにより末梢肺動脈への圧負荷，容量負荷が軽減され，心不全が改善する．

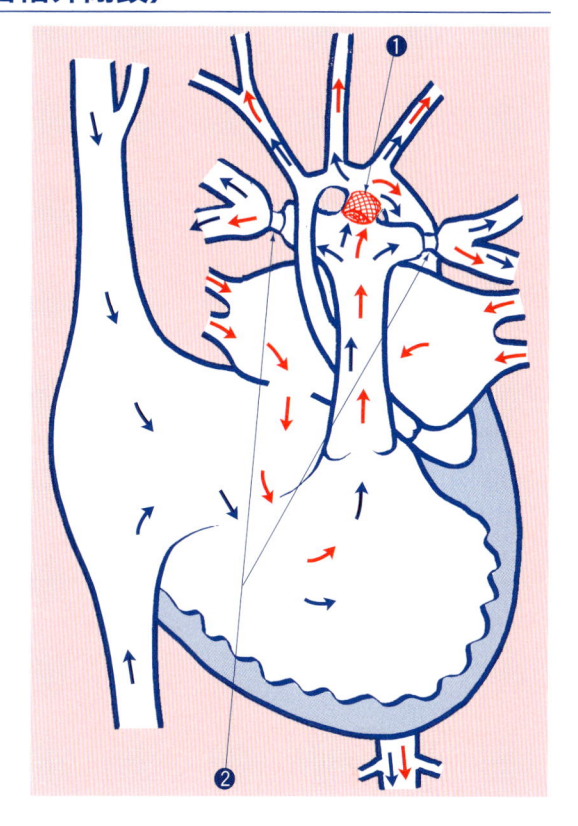

治療 姑息的手術後：両方向性 Glenn 手術

❶ 上大静脈-右肺動脈端側吻合を行い，上大静脈還流を直接右肺動脈へ導く．
❷ 右室への容量負荷が軽減される．
❸ 肺血流量は肺動脈圧を上昇させることなく増加する．

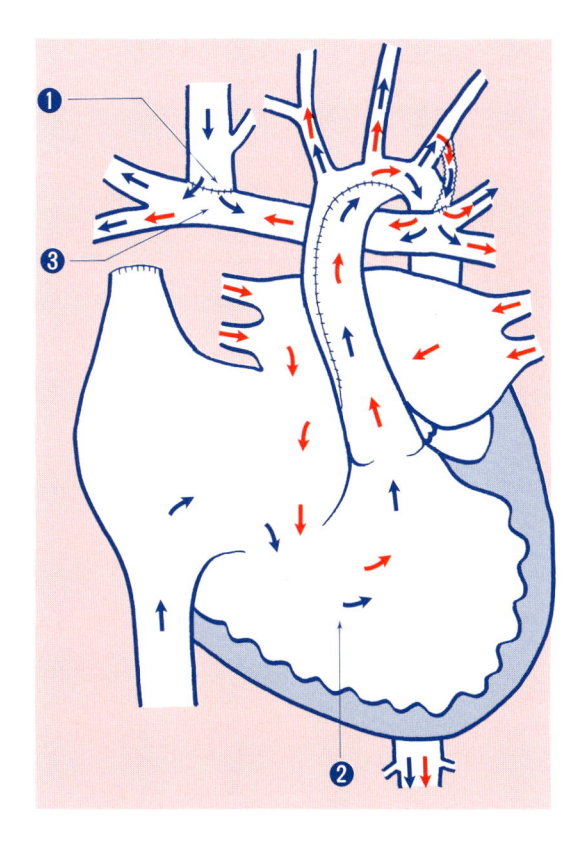

左心低形成症候群（大動脈弁閉鎖・僧帽弁閉鎖）

治療 心内修復術後：TCPC 手術

1. 上大静脈還流は Glenn 手術によって肺動脈に流入する．
2. 下大静脈還流は心房内バッフルを通過して右肺動脈に流入する．
3. 肺静脈還流は心房間交通を経て右室に流入する．
4. 動脈血が右室により大動脈に駆出される．
5. チアノーゼは完全に消失する．

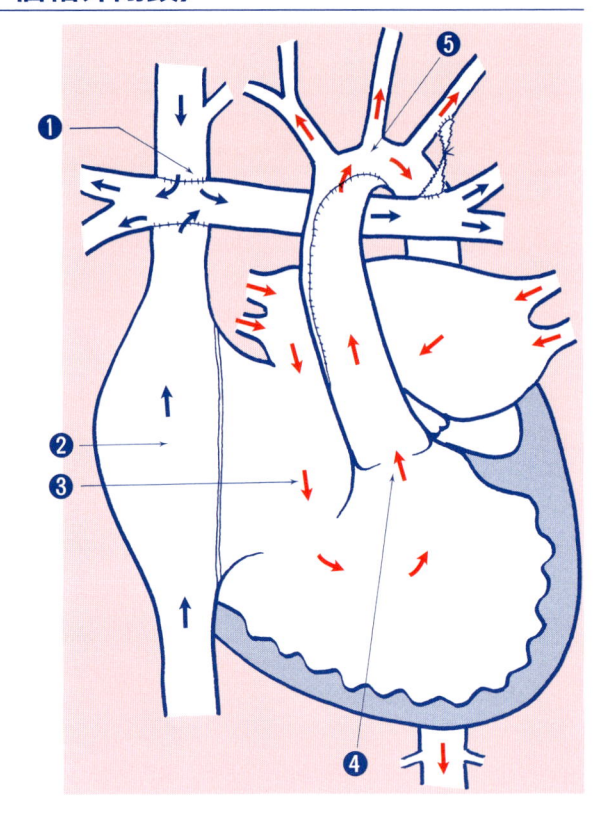

治療 心内修復術後：心外導管を用いた TCPC 手術

1. 大静脈還流は Glenn 手術によって肺動脈に流入する．
2. 下大静脈還流血は下大静脈からの心外導管を経由して右肺動脈に流入する．
3. 肺静脈還流は心房間交通を経て右室に流入する．
4. 動脈血が右室により大動脈に駆出される．
5. チアノーゼは完全に消失する．

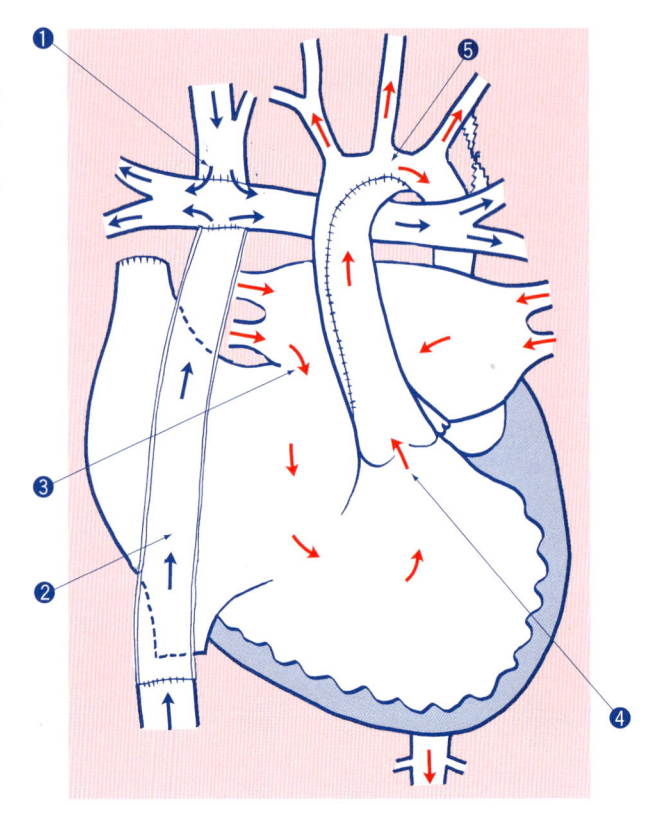

22. 右室二腔症

頻度
右室二腔症（double chambered right ventricle）ないしは右室異常筋束（anomalous muscle bundle of the right ventricle）は，比較的まれな疾患である．

形態
右室が異常に肥大した閉塞性の筋束によって流入路部分と流出路部分の二つの腔に分れる．異常筋束は円錐部中隔の下部から右室を横断し，流出路狭窄をきたし，その程度は通常進行性である．大多数の症例で膜様周囲部型の心室中隔欠損を合併するが，欠損は成長とともに縮小，または自然閉鎖するので，多くの症例では欠損自体は比較的小さい．場合によっては心室中隔欠損は閉鎖して右室内狭窄のみが残存することもある．

病態
右室内の異常筋束が閉塞性であるため，この部分で収縮期圧較差がみられ，右室流入路部分の圧は上昇する．右室流出路部分の圧は正常である．心室中隔欠損は通常は右室の低圧部分に開孔するため左-右短絡は出現するが，欠損自体が比較的小さなものが多いため，多量の短絡を合併する例はむしろ少ない．したがって本症の臨床像はむしろ単なる肺動脈弁ないしは弁下狭窄に基本的に類似する．

治療
右室内狭窄はほぼ例外なく進行性であるので，本疾患に対しては全例で手術治療が必要である．実際の手術としては，右室内異常筋束を切除する．また同時に心室中隔欠損閉鎖を行う．

右室二腔症

病態 心室中隔欠損合併例

1. 右室内に狭窄を伴う異常筋束により二つの腔に分れる．
2. 筋束より近位部分である流入路側では右室圧が上昇する．
3. 右室流出路側では心内圧は正常範囲内である．
4. 心室中隔欠損は右室の低圧部分に開孔し，欠損を通じて左-右短絡がみられる．その程度は通常欠損自体が小さいためそれほど大きなものではなく，肺動脈圧も正常範囲内である．

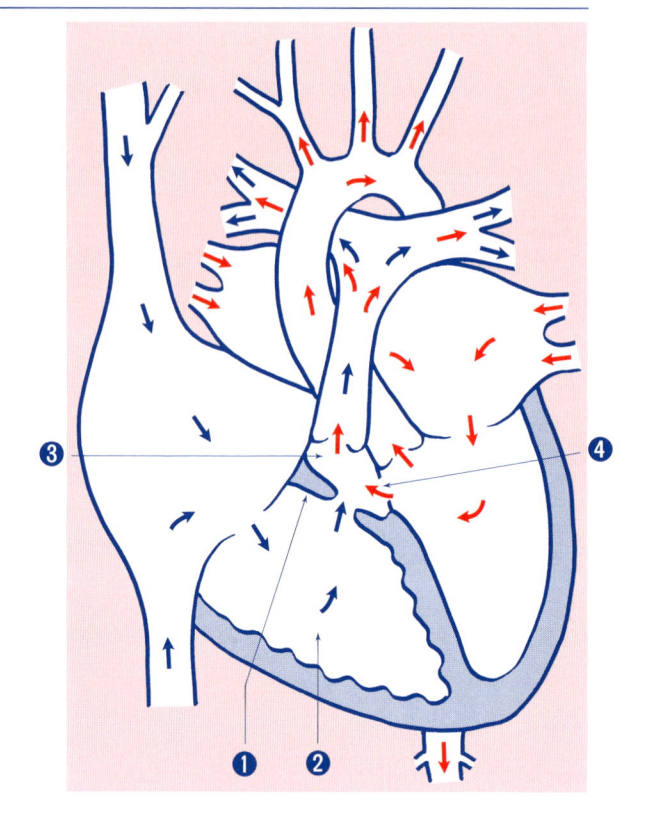

治療

1. 右室内の異常筋束を切除する．
2. 心室中隔欠損を閉鎖する．
3. 右室圧も正常範囲内まで下降する．

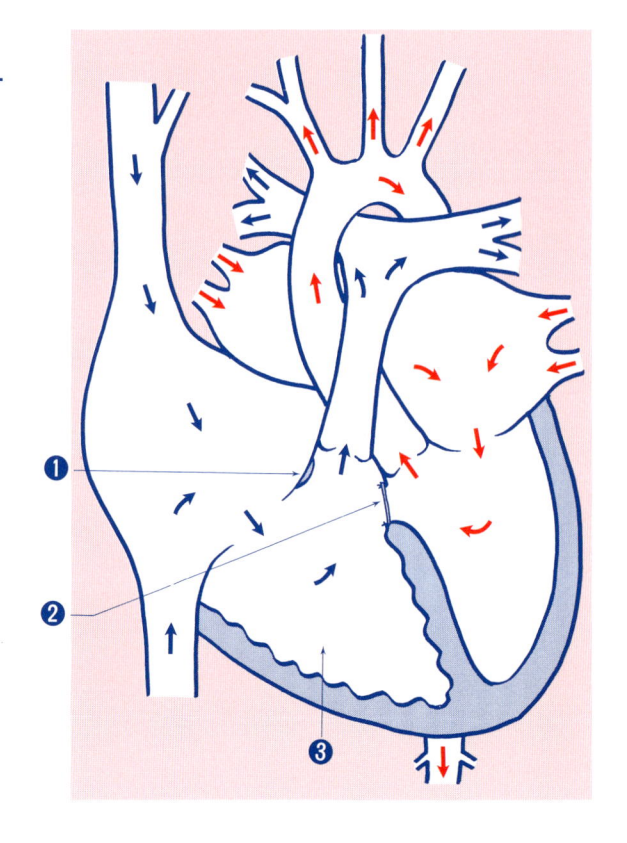

104　閉塞性疾患

チアノーゼ型疾患

23. 完全大血管転位 —————————————— 106
24. ファロー四徴 ————————————————— 118
25. ファロー四徴・肺動脈閉鎖 ————————— 122
26. ファロー四徴・肺動脈閉鎖・主要大動脈肺動脈側副動脈 —125
27. ファロー四徴・肺動脈弁欠損 ———————— 128
28. 総肺静脈還流異常 —————————————— 130
29. 三尖弁閉鎖 ————————————————— 136
30. 純型肺動脈閉鎖 ——————————————— 144
31. Ebstein奇形 ———————————————— 148
32. Ebstein奇形・肺動脈閉鎖 —————————— 155
33. 総動脈幹症 ————————————————— 158
34. 両大血管右室起始 —————————————— 161
35. 両大血管右室起始（Taussig-Bing奇形）・大動脈縮窄 —167
36. 単心室 ——————————————————— 169
37. 無脾症候群，多脾症候群 ——————————— 184

23. 完全大血管転位

頻度

チアノーゼ型先天性心疾患のなかで最も多くみられるものの一つで，全先天性心疾患の約5％を占める．男子により多くみられ，男女比はおよそ3：1である．

形態

大動脈が形態的右室から起始し，肺動脈が形態的左室から起始する．このため，大動脈は肺動脈の前方，ないしは右前方に位置する．

心内合併症により，通常次の3型に分類される．
Ⅰ型：心室中隔欠損がない
Ⅱ型：心室中隔欠損を合併
Ⅲ型：心室中隔欠損，肺動脈狭窄を合併

いずれの場合も肺動脈弁-僧帽弁の線維性連続があり，右室流出路には大動脈弁下に漏斗部がある．後述の通り，肺循環系と体循環系が連続しておらず並列の関係にあるため，生命を維持するためには，心房中隔あるいは心室中隔に何らかの交通，または動脈管開存が必須である．実際には完全大血管転位症例の約半数は，単に卵円孔開存のみ，あるいはそれに加えて小さな動脈管が開存しているのみである．心室中隔欠損は完全大血管転位症例の約30～40％に合併する．欠損の位置は膜性部，筋性部のいずれにもありうるが，一般に肺動脈弁下で膜性部を中心とした欠損が多い．欠損の大きさも大変に小さなものから，ほとんど中隔全体に及ぶ大きなものまで多様であり，まれに複数の欠損がみられる．完全大血管転位・心室中隔欠損症例の約30％には左室流出路狭窄が合併する．狭窄には肺動脈弁狭窄，弁下の筋性狭窄，または線維筋性組織の膨隆によるものなどがある．その他，完全大血管転位に合併する心内奇形で頻度の高いものとしては，大動脈縮窄，大動脈弓離断，肺動脈閉鎖，房室弁騎乗などがある．

病態

1．Ⅰ型完全大血管転位

1）完全大血管転位・卵円孔開存

右房，右室が体循環系，左房，左室が肺循環系に関与し，これらが連続することなく，並列に循環しており，体動脈には静脈血がそのまま循環するため，全身性チアノーゼが著明である．心房間交通は生命維持のために必須であるが，通常，出生直後には卵円孔が開存しており，これを介して少量の動静脈血が混合し，ここで右心系に流入した動脈血で全身の酸素供給が賄われる．

完全大血管転位においては，通常肺血管抵抗の下降は正常児より早く，肺血流量は新生児期早期から著しく増加する．このため，肺静脈還流も当然増加し，心房間交通が小さな卵円孔のみであると，左房圧が上昇し，肺うっ血が著明となる．これにより，多呼吸，陥没呼吸をはじめ，各種呼吸器系症状が通常著明である．低酸素血症のため代謝性アシドーシスがしばしば認められるが，アシドーシスはさらに心室機能障害の原因となるため，心不全徴候はさらに顕著となり，可及的に治療しない限り早期に死亡する．

2）完全大血管転位・卵円孔開存・動脈管開存

動脈管開存が合併している場合，動脈管を介しての動静脈血の混合があるため，体循環系の酸素飽和度は多少上昇し，チアノーゼも卵円孔のみで混合している場合よりは軽度となる．

しかし動脈管を通じての肺動脈への圧負荷により，肺高血圧が著明である場合が多く，卵円孔が小さい場合には左房圧が著明に上昇し，肺うっ血が顕著である．このため呼吸不全などの症状はより重症であることが多い．

3）完全大血管転位・心房中隔欠損

もともと大きな心房中隔欠損を合併している場合，またはバルーン心房中隔裂開術により十分な心房間交通が確保された場合には，心房レベルでの動静脈血の混合は良好となるため，十分な動脈

血が体循環系に流れることとなる．このため動脈血酸素飽和度は比較的良好で，全身性チアノーゼは軽度である．肺血流量は当然増加し，その結果肺静脈還流も増加するが，左房は心房中隔欠損により減圧されるので左房圧は上昇せず，右房と等圧となる．このため呼吸器系の症状も軽度である．この状態のまま放置すると，肺血管抵抗の下降につれて肺動脈圧，左室圧は速やかに下降し，左室心筋の退縮をきたし，一期的大血管転換術の適応から外れる結果となる．しかし症例によっては，右室圧が左室圧より高い状態にあるため，心室中隔が左室側に圧排され，左室流出路に機能的狭窄をきたすことにより左室心筋重量が維持されている場合もある．

2．II型完全大血管転位

大きな心室中隔欠損が合併する場合，欠損部で動静脈血が良好に混合するため，体動脈への血流の酸素飽和度は高く，全身のチアノーゼは軽度である．しかし肺血管抵抗が下降するにつれて肺血流量は著明に増加し，肺うっ血をきたす．このため多呼吸，陥没呼吸など呼吸器系の症状が著明であり，その他，哺乳障害，体重増加不良など通常の左-右短絡疾患でのうっ血性心不全と同様の症状がみられる．肺血流量の著明な増加と，大きな心室中隔欠損を介して大動脈への圧が直接肺動脈へかかるため肺高血圧となる．こうした状況では肺動脈の閉塞性変化をきわめて起こしやすく，多くの症例では数か月以内に肺血管抵抗が上昇する．高い肺血管抵抗による肺高血圧が完成すると肺血流量は減少し，これに伴い体循環系への血流の酸素飽和度は低下しチアノーゼが増強する．こうした状態になると心室中隔欠損でのEisenmenger症候群と同様，根治手術は不可能であるので，この型の完全大血管転位に対しては早期の外科治療が推奨される．

3．III型完全大血管転位

完全大血管転位に心室中隔欠損・左室流出路狭窄が合併すると，肺血流は肺動脈流出路狭窄のために減少する．このため心室中隔欠損があり，動静脈血の混合が十分であっても体循環系への血流の酸素飽和度は低く，全身のチアノーゼは重度であることが多い．しかし肺血流が減少するため肺うっ血をきたすことはなく，呼吸障害は高度の低酸素血症による代謝性アシドーシスがない限りは出現しない．

治療

1．姑息的治療

1）バルーン心房中隔裂開術
balloon atrial septostomy：BAS

心房間交通が小さいため，心房レベルでの動静脈血の混合が不良で全身のチアノーゼが顕著な場合，および左房圧が高く重度の肺うっ血のために呼吸障害が著明な場合に，緊急の姑息的治療としてBASを施行する．卵円孔を通じてバルーンカテーテルをバルーンを閉じた状態で左房に挿入し，左房内でバルーンを希釈した造影剤で膨らませる．そしてカテーテルをバルーンを膨らませたままの状態で強くすばやく右房に引くことにより心房中隔の一部を裂開し，大きな心房間交通を作成する．これにより心房レベルでの動静脈血の混合は改善し，体循環系への血流の酸素飽和度が上昇し，チアノーゼは軽減する．また左房が減圧され左房圧が下降するため，肺うっ血が改善し呼吸障害も軽減する．近年，新生児期の一期的大血管転換術が広く行われるようになり，BASが行われる頻度が下がっている．これはまず第1に，卵円孔または動脈管開存のみである程度の動脈血酸素飽和度を保持することが可能であれば，内科的な全身管理を行いながら新生児期の手術に持ち込むことが可能であることと，BASにより肺を減圧することにより左室心筋の退縮を助長し，一期的大血管転換術に対する条件を不利にする可能性があるためである．したがって，チアノーゼないしは代謝性アシドーシスが顕著で緊急的に治療が必要な場合には，必要最低限の大きさのバルーンでBASを行うのが一般的である．

2）ブレード心房中隔切開術
blade atrial septostomy

新生児期を過ぎると心房中隔の組織は堅くなり，通常のバルーンでは十分な心房中隔欠損を作成できない．こうした状況で心房間交通を拡げることが必要な場合，先端に細いブレードのついたカテーテルで卵円孔周辺の心房中隔の一部を切開する．ブレードカテーテルをブレードを畳んだ状態で長いシースを用いて左房に挿入し，ブレード

を立てた状態で右房に引くことにより心房中隔に切れ目を入れる．これに引き続いてBASを行うことによって十分な心房間交通が得られる．

3）Blalock-Taussig 手術

Ⅲ型完全大血管転位に対してはBlalock-Taussig手術を行う．これにより肺血流が増加し，動脈血の酸素飽和度が上昇し，チアノーゼは軽減する．この状態で成長を待ってRastelli手術を行う．

2．心内修復

1）心房内転換術（Mustard 手術，Senning 手術）

心房内で血流を転換して静脈血を肺動脈へ，動脈血を大動脈へ流す手術である．Mustard手術の場合，心房中隔を切除し心房内に心膜ないしは人工物のバッフルを縫着し上大静脈と下大静脈の還流血を僧帽弁に導く．血液は左室から肺動脈に送られ，肺で酸素と結合したあと肺静脈から左房に還流する．肺静脈還流血はバッフルの外側を回って三尖弁から右室に流入し大動脈へ駆出される．すなわち右室が大動脈，左室が肺動脈に結合している基本的な異常はそのままであるが，心房内で血流を転換することによりチアノーゼは消失する．前述のように右室がひき続き体循環心室として機能している，いわば"不自然"な状態であるため，術後遠隔期には三尖弁逆流，右室機能不全を起こす可能性が高い点，心房内での手術侵襲が大きいことに関連して上室性不整脈，洞機能不全症候群の頻度がきわめて高い点，上大静脈または下大静脈の閉塞，肺静脈の閉塞などの合併症がみられ，また突然死の報告例も多い．

Senning手術はMustard手術の変法の一種で，心房中隔のフラップと右房自由壁を使って心房内血流転換を行う方法である．自己組織しか使用しない点と心房中隔の大がかりな切除などが行われないことにより，不整脈の頻度などは低いといわれているが，基本的に機能的修復である点ではMustard手術と同様であり，右室を体循環系心室として使っている．

以上のような数々の問題点から，これらの手術が施行されることはきわめて少なくなり，次に述べる大血管転換術が施行できないような症例にのみ行われる．

2）大血管転換術（Jatene 手術）

大動脈を冠動脈の上のレベルで切断し，肺動脈も同レベルで切断した後，これらを入れ替えて接続し，冠動脈をもとの肺動脈主幹部（新しい大動脈基部）へ移植することによる解剖学的修復手術である．すなわち右室は肺循環系心室，左室が体循環系心室として機能するようになるので，より生理的な修復方法である．大血管転換術の適応条件として次の項目があげられる．

① 体循環系心室として機能し得る左室：
　左室対右室収縮期圧比：0.5以上
　左室拡張末期容積：正常の80％以上
② 新大動脈へ移植可能な冠動脈形態
③ 左室流入路および流出路に有意の狭窄性病変がないこと

術後早期の合併症としては，肺動脈の吻合部あるいはそれより末梢部の狭窄がみられることがある．遠隔期の合併症としては大動脈弁逆流が術後症例の20％にもみられると言われている．この原因としては，本来肺動脈弁である弁を大動脈弁として使用していることによる構造的問題であるとする説や，肺動脈径と大動脈径の間に著明な差があることに起因するとする説がある．致死的な合併症として最大の問題は冠動脈の狭窄，閉塞である．冠動脈の形態・走行は術前の心カテーテル検査の際に正確な確認をするが，心筋内走行などにより冠動脈の移動が困難な場合や，大血管の位置関係によっては冠動脈移植の際にねじれを生じたりする場合があり，本手術法で最も注意を要する部分の一つである．

大血管転換術の適応となる条件のうち，きわめて重要なのは左室の状態である．前述の通り，完全大血管転位では肺血管抵抗の下降につれて肺動脈圧がかなり急速に下降する．これに伴い左室心筋重量は減少し，いわゆる心筋の退縮が起こる．こうした左室で体循環系の血圧を出し，正常な心拍出量を維持することはできないので，体循環系心室として機能しうる状態の左室がなければ，大血管転換術は成立しない．したがってⅠ型完全大血管転位に関しては左室心筋がまだ完全に退縮していない新生児期早期に手術を行うのが望ましい．一般に生後2週間以内であれば大血管転換術が可能である．それ以後でも左室流出路の機能的

狭窄により左室圧が上昇しており，十分な左室心筋重量があれば一期的修復の適応となるが，左室圧が下降し，左室心筋がすでに退縮している症例では段階的手術を行う．すなわち肺動脈絞扼術により左室へ圧負荷をかけ，左室トレーニングを行う．これにより肺血流量が減少してチアノーゼが重症化するのを予防する目的で Blalock-Taussig 手術を併用する．

　術後，通常1か月前後で左室心筋が体循環を担うのに十分な条件を備えていることを確認したうえで，大血管転換術を行う．II 型完全大血管転位に対しては，大きな心室中隔欠損により左室に十分な圧負荷，容量負荷がかかっているので，新生児期ないしは乳児期早期の一期的修復が可能である．この場合，大血管転換術に加えて心室中隔欠損パッチ閉鎖，および心房間交通がある症例ではこれを閉鎖する．

3）Rastelli 手術

　III 型完全大血管転位（心室中隔欠損・左室流出路狭窄合併例）に対する修復は Rastelli 手術によるが，この場合も右室が肺循環心室，左室が体循環心室となる．したがってこの場合も左室容量が十分にあることが必要であるが，通常は Blalock-Taussig 手術などの姑息的手術が前もって行われており，Rastelli 手術の条件を満足する場合が多い．通常，肺動脈を左室から切離し，心室中隔欠損と大動脈とを心室内パッチを用いて接続し，これを新しい左室流出路とする．右室前面から心外導管を肺動脈に接続し，静脈血を肺動脈に導く．最近は肺動脈と右室切開部の自己組織の直接的連続性を残したまま右室流出路パッチを用いた手術も行われ，乳児期に手術適応が拡大されつつある．

完全大血管転位

病態 Ⅰ型完全大血管転位：完全大血管転位・卵円孔開存

❶ 右室から大動脈が起始する．大動脈には主として静脈血が流れ，動脈血は卵円孔を介してきた少量の血液のみであるので，全身性チアノーゼ，低酸素血症が著明である．
❷ 左室から肺動脈が起始する．肺動脈には主として動脈血が流れ，静脈血は卵円孔で混合したわずかの血液のみである．
❸ 卵円孔を介して少量の動静脈血が混合する．
❹ 右室は体循環系心室として機能するので肥大がある．
❺ 左室は出生時には肥大があるが，肺動脈圧が下降するにつれて左室圧も下がってくるので，心筋の退縮は比較的急速に進み，壁厚が薄くなる．
❻ 肺血流は増加しているため，心房間交通が卵円孔のみであると左房圧は上昇し肺うっ血がより高度となり呼吸障害が顕著となる．

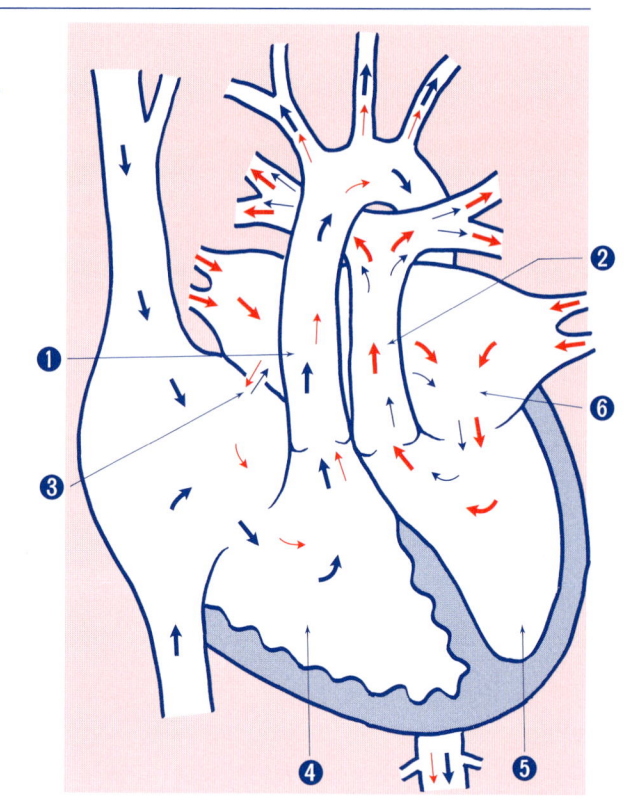

病態 Ⅰ型完全大血管転位：完全大血管転位・卵円孔開存・動脈管開存

❶ 動脈管を介しての動静脈血の混合がある．
❷ 体循環系の酸素飽和度は多少上昇し，チアノーゼも卵円孔のみで混合している場合よりは軽度となる．
❸ 動脈管を通じての肺動脈への圧負荷により，肺高血圧が著明である場合が多く，卵円孔が小さい場合には左房圧の上昇，肺うっ血が顕著となり，呼吸障害はより重症であることが多い．

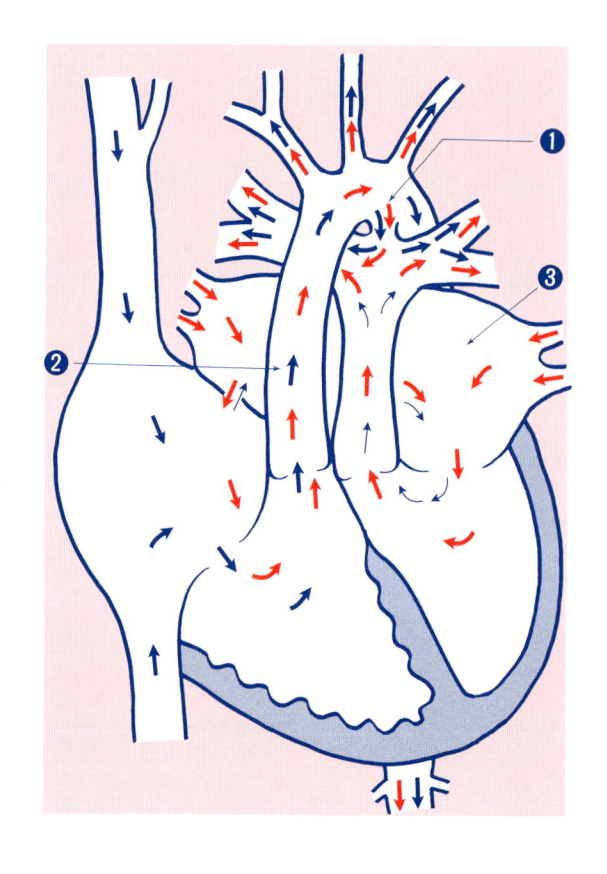

完全大血管転位

病態 Ⅰ型完全大血管転位：完全大血管転位・心房中隔欠損

❶ 大きな心房中隔欠損があり十分な心房間交通が確保された場合には，心房レベルでの動静脈血の混合は良好である．
❷ 良好な動静脈血混合により，十分な動脈血が体循環系に流れ，チアノーゼは軽度である．
❸ 肺静脈還流は増加するが，左房は心房中隔欠損により減圧されるので左房圧は上昇せず，右房と等圧となる．このため呼吸器系の症状も軽度である．
❹ 肺血管抵抗の下降につれて肺動脈圧，左室圧は速やかに下降し，左室心筋の退縮をきたす．

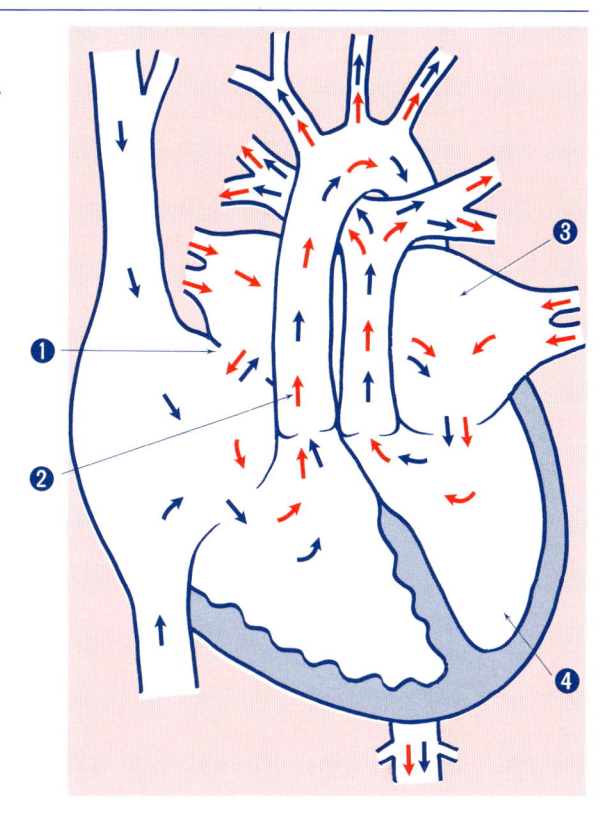

病態 Ⅱ型完全大血管転位

❶ 心室中隔欠損部で動静脈血が良好に混合する．
❷ 大動脈への血流の酸素飽和度は高く，全身のチアノーゼは軽度である．
❸ 肺血管抵抗が下降するにつれて肺血流量は著明に増加し，肺うっ血をきたす．このため呼吸障害をはじめ，哺乳障害，体重増加不良などのうっ血性心不全症状がみられる．

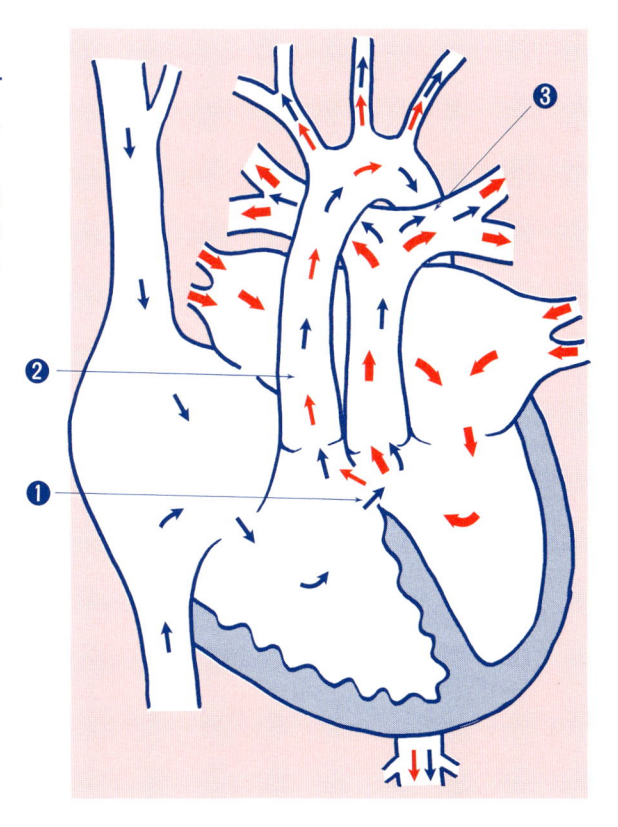

完全大血管転位

病態 Ⅱ型完全大血管転位・心室中隔欠損・肺高血圧

1. 肺血管の閉塞性変化が進むと，肺血管抵抗が上昇し肺動脈圧が高くなる．これにつれて肺血流量は減少する．
2. 肺血流量の減少により大動脈への血流の酸素飽和度は低下し，チアノーゼが顕著となる．

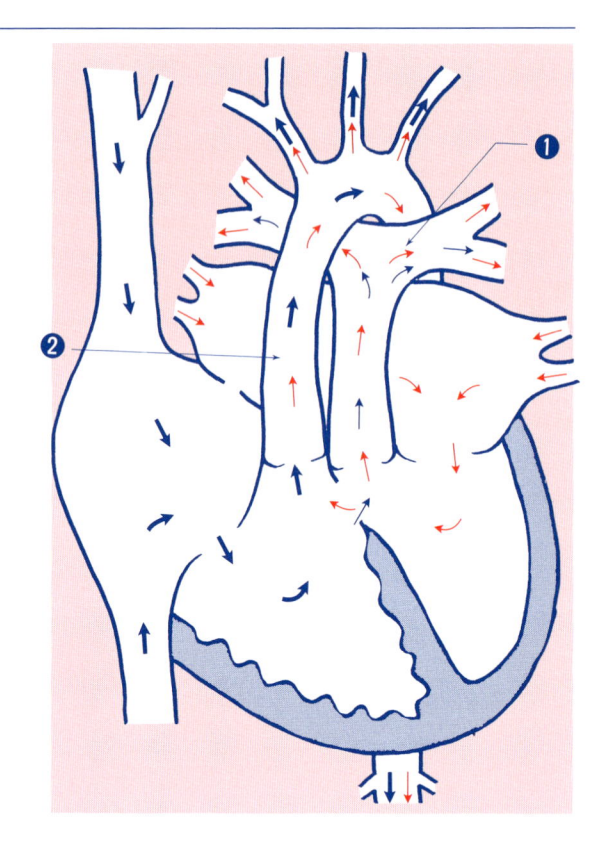

病態 Ⅲ型完全大血管転位

1. 左室流出路狭窄のために肺血流量が減少する．
2. 心室中隔欠損での動静脈血の混合は十分であっても右室側へ流れてくる動脈血は少ない．
3. 大動脈への血流の酸素飽和度は低く，全身のチアノーゼは顕著であることが多い．

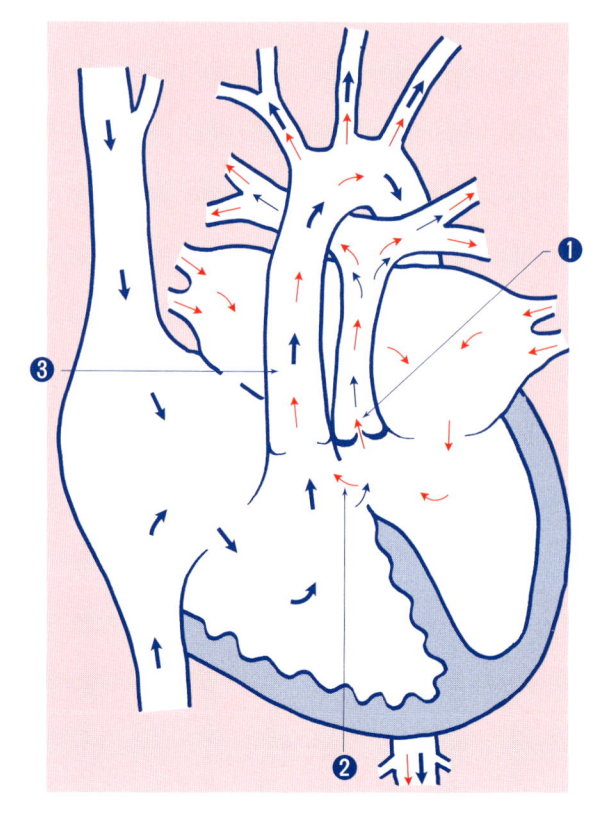

112　チアノーゼ型疾患

完全大血管転位

治療 姑息的治療：バルーン心房中隔裂開術（balloon atrial septostomy：BAS）

❶ 卵円孔を通じてバルーンカテーテルをバルーンを閉じた状態で左房に挿入する．
❷ 左房内でバルーンを膨らませる．
❸ カテーテルをバルーンを膨らませたままの状態で強く右房に引く．
❹ 心房中隔の一部が裂開され心房間交通が拡大する．これにより心房レベルでの動静脈血の混合は改善しチアノーゼは軽減する．

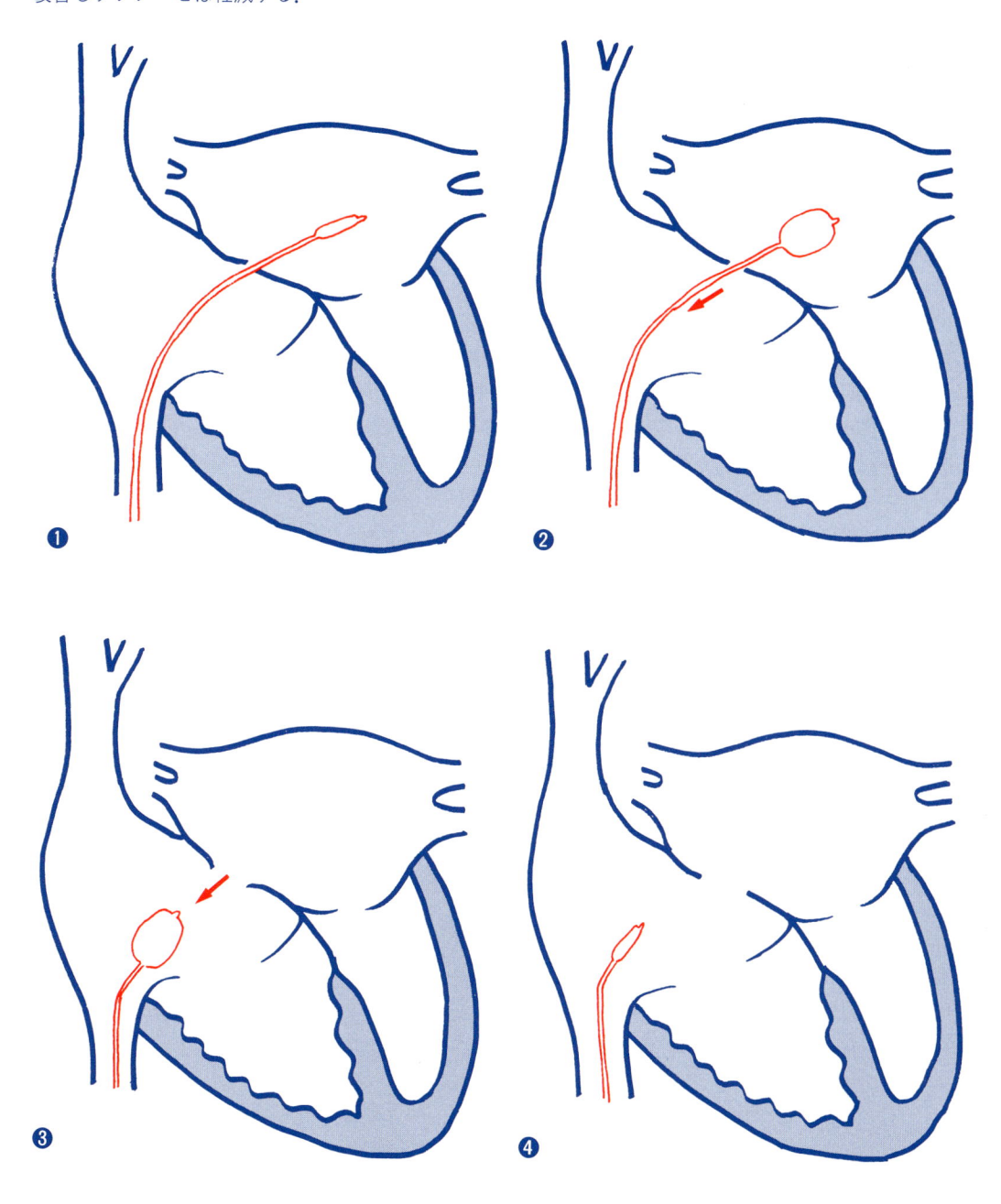

完全大血管転位

治療 姑息的治療：ブレード心房中隔切開術（blade atrial septostomy）

❶ ロングシースを卵円孔を通じて左房に挿入する．
❷ シースを通じてブレードカテーテルを左房に挿入し，シースを下大静脈まで引く．
❸ ブレードを立ててカテーテルを右房に引き，心房中隔の一部を切る．
❹ 右房内でブレードをカテーテル内に収め，カテーテルを抜去する．その後バルーン心房中隔裂開術を行い，十分な心房間交通が作成される．

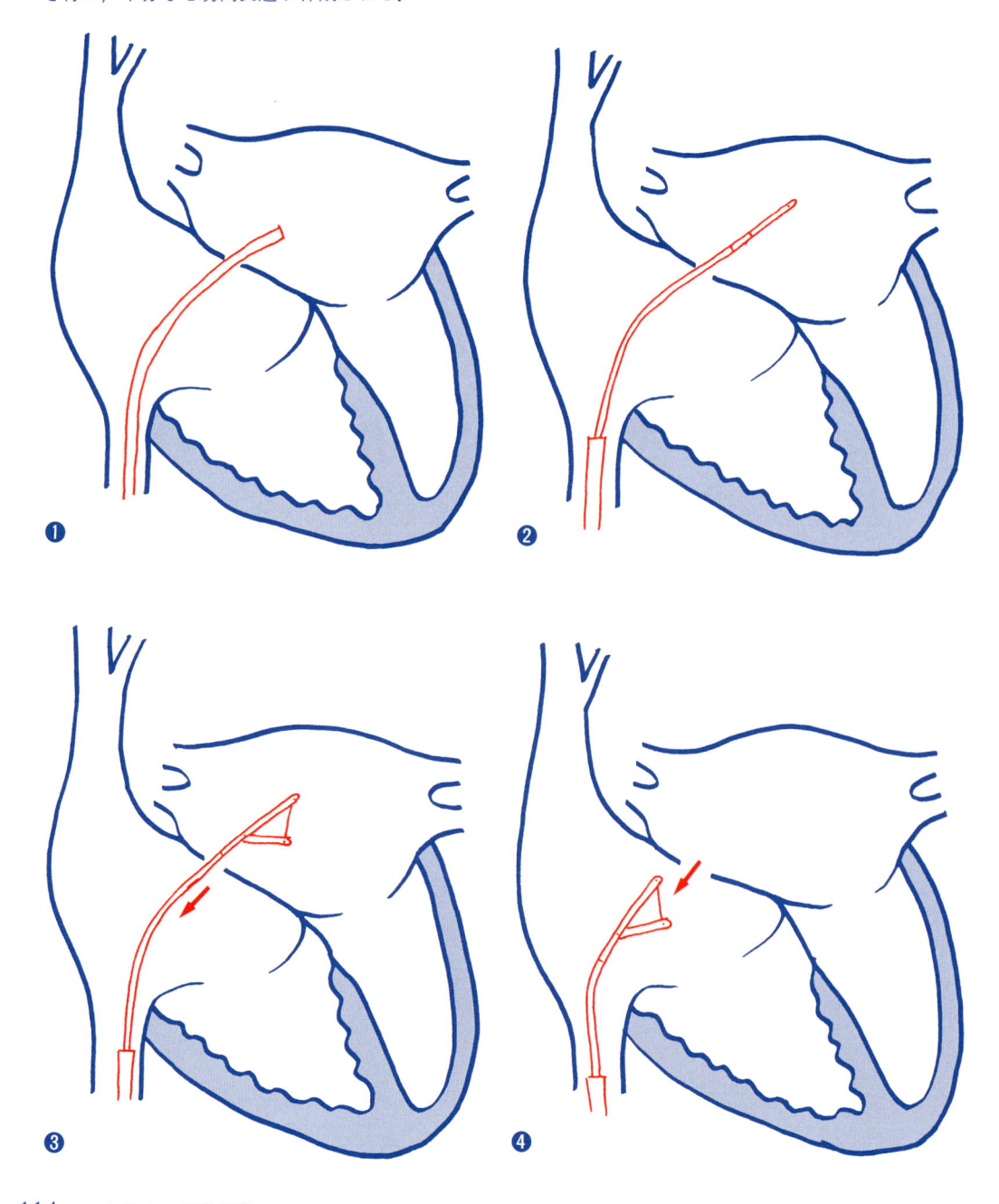

❶　❷
❸　❹

完全大血管転位

治療 姑息的治療後：Blalock-Taussig 手術

❶ 鎖骨下動脈−肺動脈吻合術により肺動脈に余分に血液が流れる．
❷ 肺血流量が増加することにより，大動脈への血流の酸素飽和度は上昇し，チアノーゼは軽減する．

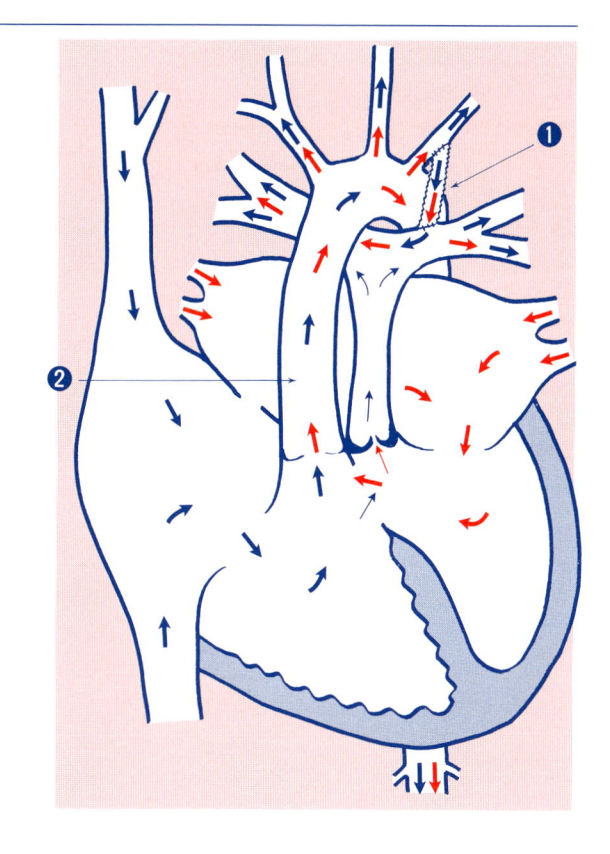

治療 心内修復術後：心房内転換術（Mustard 手術）

❶ 上大静脈と下大静脈の還流血は心房内バッフル（図中の二重線）を介して僧帽弁に流入する．
❷ 肺静脈還流血はバッフルの外側を回って三尖弁に流入する．
❸ 右室が体循環心室として機能する．
❹ 左室が肺循環心室として機能する．
❺ 大動脈には動脈血のみ流れるため，チアノーゼは消失する．
❻ 肺動脈には静脈血のみが流れる．

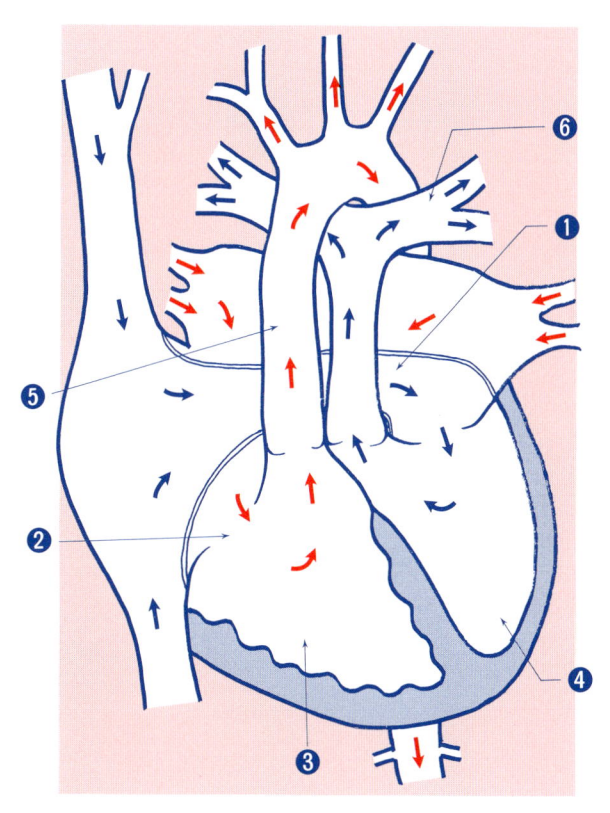

完全大血管転位

治療 心内修復術後:大血管転換術 (Jatene手術)

❶ 大動脈と肺動脈を冠動脈の上のレベルで切断し,これらを入れ替えて接続し,冠動脈を新しい大動脈基部へ移植する.
❷ 心房中隔欠損をパッチ閉鎖する.
❸ 右室は肺循環心室として機能する.
❹ 左室は体循環心室として機能する.
❺ 大動脈には動脈血が流れ,チアノーゼは消失する.
❻ 肺動脈には静脈血が流れる.
❼ もとの肺動脈弁が大動脈弁として機能する.

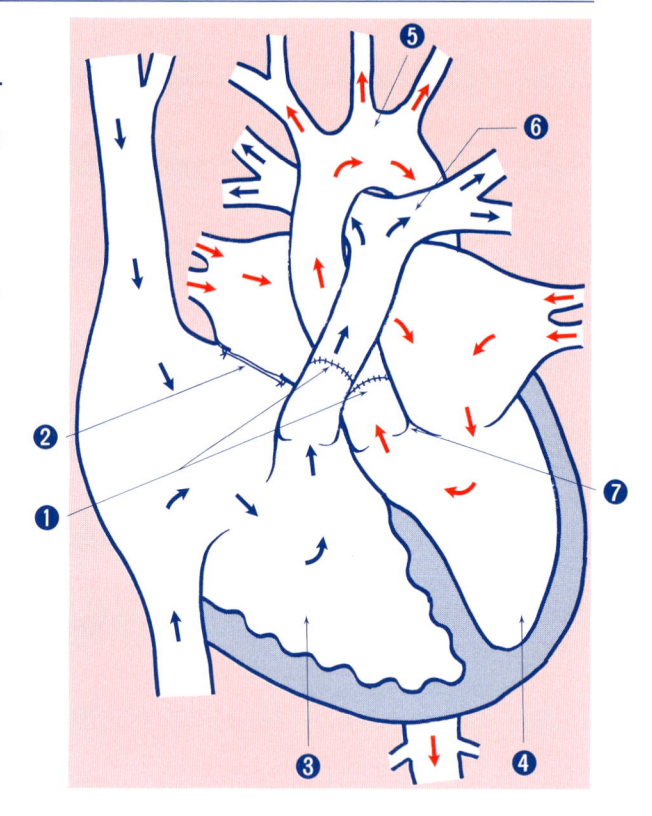

治療 心内修復術後:大血管転換術 (Jatene手術)・心室中隔欠損閉鎖

❶ 完全大血管転位Ⅰ型の場合と同様,大血管転換術を行う.
❷ 心室中隔欠損をパッチ閉鎖する.
❸ 心房中隔欠損も直接,ないしはパッチ閉鎖する.

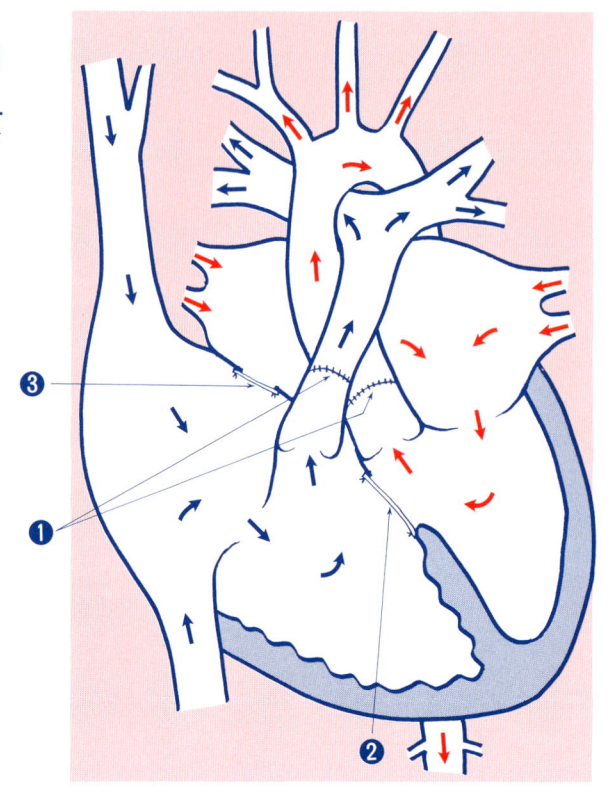

完全大血管転位

治療 左室トレーニング後

1. 肺動脈絞扼術を行い左室に圧負荷をかける．
2. 肺動脈狭窄を作ることにより肺血流が減少してチアノーゼが増強するため，Blalock-Taussig 手術を行い肺血流を増加させる．
3. 左室には肺動脈絞扼術による圧負荷と短絡による容量負荷がかかるため，左室圧が上昇し，心筋重量は増加する．

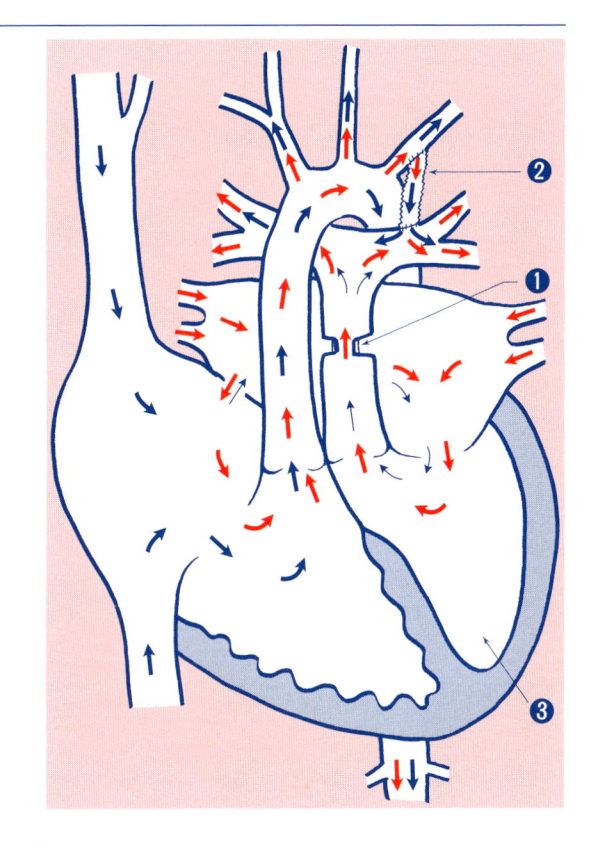

治療 心内修復術後：Rastelli 手術

1. 心室中隔欠損から大動脈輪へ心室内パッチを縫着し新しい左室流出路を作成する．
2. 右室前面から心外導管を肺動脈に接続し，静脈血を肺動脈に導く．
3. 大動脈には動脈血のみが流れチアノーゼは消失する．
4. 肺動脈には静脈血のみが流れる．

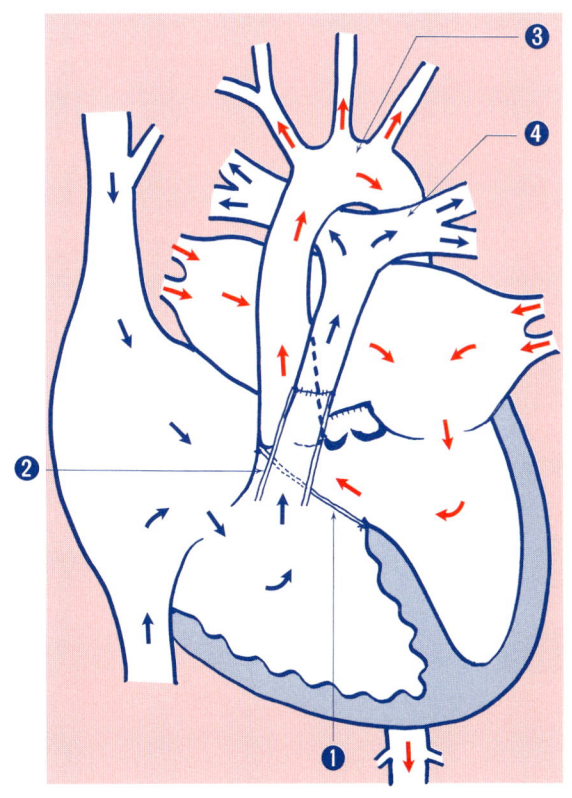

24. ファロー四徴

頻度

ファロー四徴（tetralogy of Fallot, T/F・TOF）は全先天性心疾患の 10％ を占め，乳児期以降でみられるチアノーゼ型先天性心疾患のなかで最も頻度の高いものである．男女比は 2 : 1 と男子に多い．

形態

ファロー四徴のオリジナルの記載は心室中隔欠損・右室流出路狭窄・右室肥大・大動脈騎乗の四つの異常であるが，これらのうち本質的なものは心室中隔欠損と右室流出路狭窄の二つである．すなわち左右両心室圧が等圧になるような大きな心室中隔欠損と，肺動脈弁下の漏斗部狭窄，または肺動脈弁狭窄，ないしはその両者による右室流出路狭窄の合併である．心室中隔欠損は基本的に膜性周囲部欠損であるが，まれに筋性部中隔欠損も合併している症例もある．右室流出路狭窄の程度も大変軽度なものからきわめて高度なものまで多彩であり，最も重症の場合は肺動脈流出路が完全に閉鎖している肺動脈閉鎖例である．後述の通り右室流出路狭窄の程度が高度であるほどこれを通過する血流量は少なくなるため，肺動脈弁輪は低形成を示し，肺動脈の発達が不良で血管径は細くなる．一方，大動脈弁輪は通常拡大しており，肺動脈流出路の発達が悪い分だけ前方にせり出した形，すなわち前方（右方）偏位を示し，この結果として大動脈が心室中隔に騎乗する形になる．右室流出路狭窄と大きな心室中隔欠損により右室には体動脈圧がかかるため，著明な右室肥大がみられる．また左室容量はしばしば正常より少なく，左室低形成がみられる．

病態

左右両心室は大きな心室中隔欠損で連結されているので機能的にはほとんど一つの心室として機能する．したがってこれらから起始する二つの大血管への血流は，おのおのへの血流に対する抵抗によって規定される．すなわち右室流出路狭窄がきわめて軽度であれば，肺血管抵抗が体血管抵抗より低いために通常の心室中隔欠損と同様，左-右短絡を生じ，動脈血が肺動脈に流入し，全身性チアノーゼは出現しない．こうした場合は俗に"ピンクファロー"と呼ばれるが，通常は右室流出路狭窄が高度であるので，肺血管床は正常であっても結果として肺動脈側への抵抗が高い状態である．したがって血液は肺動脈よりも大動脈へ流れやすく，右室に流入した静脈血は心室中隔欠損を経由して，ないしは有意の大動脈騎乗が存在する場合は右室から直接大動脈へ流出する．つまり右-左短絡で静脈血が体循環系に混入することにより全身性チアノーゼが出現する．

肺血流量は減少し，肺でのガス交換に関与する血液は少なくなるため全循環系のなかで十分に酸素で飽和された血液，すなわち動脈血の占める割合は極度に低くなる．また肺静脈還流血も当然減少するため，僧帽弁を通じて左室に流入する血液量が減少する．このことがファロー四徴でしばしば左室の低形成がみられる理由である．

以上のようにファロー四徴の主要な症状は，右室流出路狭窄がきわめて軽度な例を除いて全身性チアノーゼであるが，特に乳児期においては急なチアノーゼの増強，多呼吸，代謝性アシドーシスを主症状とする，いわゆる"チアノーゼ発作"をみることがある．これは何らかの刺激を契機にして右室流出路狭窄が発作性に増強し，このことにより肺血流量がさらに減少するためと考えられている．慢性の低酸素血症による二次的な変化としてばち状指や多血症がある．

治療

1. 姑息的手術

幼少例または全身状態が不良で一期的修復が困難な場合，また左室容量が小さいために心内修復が適応とならない症例に対して体肺動脈吻合術を

行う．これには左右いずれかの鎖骨下動脈を肺動脈に端側吻合するBlalock-Taussig手術の原法，人工血管を用いて鎖骨下動脈と肺動脈との間に短絡を作成するBlalock-Taussig手術の変法，上行大動脈と肺動脈との間に人工血管による短絡を作成するいわゆるcentral shuntなどが行われる．かつては下行大動脈と左肺動脈を側々吻合するPotts術，上行大動脈と右肺動脈を側々吻合するWaterston術などが行われたが，近年ほとんど使用されることはない．

体肺動脈短絡より肺動脈に流入する血液は実際は動脈血と静脈血の混合したものであるが，いずれにしても肺血流量が増加することにより，循環血液のなかの動脈血の比率が増加するため低酸素血症の程度が軽減しチアノーゼも軽快する．肺静脈還流血の増加により左室へ流入する血液量が増加し，左室の成長を促す．

2．心内修復術

姑息的手術後，体重増加，左室の成長を待って心内修復を行う．また肺動脈および左室に有意の低形成がない場合には一期的心内修復が可能である．いずれの場合も心室中隔欠損のパッチ閉鎖術と右室流出路狭窄の解除を行う．右室流出路狭窄に対して通常漏斗部の筋肉の切除を行い，肺動脈弁狭窄が合併する場合には交連切開術を加えるが，これだけで狭窄が十分に解除できない場合にはパッチによる流出路拡大，場合によっては肺動脈弁輪を越えたパッチが必要である．右室流出路狭窄が十分解除されれば右室－肺動脈間の圧較差は消失し肺動脈への血流は正常となる．また心室中隔欠損での短絡も消失するので，血行動態は正常化する．

ファロー四徴

病態　重度右室流出路狭窄合併例

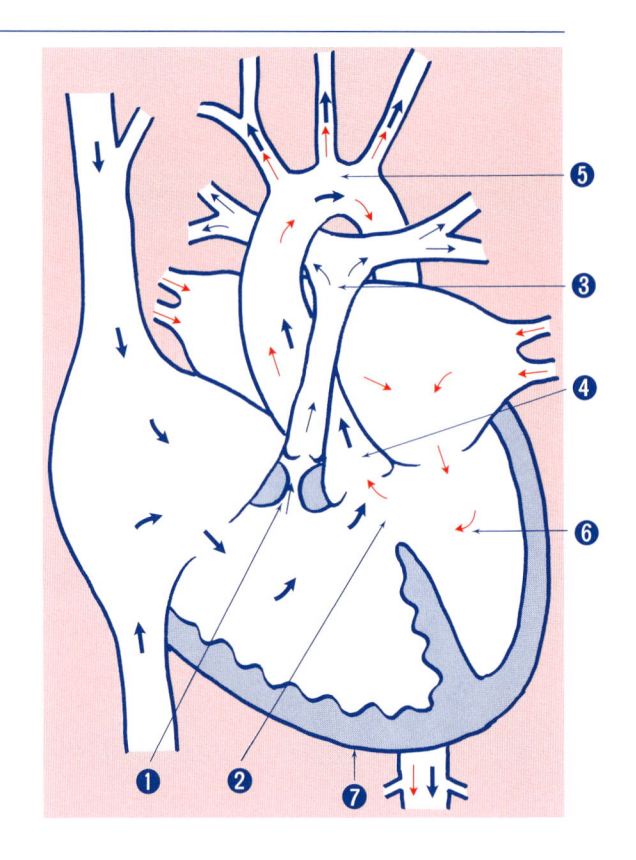

❶ 右室流出路狭窄：通常肺動脈弁下に漏斗部狭窄があり，肺動脈への血流を妨げる．
❷ 大きな膜性周囲部型の心室中隔欠損がある．右室流出路狭窄のために肺動脈に流れない静脈血が右-左短絡する．
❸ 肺血流量は減少する．肺動脈は弁輪部から末梢にかけてしばしば低形成を示す．
❹ 大動脈は前方（右側）に偏位し，心室中隔に騎乗する．
❺ 大動脈には心室レベルでの右-左短絡により静脈血が流入するため全身性チアノーゼが出現する．
❻ 肺血流の減少により肺静脈還流量が少なくなるため，左室へ流入する血液量が減少し，左室が低形成となる．
❼ 右室への圧負荷の影響で右室肥大が出現する．

治療　姑息的手術後：Blalock-Taussig 手術（原法）

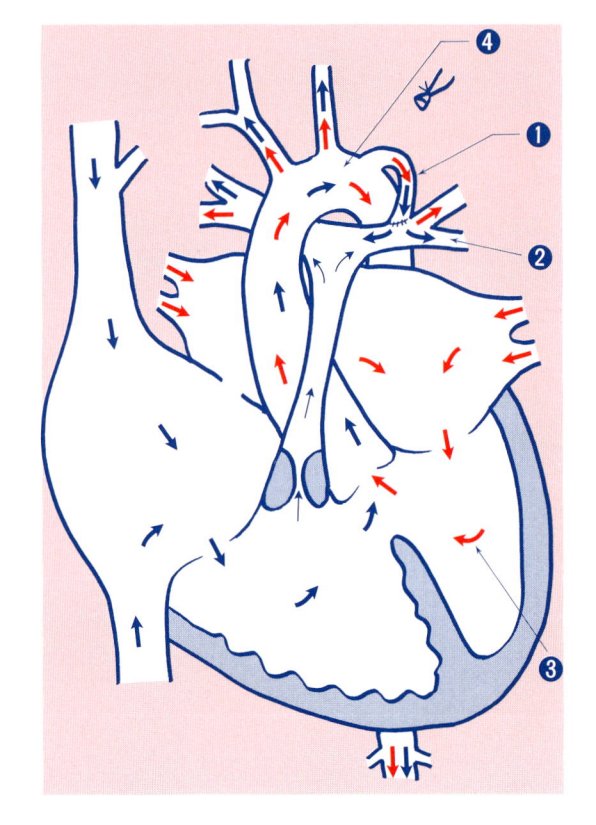

❶ 左右いずれかの鎖骨下動脈を肺動脈に端側吻合する．
❷ 短絡を通じて肺動脈に流入する血液で肺血流量が増加する．この結果，肺動脈の成長が促される．
❸ 肺血流の増加により左室に還流する血液量も増加するため，左室が成長し，心室内容量が増える．
❹ 肺血流の増加により酸素飽和度の高い動脈血の占める比率が大きくなり，チアノーゼは軽減する．

ファロー四徴

治療 姑息的手術後：Blalock-Taussig手術（変法）

❶ 人工血管を用いて鎖骨下動脈と肺動脈との間に短絡を作成する．
❷ 原法と同様，短絡を通じて肺動脈に流入する血液で肺血流量が増加する．この結果，肺動脈の成長が促される．
❸ 肺血流の増加により左室に還流する血液量も増加するため，左室が成長し，心室内容量が増える．
❹ 肺血流の増加により酸素飽和度の高い動脈血の占める比率が大きくなり，チアノーゼは軽減する．

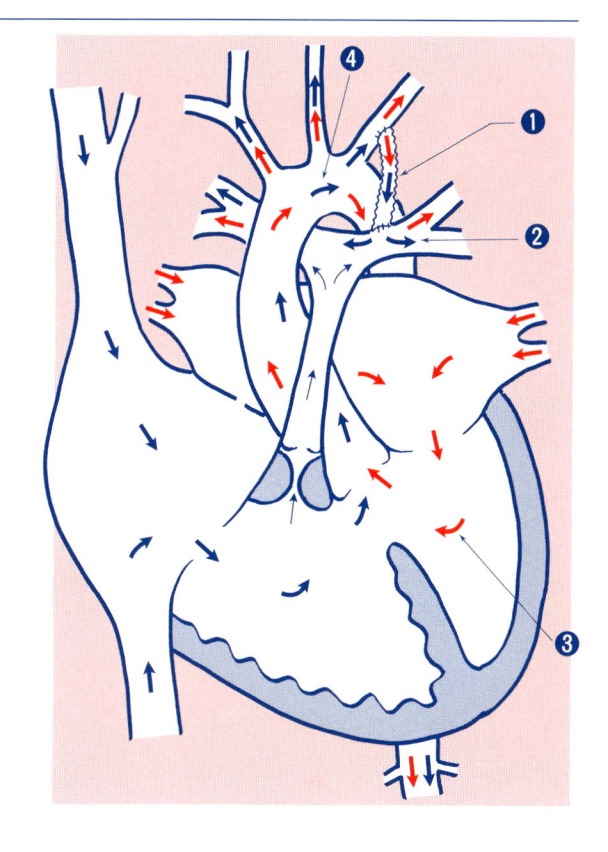

治療 心内修復術後

❶ 右室流出路の筋肉を切除し狭窄を解除する．これによって肺動脈への血流は増加する．
❷ 心室中隔欠損をパッチ閉鎖する．これにより心内短絡は消失する．
❸ 右-左短絡がなくなるのでチアノーゼは消失する．

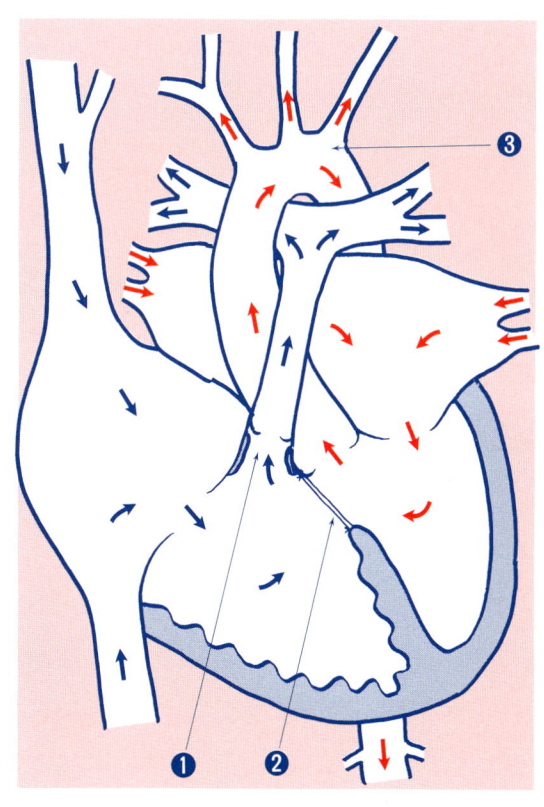

25. ファロー四徴・肺動脈閉鎖

頻度

肺動脈閉鎖（pulmonary atresia）はファロー四徴症例の15～20％に合併する．

形態

心内形態は基本的にはファロー四徴と同様であり，右室流出路狭窄の最も重症のいわゆる極型と解釈される．右室流出路は通常弁下部で閉鎖しており，肺動脈弁は同定できないことが多い．肺血流は通常，動脈管を介して維持されるが，この場合，動脈管はしばしば長く蛇行しており，通常の動脈管が肺動脈から下行大動脈へ流入する形であるのに対して，大動脈弓から肺へ流入する形で垂直の走行を示す．肺動脈主幹部は多くの場合有意の低形成を示すが，末梢肺動脈の発達が不良な場合もあり，時に左右の肺動脈が分離していることもある．

病態

血行動態は基本的にファロー四徴と同様であるが，心臓から直接肺への経路がないので，肺血流は全面的に動脈管に依存している．したがって肺血流量は動脈管の大きさによって決まってくるが，いずれにしても大動脈へは静脈血が多量に混入した血液が流れるため，全身性チアノーゼがあり，通常その程度は顕著である．

治療

この疾患では肺血流を確保するためには動脈管が開存していることが必須であるので，診断が確認された段階で速やかにプロスタグランジンE_1（PGE_1）の持続静注を開始する．この治療により全身状態が安定した段階で手術を行う．

1. 姑息的手術

幼少例または中心肺動脈の発達が悪いなどの理由で一期的修復が困難な場合，また左室容量が小さいために心内修復が適応とならない症例に対しては体肺動脈吻合術を行う．ファロー四徴の場合と同様，通常Blalock-Taussig手術（原法または変法），またはcentral shuntが行われる．もともと大きな動脈管開存がある症例では，短絡手術により血行動態に根本的な変化はないが，自然閉鎖する可能性の高い動脈管をそうした心配のないshuntで置き換える意味がある．通常のファロー四徴の場合と同様，中心肺動脈の発達，左室の成長を促す．

2. 心内修復術

姑息的手術後，心内修復のための条件が整った段階で開心術を行う．また肺動脈および左室の条件が良好な場合には一期的心内修復が可能である．通常のファロー四徴の場合と同様，心室中隔欠損のパッチ閉鎖術と右室流出路再建を行うが，右室流出路再建に心外導管を用いるRastelli手術と，心外導管を使わず1弁付きパッチで肺動脈流出路を拡大して再建する方法がある．

① Rastelli手術：人工血管または心外膜ロールなどを用いて右室前面から肺動脈へ流出路を作成する．心外導管内に人工弁を付ける場合と，弁無しの導管を用いる場合がある．いずれの場合も身体の成長により導管が小さくなる段階で再手術の必要があることが大きな問題である．

② 心外導管を用いない手術：閉鎖している右室流出路を切開し，この部分の筋肉を部分切除したうえで，自己の肺動脈を引き降ろして縫着する．肺動脈主幹部を切開して，新たに作成された右室流出路から肺動脈にかけて1弁付きのパッチで拡大する．この方法だと心室から肺動脈へ自己組織が連続しているので，正常な成長が期待でき，再手術の必要がない．しかし肺動脈の低形成が顕著で心室との距離が離れすぎている例など，この方法が困難な場合もあり，適応範囲が限られる．

いずれの場合も術後は正常な肺血流が確保され，心内短絡は消失して血行動態は正常化する．

ファロー四徴・肺動脈閉鎖

病態 動脈管開存合併例

1. 右室流出路は完全に閉鎖している．このため静脈血は直接肺動脈へ流れることができない．
2. 心室中隔欠損を介して右-左短絡があり静脈血は大動脈に流れる．
3. 肺血流は動脈管に依存しており，肺血流量は動脈管の大きさにより規定される．動脈管が収縮すると肺血流は著明に減少する．
4. 肺血流量が減少すると左室への流入血流も減少するため，左室が低形成となる．
5. 肺血流の減少により体動脈血の酸素飽和度は著明に低下し全身性チアノーゼがみられる．

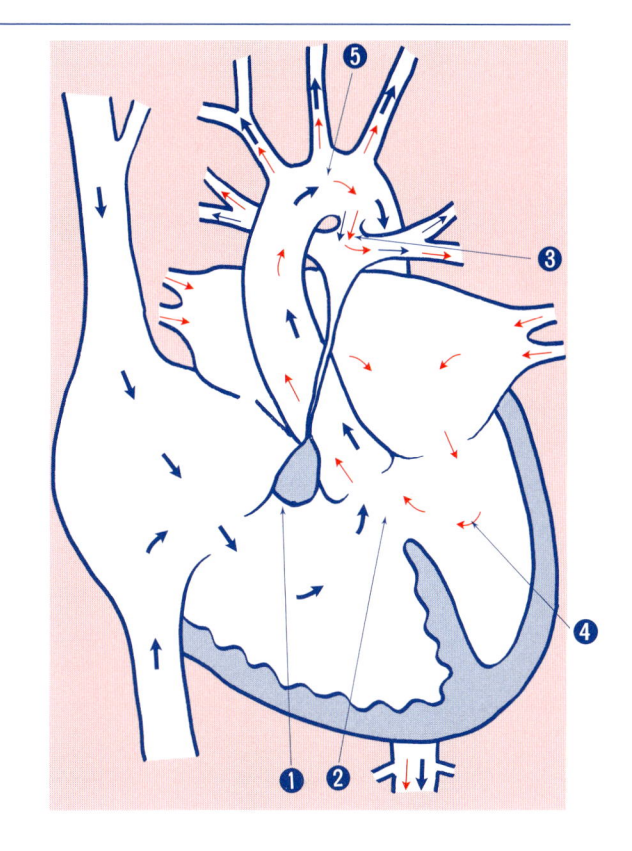

治療 姑息的手術後：Blalock-Taussig 手術（変法）

1. 人工血管を用いて鎖骨下動脈と肺動脈との間に短絡を作成する．
2. 短絡を通じて肺動脈に流入する血液で肺血流量が増加する．この結果，肺動脈の成長が促される．
3. 肺血流の増加により左室に還流する血液量も増加するため，左室が成長し，心室容積が増える．
4. 肺血流の増加により酸素飽和度の高い動脈血の占める比率が大きくなり，チアノーゼは軽減する．

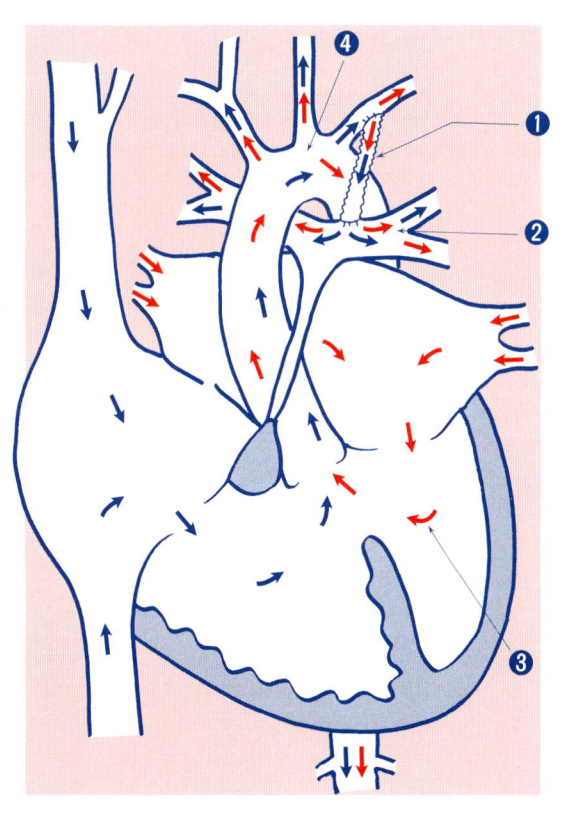

ファロー四徴・肺動脈閉鎖

治療 心内修復術後：Rastelli 手術

❶ 右室前面から心外導管を肺動脈へ接続する．これにより肺動脈への血流パターンは基本的に正常となる．
❷ 心室中隔欠損をパッチ閉鎖する．これにより心内短絡は消失する．
❸ 右-左短絡がなくなるのでチアノーゼは消失する．

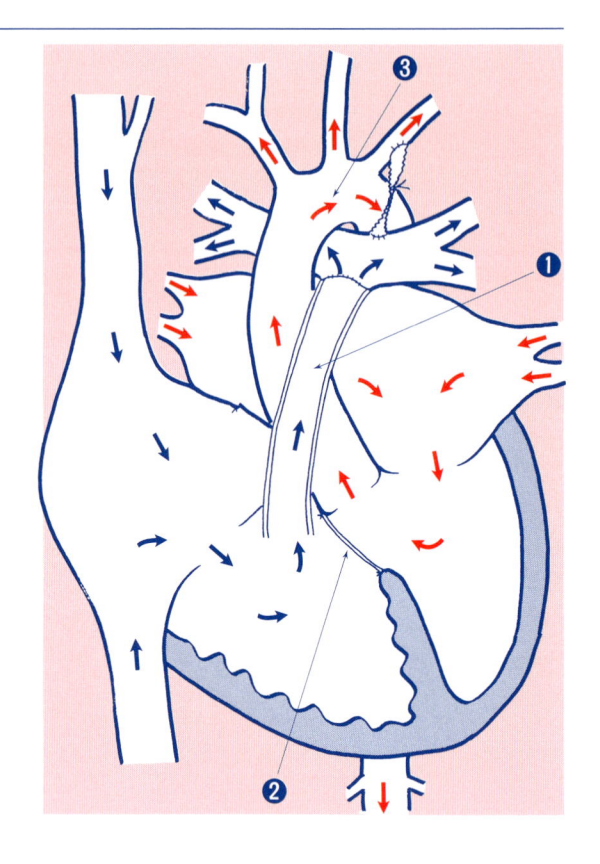

治療 心内修復術後：心外導管を使わない手術

❶ 右室流出路の筋肉を切除し閉塞を解除する．
❷ 肺動脈主幹部を右室流出路まで引き下ろして縫着する．肺動脈から右室流出路にかけてパッチを用いて拡大する．これにより右室から肺動脈へ直接血液が流れる正常なパターンが確保される．
❸ 心室中隔欠損をパッチ閉鎖する．これにより心内短絡は消失する．

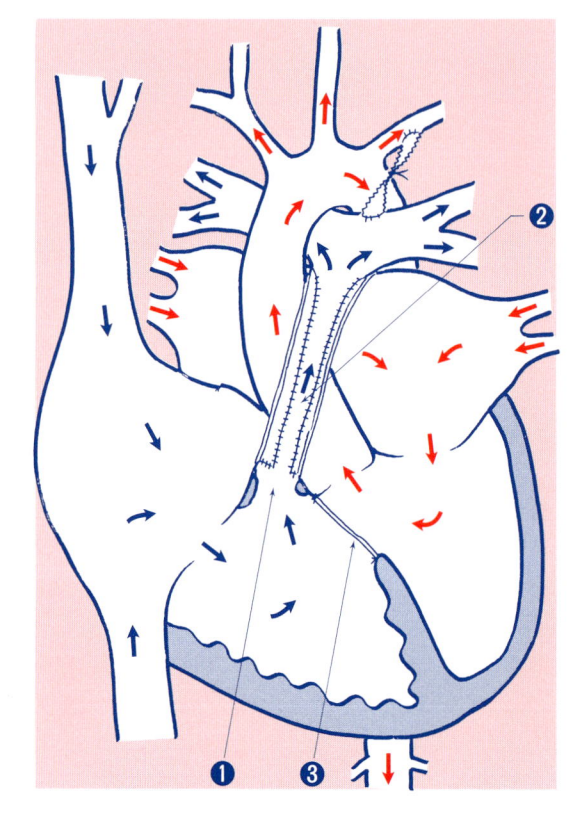

26. ファロー四徴・肺動脈閉鎖・主要大動脈肺動脈側副動脈

頻度

　主要大動脈肺動脈側副動脈（major aortopulmonary collateral artery, MAPCA）により肺血流が維持されているファロー四徴・肺動脈閉鎖は，肺動脈閉鎖を合併するファロー四徴症例の約30％を占める．

形態

　心内形態は基本的にはファロー四徴・肺動脈閉鎖と同様であるが，動脈管開存がなく，肺血流は体動脈からの大きな側副血管によって維持されている．こうしたMAPCAには次にあげる三つのタイプがある．

　① 気管支動脈：正常な気管支動脈から側副血管が起始している型で，肺内で中心肺動脈と交通する場合が多い．

　② 大動脈からの直接分枝：下行大動脈から直接分枝する血管が，通常肺門部の肺動脈へ交通する．こうした血管は通常著明に蛇行しており，多発性の狭窄を伴う場合もある．MAPCA全部の約2/3がこの型である．

　③ 大動脈からの間接分枝：気管支動脈以外の大動脈からの分枝から起始する血管で，通常，鎖骨下動脈，内胸動脈，肋間動脈などから分枝する動脈が，肺内，肺外，または肺門部で中心肺動脈と交通する．

　これらのMAPCAは必ずしも中心肺動脈と交通しているとは限らず，肺分節の一部ないしは全部が，その血流をMAPCAに依存していることも少なくない．いずれの場合も中心肺動脈の発達の不良な症例が多い．

病態

　血行動態は基本的にファロー四徴・肺動脈閉鎖と同様であるが，この場合，肺血流は動脈管ではなくMAPCAによって維持される．MAPCAを介しての肺血流量の多い少ないにより，チアノーゼのきわめて重度なものから，きわめて軽度なものまで病態は多彩である．大きなMAPCAが多数発達しており，全体として肺血流量が増加している場合にはチアノーゼはほとんど目立たず，むしろ肺うっ血による心不全症状が顕著な場合もある．年長症例では喀血をみることがある．

治療

　この疾患では長期計画に基づいた段階的手術が必要である．治療計画を確定するためには肺血管の詳細な評価が必要であり，綿密な血管造影検査が必須である．

1. 姑息的手術

　統合的肺動脈再建術（unifocalization, UF）で肺血管を心内修復が可能な状態に再建する．両側にMAPCAがある場合は左右順番に2回の手術が必要になってくる．UFの具体的な手技としては，単なるMAPCAの結紮から，大規模な肺血管形成まで多様であるが，一般に中心肺動脈とMAPCAの両方が同一の肺分節に存在する場合はMAPCAの結紮を行い，肺血流が主としてMAPCAに依存している部分に関しては，そのMAPCAを大動脈から分離して中心肺動脈に統合する．中心肺動脈に対しても将来Rastelli手術が可能なように肺門部での形成を行い，これに対してBlalock-Taussig手術を行う．このようにUFによって肺の大半の部分に分布する血管が統合され，その血管床の状態が良好であることが確認されたうえで心内修復を行う．

2. 心内修復術

　心内修復には通常Rastelli型の手術を行う．すなわち人工血管または心外膜ロールなどを用いて右室前面から流出路を作成し，これをUFにより統合された肺動脈に接続する．肺血管床には本来体動脈の一部であったMAPCAが含まれることや，本来の肺動脈系の血管床の発達が不良な場合が多い点などから，術後肺高血圧がみられることもあるが，一応静脈血はすべて肺を経由し，心内短絡は消失するので，基本的な循環動態は正常化する．

ファロー四徴・肺動脈閉鎖・主要大動脈肺動脈側副動脈

病態 両側主要大動脈肺動脈側副動脈合併例

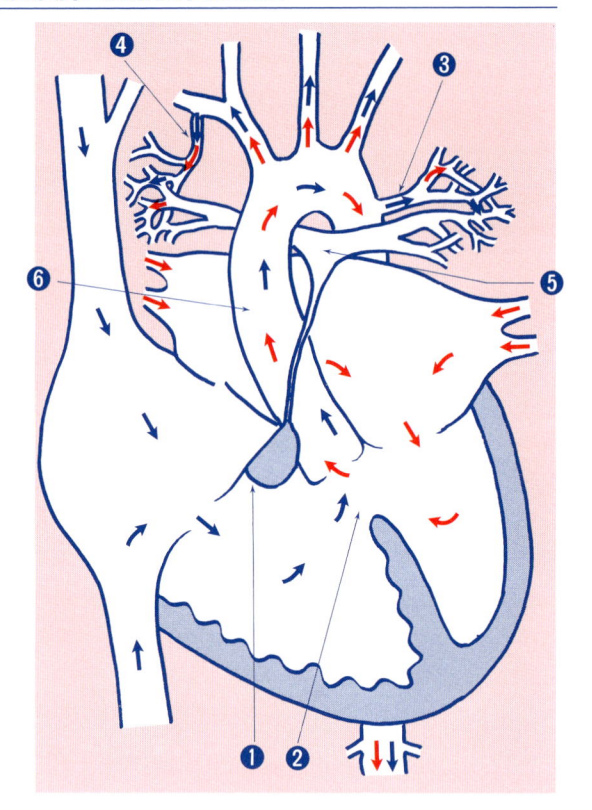

❶ 右室流出路は完全に閉鎖しており，静脈血は直接肺動脈へ流れない．
❷ 心室中隔欠損を介して右-左短絡があり静脈血は大動脈に流れる．
❸ 大動脈からの直接分枝のMAPCA：肺血流は側副動脈を介する血流で維持される．MAPCAは通常肺門部または肺内で肺動脈と交通するが，中心肺動脈と交通がなくMAPCAのみが肺に分布する場合もある．
❹ 大動脈からの間接分枝のMAPCA：肺内，肺外または肺門部で中心肺動脈と交通する．
❺ 中心肺動脈はしばしば有意の低形成を示す．
❻ 通常のファロー四徴・肺動脈閉鎖と同様，体動脈血の酸素飽和度は有意に低下し全身性チアノーゼがみられるが，全体としての肺血流量が比較的良好な場合にはその程度は軽度である．

治療 姑息的手術後：統合的肺動脈再建術，Blalock-Taussig手術

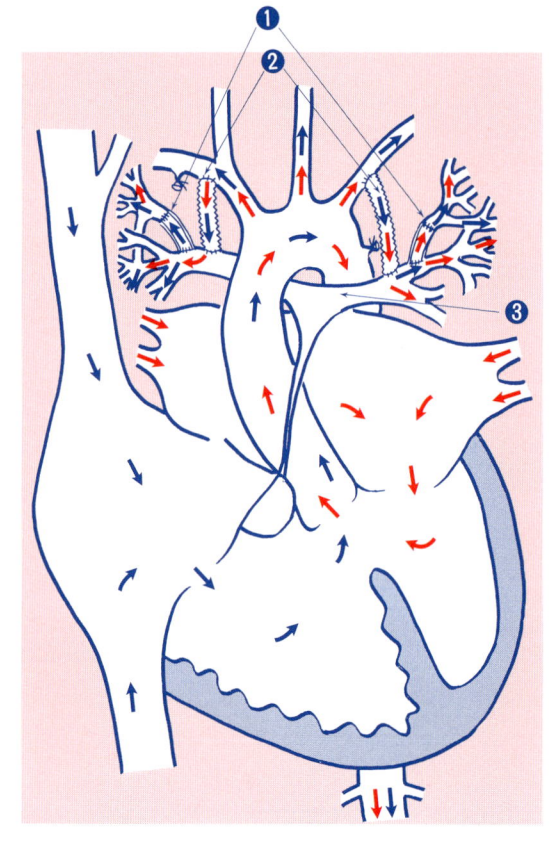

❶ MAPCAを大動脈またはその分枝から離断し，中心肺動脈に直接またはグラフトを用いて接続する．中心肺動脈を必要に応じて形成する．
❷ Blalock-Taussig手術で鎖骨下動脈と肺動脈との間に短絡を作成する．
❸ 肺動脈は左右おのおの一つの系統に統合され，その血流は短絡により確保される．

ファロー四徴・肺動脈閉鎖・主要大動脈肺動脈側副動脈

治療 心内修復術後：Rastelli 手術

❶ 右室前面から心外導管を中心肺動脈へ接続する．これにより肺動脈は全面的に静脈血によって灌流される．
❷ 心室中隔欠損をパッチ閉鎖する．これにより心内短絡は消失する．

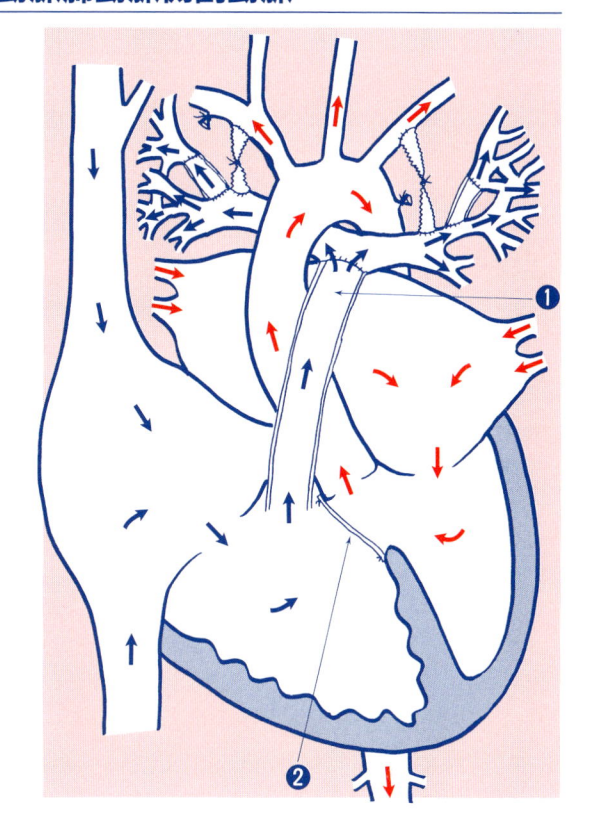

27. ファロー四徴・肺動脈弁欠損

頻度

ファロー四徴・肺動脈弁欠損（tetralogy of Fallot with absent pulmonary valve）はまれな疾患で，ファロー四徴症例の約2％を占める．

形態

この疾患で特徴的なのは，肺動脈弁が完全に欠損しているか，不整形に隆起する痕跡的弁組織がみられるのみであるが，肺動脈弁輪は狭小化しており，正常より末梢に偏位している点である．また肺動脈主幹部から左右肺動脈は著明に動脈瘤様に拡張している．通常は心室中隔欠損があるが，まれに心室中隔欠損のない場合がある．動脈管が出生直後ですでに認められない症例があり，動脈管の早期閉鎖が，後述の通りこの疾患の発生機序と関連すると言われている．

病態

この疾患での最も重大な問題は，著明に拡張した肺動脈による気道の圧迫である．肺動脈の拡張は著明な肺動脈弁逆流により右室の1回拍出量が増加するためと考えられているが，胎生期に動脈管が閉鎖することによるとも言われている．気管，気管支の障害は，したがって胎生期から存在し，新生児期から無気肺，気道閉塞による重症の換気障害が出現し，血行動態的変化よりむしろ呼吸不全のために死亡する場合が圧倒的に多い．肺動脈狭窄は通常中等度で肺血流量は極端に減少することはない．したがって心室中隔欠損を介する右-左短絡も大量ではなく，全身性チアノーゼの程度も軽度である．症例によってはむしろ左-右短絡優位でチアノーゼがみられない場合もある．

治療

この疾患では，前述の通り臨床上問題になるのはむしろ重症の呼吸不全であり，まず積極的な呼吸管理が新生児期から必要である．拡大した肺動脈が肺内気管支を圧迫しているため，肺の発達自体も不良で，肺胞ユニットの数が少ないなどといったことにより，従来は手術の成績はきわめて不良で，むしろ内科的治療が推奨された時期もあったが，内科的治療での予後もきわめて不良でほぼ全例が死亡した．このため近年では，新生児期早期，呼吸不全があまり進行しないうちに積極的に一期的修復を行うことにより比較的良好な成績が得られるようになってきている．

心内修復には心室中隔欠損のパッチ閉鎖，肺動脈弁輪部のパッチ拡大による狭窄解除，および肺動脈の縫縮を行う．臨床的に最も重大なのは呼吸障害であるので，肺動脈縫縮を大胆に行い，気道への圧迫を十分に除去することが重要である．術後，気管軟化症が残存することが多いので，やや長期にわたる呼吸管理が必要であることが多い．また，術後も多少の肺動脈弁逆流は残存するが，基本的に肺血流パターンはほぼ正常化し，心内短絡は消失する．

ファロー四徴・肺動脈弁欠損

病態 典型例

❶ 肺動脈弁輪が狭小化しており比較的軽度の右室流出路狭窄がある．肺動脈弁組織が欠損しているため，著明な肺動脈弁逆流がある．
❷ 心室中隔欠損を介して右-左短絡がある．右室流出路狭窄が軽度な場合は左-右短絡優位の場合もある．
❸ 肺動脈弁の欠損と肺動脈の著明な拡大がある．
❹ 左右肺動脈が著しく拡張しており，気道を圧迫する．
❺ 通常のファロー四徴と同様，心内の右-左短絡により全身性チアノーゼがみられるが，呼吸障害も低酸素血症の原因の一部であることが多い．

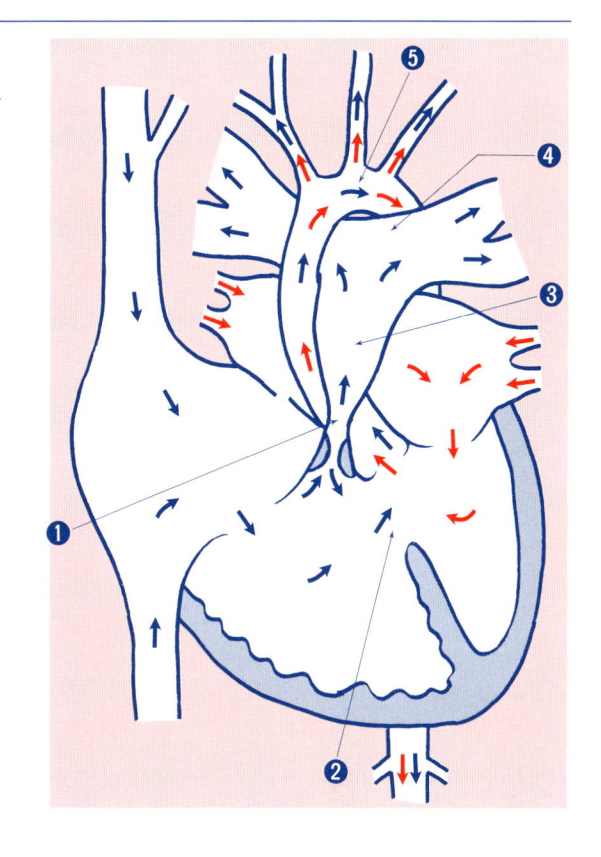

治療 心内修復術後

❶ 肺動脈弁輪部をパッチ拡大することにより右室流出路を解除する．
❷ 心室中隔欠損をパッチ閉鎖する．これにより心内短絡は消失する．
❸ 拡張した肺動脈を縫縮する．気道圧迫を除去することにより呼吸状態が改善する．
❹ 右-左短絡が消失することによりチアノーゼは軽快する．

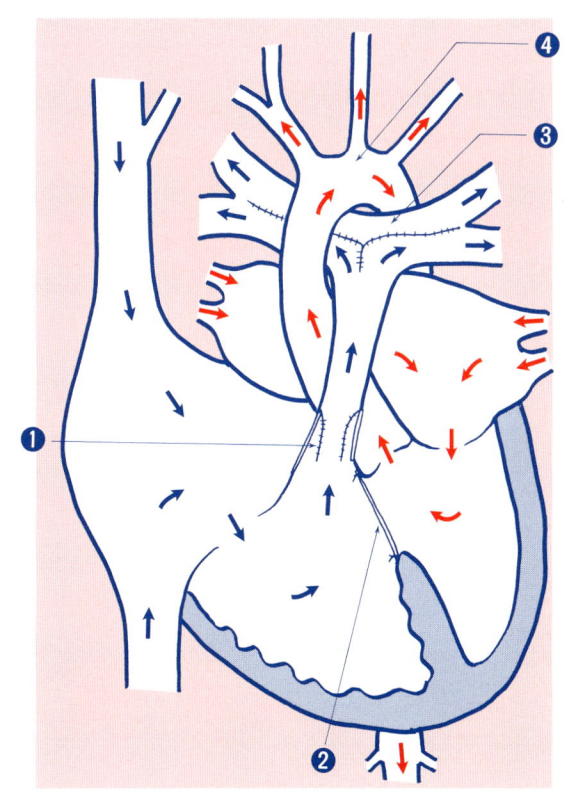

28. 総肺静脈還流異常

頻度

総肺静脈還流異常〔total anomalous pulmonary venous drainage (return), TAPVD・TAPVR〕は，チアノーゼ型先天性心疾患のなかでは比較的頻度の高い疾患で，全先天性心疾患の約1％を占める．

形態

全肺静脈が左房に直接連結せず，体静脈系のいずれかの部位ないしは右房に還流する．心房中隔欠損あるいは卵円孔開存が循環系の維持に必須である．総肺静脈還流異常は肺静脈の還流部位によって病型分類される（Darling分類）．

 Ⅰ型：上心臓型
   ⅠA：肺静脈が左無名静脈を介して上大静脈に還流する．
   ⅠB：肺静脈が上大静脈に還流する．
 Ⅱ型：心臓型
   ⅡA：肺静脈が冠状静脈洞を介して右房に還流する．
   ⅡB：肺静脈が右房に直接還流する．
 Ⅲ型：下心臓型
   総肺静脈が横隔膜を貫いて下降し門脈系に還流する．
 Ⅳ型：混合型

これらいずれの型も多くの場合，左右肺静脈は合流して総肺静脈となる．これから体静脈系に連結する血管は通常，垂直静脈と呼ばれる．頻度の面ではⅠ型が最も多く全体の約50％を占め，そのうち大多数は，総肺静脈が左無名静脈に還流するⅠA型である．Ⅱ型は全体の約20％を占め，多くは冠状静脈洞に還流するⅡA型である．Ⅲ型も全体の約20％を占めるが，まれに垂直静脈が静脈管または下大静脈に直接つながっている場合もある．一般に右房・右室・肺動脈は拡張しており，左室容量は減少していることが多い．

病態

総肺静脈還流異常の血行動態は肺静脈の還流系の閉塞の有無で大きく異なる．肺静脈系に閉塞がない場合の血行動態は大きな短絡を有する心房中隔欠損に類似しており，多量の肺静脈還流血が右房に流入してくるため，著明な右心系の容量負荷がみられる．肺血流は増加しある程度の肺うっ血がみられ，肺動脈圧は軽度上昇することが多い．心房中隔欠損との相違点は，肺静脈が全部右房に還流し，左房へ流入するのは心房間交通を介する血液のみである点である．すなわち体循環系に流れる血液は右房の段階で動静脈血が混合したものであるため，全身性チアノーゼが出現する．左室の拍出量は心房間交通の大きさによってある程度規定され，一般に多少減少していることが多い．

肺静脈系に閉塞のある場合の血行動態および臨床症状は，閉塞のない場合と大きく異なっており，一般に状態ははるかに重症である．下心臓型の場合，肺静脈は門脈系に還流し肺静脈還流血はいったん肝臓を通過してから下大静脈に至ることとなる．この他の型でも肺静脈に多発性の狭窄が合併した場合，または総肺静脈から垂直静脈への移行部などに狭窄が存在する場合は，肺静脈圧が上昇し血流は妨げられる．この結果，肺動脈圧は上昇し肺高血圧の状態となるが，肺血流はむしろ減少する．この結果，心房間交通を経て左心系に流入する動脈血は減少するため，チアノーゼはきわめて顕著となる．したがって高度の肺うっ血，肺高血圧による重症呼吸障害と，重症のチアノーゼを伴う心不全がみられ，新生児期に緊急の治療を必要とする重大な疾患の一つである．

治療

本疾患に適応となる姑息的手術方法は存在しないので，原則として診断が確定し次第，心内修復を行うべきである．手術に先だって強力な内科的治療で全身状態を少しでも改善・安定させること

が必要であるが，その一環として心房間交通が小さく左心系の流量が極端に減少している場合はバルーン心房中隔裂開術（BAS）を行い，心房間の短絡を確保する．

1．Ⅰ型総肺静脈還流異常

ⅠA型については，左房の後面に隣接する総肺静脈と左房を吻合し，垂直静脈を離断または結紮する．心房中隔欠損を閉鎖する．これにより肺静脈血の右心系への短絡はなくなり，左心系に直接流入する状態となり，血行動態は正常化する．肺静脈が右上大静脈へ直接還流するⅠB型は総肺静脈と左房との間に距離があることがあり，修復は技術的に困難な場合がある．

2．Ⅱ型総肺静脈還流異常

ⅡA型の場合はⅠA型と同様，総肺静脈を左房に吻合，冠状静脈洞への交通を遮断し，心房中隔欠損を閉鎖する．ⅡB型の場合は心房中隔欠損を必要に応じて拡大し，右房後壁の肺静脈流入孔を含める形でパッチ閉鎖する．いずれの場合もこれにより肺静脈は左房に還流することとなり，血行動態は正常化する．

3．Ⅲ型総肺静脈還流異常

総肺静脈を左房に吻合，垂直静脈を離断または結紮し，心房中隔欠損を閉鎖する．これにより肺静脈は左房に還流することとなり，血行動態は正常化する．

総肺静脈還流異常

病態 上心臓型：ⅠA型

❶ 肺静脈は合流して総肺静脈となる．
❷ 総肺静脈へ還流した血液は垂直静脈・無名静脈を経て上大静脈へ還流する．
❸ 右房に全肺静脈還流が流入するので右房が拡張する．
❹ 心房中隔欠損（ないしは卵円孔開存）を経て，動脈血と静脈血が左房に流入する．
❺ 左室への血流量の減少により左室容量は減少していることが多い．
❻ 体循環系には動静脈血が混合して流れるのでチアノーゼがある．
❼ 肺血流量は通常増加し，肺うっ血がある．

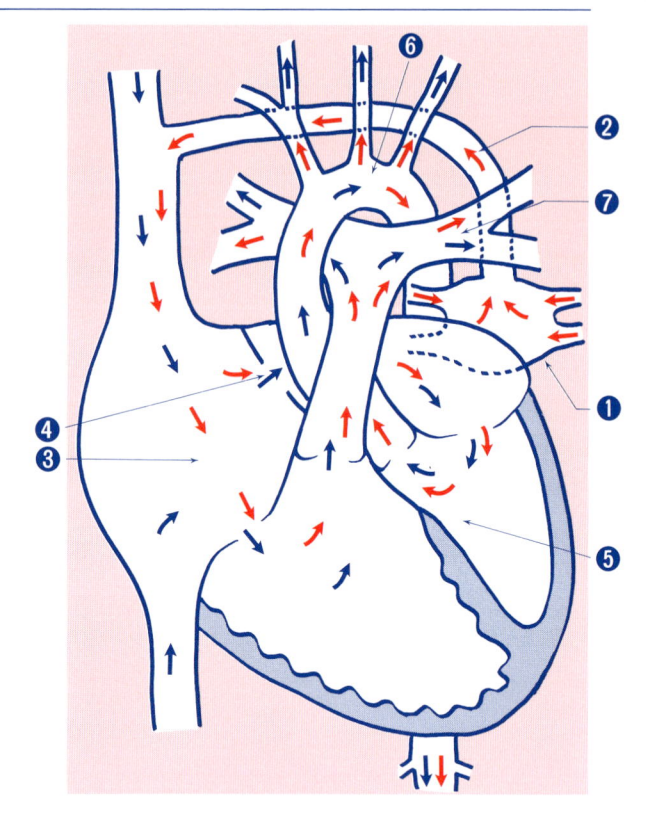

病態 心臓型：ⅡA型

❶ 肺静脈は合流して総肺静脈となる．
❷ 総肺静脈は冠状静脈洞へつながり，肺静脈還流は右房へ流入する．
❸ 右房に全肺静脈還流が流入するので右房が拡張する．
❹ 心房中隔欠損（ないしは卵円孔開存）を経て，動脈血と静脈血が左房に流入する．
❺ 左室への血流量の減少により左室容量は減少していることが多い．
❻ 体循環系には動静脈血が混合して流れるのでチアノーゼがある．
❼ 肺血流量は通常増加し，肺うっ血がある．

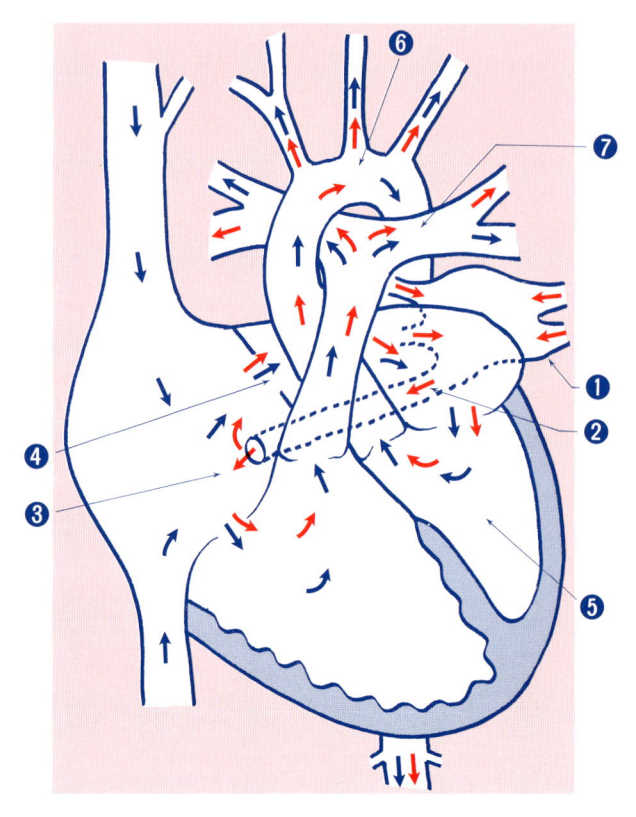

総肺静脈還流異常

病態 心臓型：ⅡB型

1. 全肺静脈はおのおの個別に直接右房へ流入する．
2. 右房に全肺静脈還流が流入するので右房が拡張する．
3. 心房中隔欠損（ないしは卵円孔開存）を経て，動脈血と静脈血が左房に流入する．
4. 左室への血流量の減少により左室容量は減少していることが多い．
5. 体循環系には動静脈血が混合して流れるのでチアノーゼがある．
6. 肺血流量は通常増加し，肺うっ血がある．

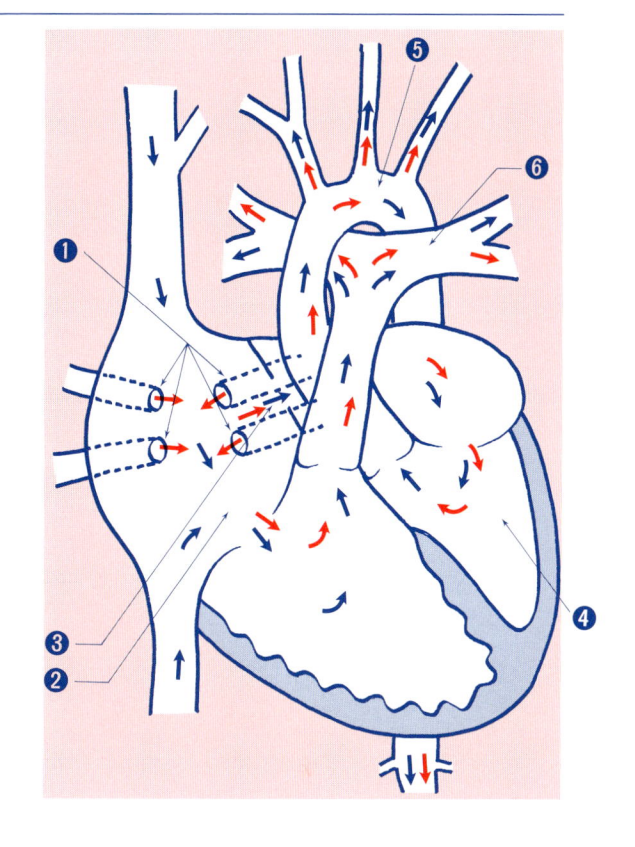

病態 下心臓型：Ⅲ型

1. 肺静脈は合流して総肺静脈となる．
2. 総肺静脈は垂直静脈を経て肝臓に入り，門脈系に還流する．このため肺静脈圧は通常上昇する．
3. 肝臓を経由した動脈血と静脈血が右房に流入する．
4. 心房中隔欠損（ないしは卵円孔開存）を経て，動脈血と静脈血が左房に流入する．
5. 左室への血流量は通常著明に減少しており，左室容量は少ない．
6. 左心系には動静脈血が混合して流れ，また肺血流量の減少によりチアノーゼが顕著である．
7. 肺静脈系のうっ血により肺動脈圧は通常上昇し，肺高血圧となる．重度の肺うっ血があり，肺血流量は減少する．

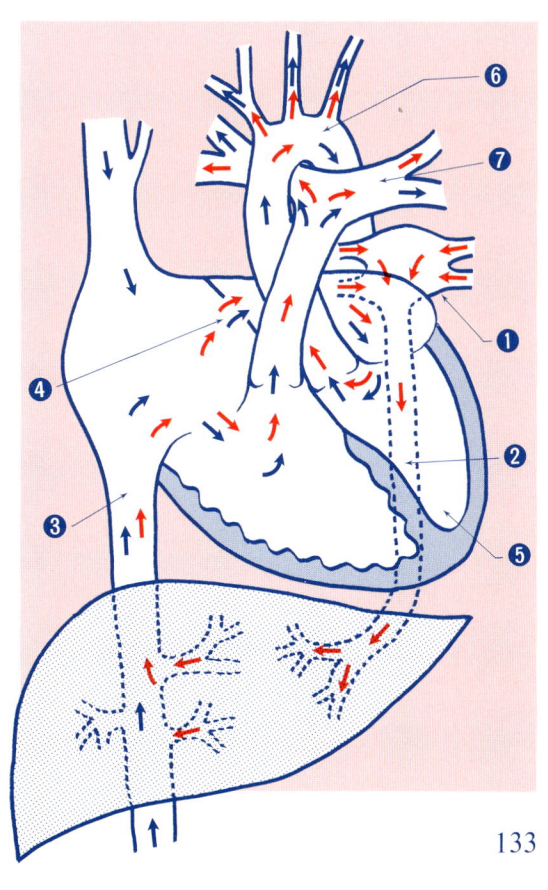

総肺静脈還流異常

治療 術後：ⅠA型

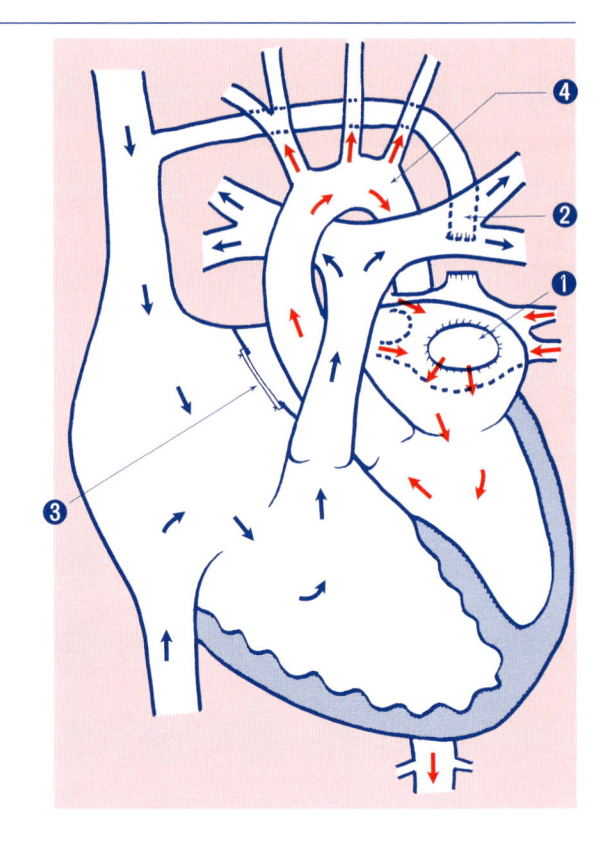

1. 総肺静脈と左房を吻合する．
2. 垂直静脈を離断または結紮する．
3. 心房中隔欠損を閉鎖する．
4. チアノーゼは消失する．

治療 術後：ⅡA型

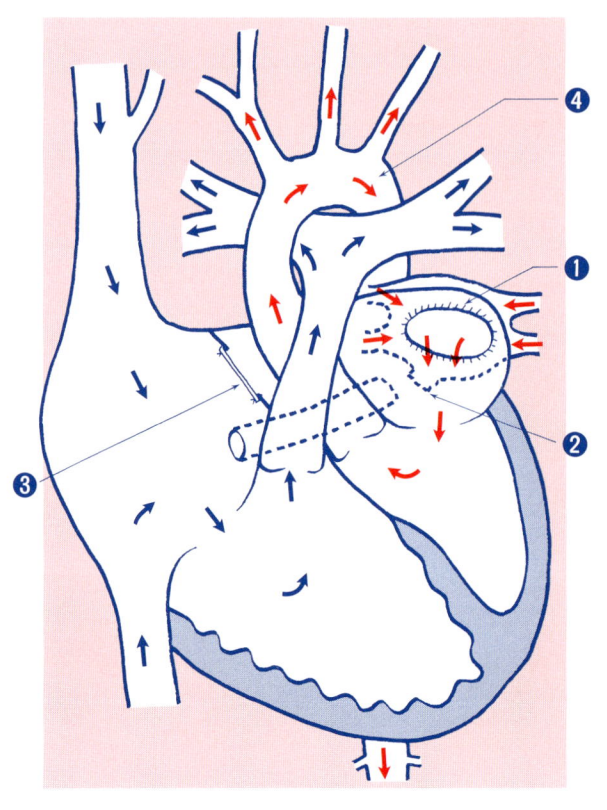

1. 総肺静脈と左房を吻合する．
2. 総肺静脈と冠状静脈洞を離断する．
3. 心房中隔欠損を閉鎖する．
4. チアノーゼは消失する．

総肺静脈還流異常

治療 術後：ⅡB型

❶ 心房中隔欠損を必要に応じて拡大し，肺静脈流入孔を左房側に含めるようにパッチ閉鎖する．
❷ チアノーゼは消失する．

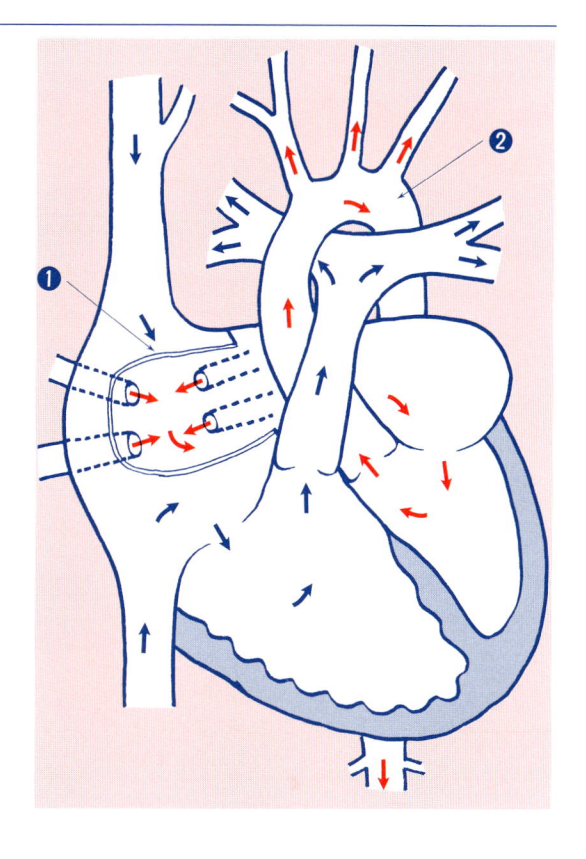

治療 術後：Ⅲ型

❶ 総肺静脈と左房を吻合する．
❷ 垂直静脈を離断または結紮する．
❸ 心房中隔欠損を閉鎖する．
❹ 肺静脈系の閉塞が解除されれば肺動脈圧は下降し，肺うっ血は取れる．
❺ チアノーゼは消失する．

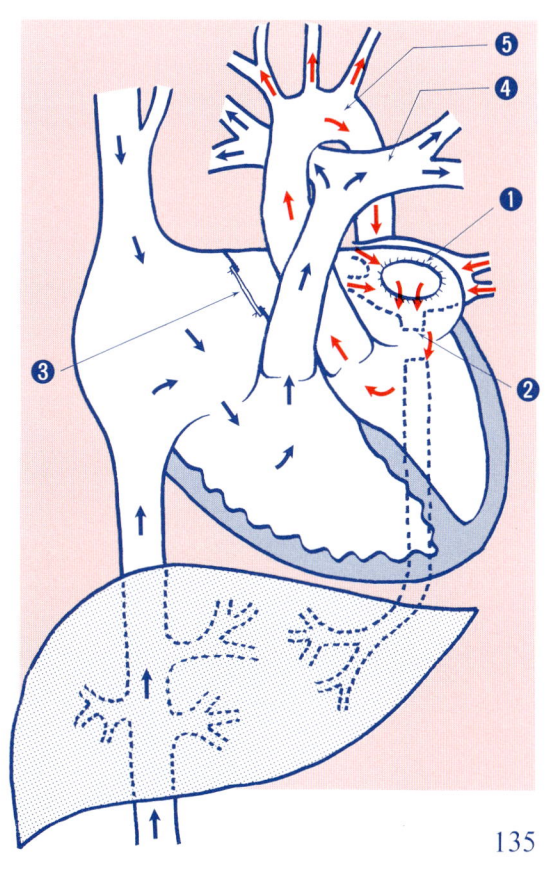

29. 三尖弁閉鎖

頻度

三尖弁閉鎖（tricuspid atresia）は比較的まれな疾患で，全先天性心疾患の約1～3％を占める．新生児期に症状を呈するチアノーゼ型先天性心疾患のうちでは頻度の高いものの一つである．

形態

三尖弁と右室との結合が完全に欠如した状態である．すなわち三尖弁は全く形成されておらず，右室流入部は存在しない．心房中隔欠損と心室中隔欠損，あるいは動脈管開存が循環系の維持に必要である．三尖弁閉鎖は，大血管関係と肺動脈狭窄の有無によって病型分類される（Keith-Edwards分類）．

　Ⅰ型：正常心室大血管関係
　　Ⅰa：心室中隔欠損なし．肺動脈閉鎖
　　Ⅰb：小さな心室中隔欠損．肺動脈狭窄
　　Ⅰc：大きな心室中隔欠損．肺動脈狭窄なし
　Ⅱ型：D型大血管位置異常（大動脈が右前），心室中隔欠損
　　Ⅱa：肺動脈閉鎖
　　Ⅱb：肺動脈狭窄
　　Ⅱc：肺動脈狭窄なし
　Ⅲ型：L型大血管位置異常（大動脈が左前），心室中隔欠損
　　Ⅲa：肺動脈狭窄
　　Ⅲb：大動脈弁下狭窄

大血管関係が正常なもの（Ⅰ型）は全症例のうち約70％を占め，残りの30％では大血管転位がある．大血管転位症例の大半はD型大血管位置異常（Ⅱ型）で，L型大血管位置異常を合併する例（Ⅲ型）はきわめてまれである．Ⅰ型のなかで最も頻度の高いのは，小さな心室中隔欠損に肺動脈狭窄を合併するⅡb型で，三尖弁閉鎖症例全体の約50％を占める．ついで肺動脈閉鎖を合併するⅠa型の頻度が高いが，これらいずれの場合も右室は高度の低形成を示し，また肺動脈の発達も不良である．時に大きな心室中隔欠損を合併し（Ⅰc型），この場合は右室の発達も比較的良好で，肺動脈はむしろ拡大していることが多い．大血管転位が存在する場合は心室中隔欠損がほぼ例外なく合併する．このなかで最も頻度の高いのは肺動脈狭窄のないⅡc型で，この場合も右室の発達は比較的良好で肺動脈径も大きい．これに続いて一般的なのは肺動脈弁狭窄あるいは弁下狭窄を伴うⅡb型で，この場合も肺動脈の低形成を伴うことが多い．

病態

右房と右室の結合が完全に欠如した状態にあるので，体静脈還流血は心房中隔欠損または卵円孔を介して左房に流入する以外行き場所がない．右房圧は上昇し，通常右房は拡大し，しばしば肝腫大など体静脈系のうっ血がみられる．左房・左室は体静脈還流血と肺静脈還流血の両方を処理することになるので，容量負荷がかかる．大動脈には動脈血と静脈血の混合したものが流れるのでチアノーゼがみられるが，その程度は肺血流量によって規定される．ⅠaまたはⅡa型の肺動脈閉鎖を合併する場合は，肺血流は全面的に動脈管に依存しており，通常肺血流は著明に減少している．ⅠbまたはⅡb型では肺動脈狭窄を介してある程度の血液が順行性に肺動脈に流れるものの，これだけでは全身への酸素供給には不十分なことが多く，通常当初は動脈管開存により，動脈管から肺動脈に流入する血液が酸素化に関与している．

一方，大きな心室中隔欠損があり，肺動脈狭窄のないⅠcまたはⅡc型では，肺血流は全く制限されず，肺血流量は増加する．また大きな心室中隔欠損を介して大動脈へかかるのと同等の血圧が肺動脈へかかるため肺高血圧となる．これらによる肺うっ血により，通常重症のうっ血性心不全を呈する．

治療

肺血流減少によりチアノーゼの程度の強い場合

は，まずプロスタグランジン E_1（PGE_1）の静注により動脈管を拡張し低酸素症を軽減する必要がある．心房間交通が不十分で体静脈系のうっ血が高度な場合はバルーン心房中隔裂開術（BAS）により，十分な大きさの心房中隔欠損を作成する．これらにより全身状態が改善した段階で外科治療を行う．

1．姑息的手術

1）Blalock-Taussig 手術

Ⅰ型またはⅡ型で，肺動脈閉鎖または狭窄の合併する例（a型またはb型）の場合は，Blalock-Taussig 手術をはじめとする体肺動脈吻合術を行い十分な肺血流を確保する．シャントによる肺血流量の増加によりチアノーゼが軽減する．

2）Glenn 手術

Blalock-Taussig 手術のみでは肺血流量が不十分な場合，または心臓への容量負荷を軽減する目的で，上大静脈を切断し，その頭側端を右肺動脈へ端側吻合する．これにより上大静脈から還流する血液は心臓を経由することなく直接肺動脈へ流入し，肺血流を増加させるので全身のチアノーゼは軽減する．Fontan 手術への"つなぎ"として行われることが多い．

3）肺動脈絞扼術

ⅠcまたはⅡc型で肺高血圧が存在する場合，肺動脈絞扼術により肺動脈狭窄を作成することによって肺うっ血を軽減し，肺動脈を閉塞性変化から防御する．

2．根治手術：Fontan 型手術

三尖弁閉鎖に対しては二心室性修復（biventricular repair）は不可能であり，単心室性修復（univentricular repair）である Fontan 型手術が唯一の手術方法である．

1）古典的 Fontan 手術

基本的に肺動脈を右房に直結する方法で，原法では肺動脈を肺動脈弁上部で切断し，右心耳に吻合する．Blalock-Taussig シャントを閉鎖し，心房中隔欠損を閉鎖する．これにより静脈血は右房から直接肺動脈へ流入し，酸素化された血液は肺静脈，左房を経て左室により大動脈へ拍出される．この結果チアノーゼは消失する．

2）total cavopulmonary connection（TCPC）

両方向性 Glenn 手術に加えて，下大静脈からの血液を，右房内バッフルまたは心外導管を介して右肺動脈に導く．この操作により，上大静脈および下大静脈両者の還流血はすべて肺動脈に直接流入し，肺静脈還流血は左房・左室を経て大動脈へ流れる．したがって全身性チアノーゼは消失する．

これらいずれの方法でも条件が整えば，乳児期早期を含めてどんな年齢層でも手術は可能である．しかし肺動脈を体静脈系に直結する手術であるので，肺動脈の状態が手術の成功の鍵となる．すなわち肺血管抵抗が上昇していなくて，肺動脈自体の発達が良好であることが必須条件である．Fontan 手術の適応基準は施設によって多少の違いがあるが，一般に肺血管抵抗値が $4\,U/m^2$，肺動脈平均圧が 15 mmHg 以下が目安となる．また左室機能不全，重度の僧帽弁逆流などは Fontan 手術のリスクを高める条件である．肺血管抵抗が高めで全静脈還流血を直接肺に流すのが心配な場合，小さな心房間交通または心房内バッフルに小さな短絡孔を残すことによって体静脈血の"逃げ道"を作っておく fenestrated Fontan 手術が行われることもある．

三尖弁閉鎖をはじめいくつかの複雑心奇形に対する最終的手術は Fontan 型手術しかない．しかし，この方法は肺循環心室を欠くいわば多分に非生理的な血行動態を伴う手術であり，根治というより最終的姑息手術と考えたほうがよいと言える．術後の最大の問題点は心拍出量がきわめて低いレベルで維持されるという点であり，これに伴い運動能の低下が著しい例が少なからずみられる．また体静脈系のうっ血に伴う肝機能障害，胸水の持続，蛋白漏出性腸症などの合併症もまれではなく，時に上室性不整脈が問題となる．このように Fontan 手術の長期予後に関しては未だ不明な部分が少なくなく，将来にかけて注意深い観察が必要な分野である．

三尖弁閉鎖

病態　Ⅰa型（肺動脈閉鎖合併）

❶ 右房と右室との結合が完全に欠如しており，三尖弁は全く形成されておらず，右室流入部が存在しない．

❷ 肺動脈閉鎖があり，右室へは血液の流入も流出もない．肺動脈は低形成を示すが大血管関係は正常である．

❸ 右室は著明な低形成を示す．

❹ 体静脈還流血は心房中隔欠損，ないしは卵円孔を経て左房に流入する．心房間交通は循環系の維持に必須である．

❺ 左室には体静脈，肺静脈還流血の両者が流入し容量負荷がかかる．

❻ 大動脈には動静脈血が混合して流れるためチアノーゼがある．

❼ 肺血流は全面的に動脈管に依存する．

❽ 通常肺血流量は減少する．

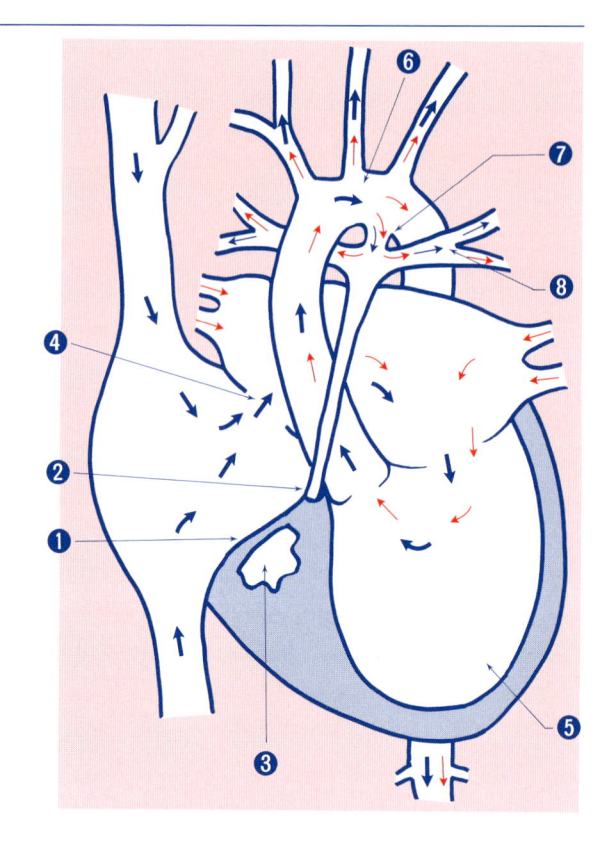

病態　Ⅰb型（心室中隔欠損・肺動脈狭窄合併）

❶ 右房と右室との結合が完全に欠如しており，三尖弁は全く形成されておらず，右室流入部が存在しない．

❷ 心室中隔欠損があり左室から右室へ血液が流入する．右室は低形成を示し，右室容積は著明に減少している．

❸ 肺動脈狭窄があり，肺への血流が制限される．肺動脈径は小さいが，大血管関係は正常である．

❹ 体静脈還流血は心房中隔欠損，ないしは卵円孔を経て左房に流入する．心房間交通は循環系の維持に必須である．

❺ 左室には体静脈，肺静脈還流血の両者が流入し容量負荷がかかる．

❻ 大動脈には動静脈血が混合して流れるため，チアノーゼがある．

❼ 肺血流は通常一部を動脈管に依存する．

❽ 右室から肺動脈への順行性の血流と，動脈管からの血流により，肺血流量は肺動脈閉鎖合併例よりは多いが，正常に比較すると減少している場合が多い．

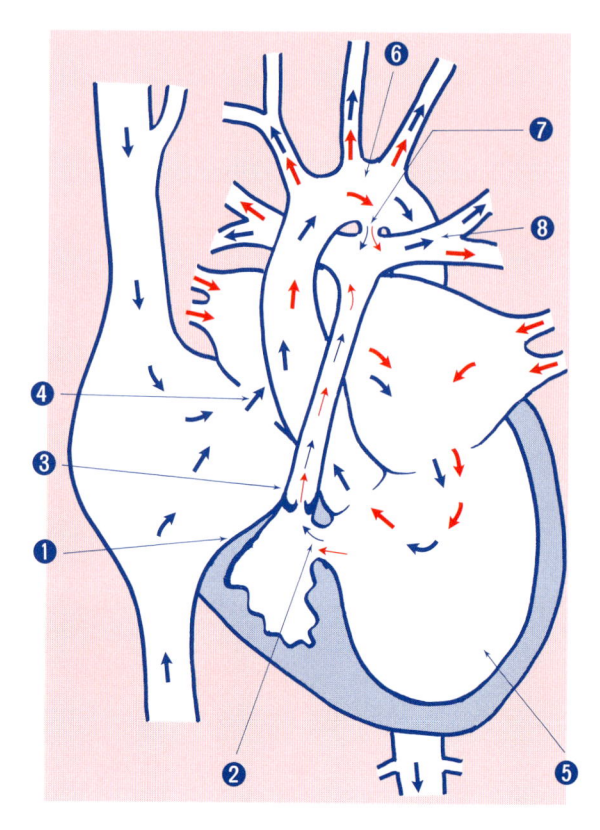

チアノーゼ型疾患

三尖弁閉鎖

病態 Ⅰc型（大心室中隔欠損合併）

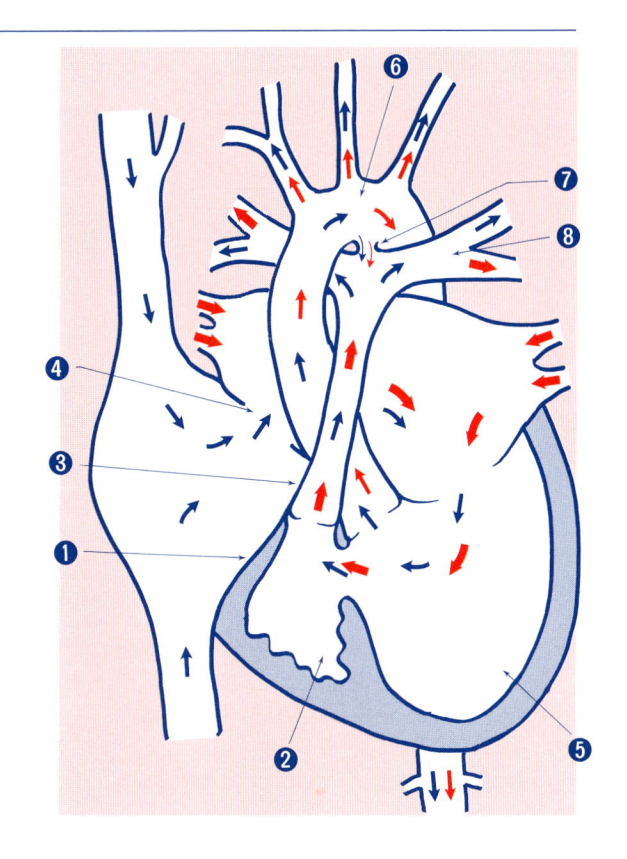

❶ 右房と右室との結合が完全に欠如しており，三尖弁は全く形成されておらず，右室流入部が存在しない．
❷ 大きな心室中隔欠損があり左室から右室へ多量の血液が流入する．右室は低形成を示すが，右室容積はⅠb型より大きい．
❸ 肺動脈には狭窄がなく，肺への血流は全く制限されない．大血管関係は正常であるが，肺動脈は拡張している．
❹ 体静脈還流血は心房中隔欠損，ないしは卵円孔を経て左房に流入する．心房間交通は循環系の維持に必須である．
❺ 左室には体静脈還流血と，多量の肺静脈還流血が流入し容量負荷が顕著である．
❻ 大動脈には動静脈血が混合して流れるためチアノーゼがある．肺血流増加によりチアノーゼの程度は軽度である場合が多い．
❼ 動脈管開存が合併するとさらに肺への短絡がある．
❽ 肺血流量は著明に増加し，肺うっ血を生じる．

病態 Ⅱb型（大血管転位・心室中隔欠損・肺動脈狭窄合併）

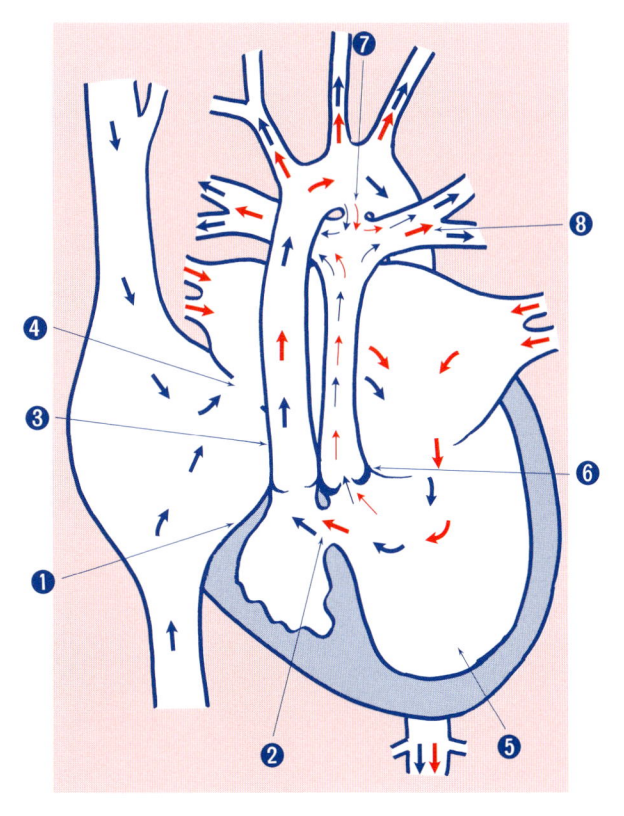

❶ 右房と右室との結合が完全に欠如しており，三尖弁は全く形成されておらず，右室流入部が存在しない．
❷ 心室中隔欠損があり左室から右室へ血液が流入する．右室は低形成を示し，右室容積は減少している．
❸ 大動脈は右室から起始する．大動脈は肺動脈の右前方に位置しD型大血管位置異常である．大動脈には動静脈血が混合して流れるためチアノーゼがある．
❹ 体静脈還流血は心房中隔欠損，ないしは卵円孔を経て左房に流入する．心房間交通は循環系の維持に必須である．
❺ 左室には体静脈，肺静脈還流血の両者が流入し容量負荷がかかる．
❻ 肺動脈は左室より起始する．肺動脈狭窄があり，肺への血流が制限される．
❼ 肺血流は通常一部を動脈管に依存する．
❽ 右室から肺動脈への順行性の血流と，動脈管からの血流により，肺血流量は肺動脈閉鎖合併例よりは多いが，正常に比較すると減少している場合が多い．

三尖弁閉鎖

病態 IIc型（大血管転位・心室中隔欠損合併）

① 右房と右室との結合が完全に欠如しており，三尖弁は全く形成されておらず，右室流入部が存在しない．
② 心室中隔欠損があり左室から右室へ血液が流入する．右室は低形成を示し，右室容積は減少している．
③ 大動脈は右室から起始する．大動脈は肺動脈の右前方に位置しD型大血管位置異常である．大動脈には動静脈血が混合して流れるためチアノーゼがあるが，肺血流の増加のため比較的軽度である．
④ 体静脈還流血は心房中隔欠損，ないしは卵円孔を経て左房に流入する．心房間交通は循環系の維持に必須である．
⑤ 左室には体静脈還流血と大量の肺静脈還流血が流入し容量負荷が著明である．
⑥ 肺動脈は左室より起始する．肺への血流は制限されず，肺動脈へ多量の血液が流れる．
⑦ 肺血流は通常一部を動脈管に依存する．
⑧ 肺血流量は著明に増加しており，肺うっ血がある．

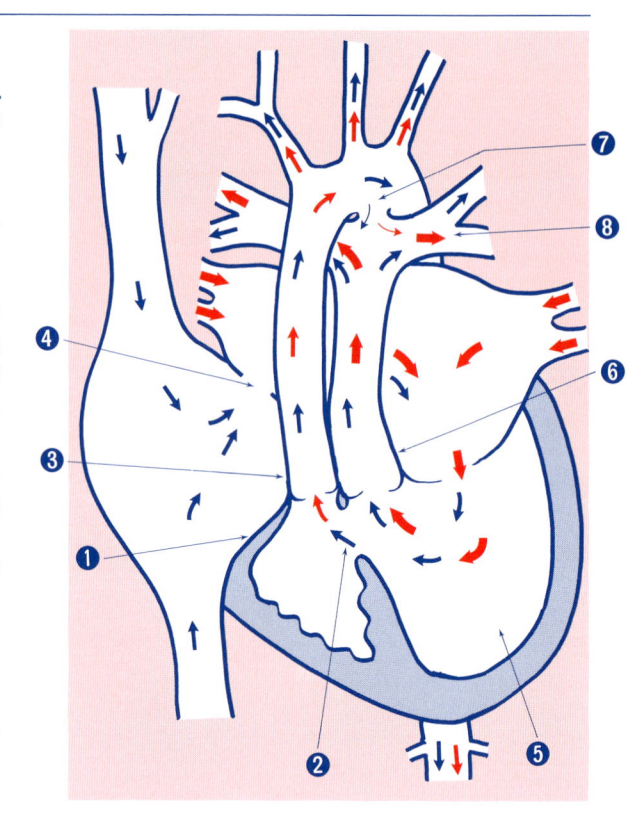

治療 Ia型―姑息的手術後：Blalock-Taussig手術

① 鎖骨下動脈と肺動脈を人工血管を用いて連結する．このシャントを通じて肺動脈に余分に血液が流入する．
② 肺血流量は増加する．
③ 肺血流の増加によって全身のチアノーゼは軽減する．

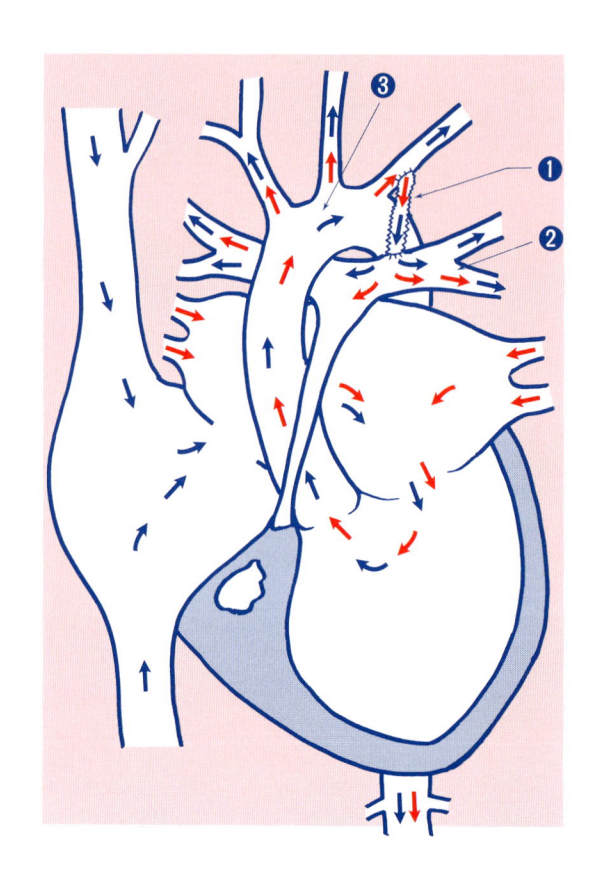

140　チアノーゼ型疾患

三尖弁閉鎖

治療 Ia型—姑息的手術後：Glenn手術

1. Blalock-Taussigシャント：肺血流を増加させるが、その分肺静脈還流血も増加し、心臓に容量負荷を与える．
2. 両方向性Glenn手術：上大静脈を右肺動脈に吻合する．上大静脈からの還流血はすべて直接肺動脈へ流入するため、肺血流は増加するが、心臓には容量負荷を与えない．

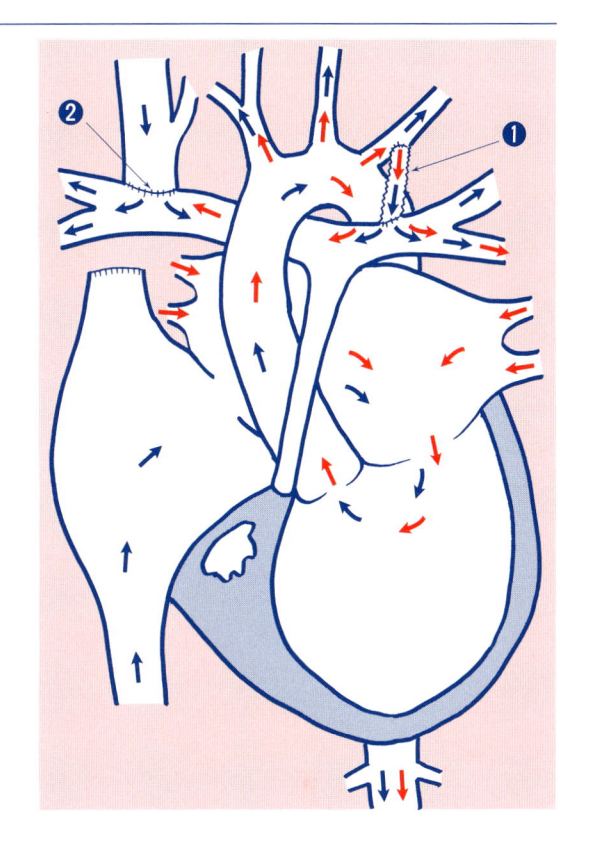

治療 Ic型—姑息的手術後：肺動脈絞扼術

1. 肺動脈絞扼術：肺動脈狭窄を作成することにより肺血流を制限する．
2. 肺動脈血流は減少し、肺動脈圧は下降する．

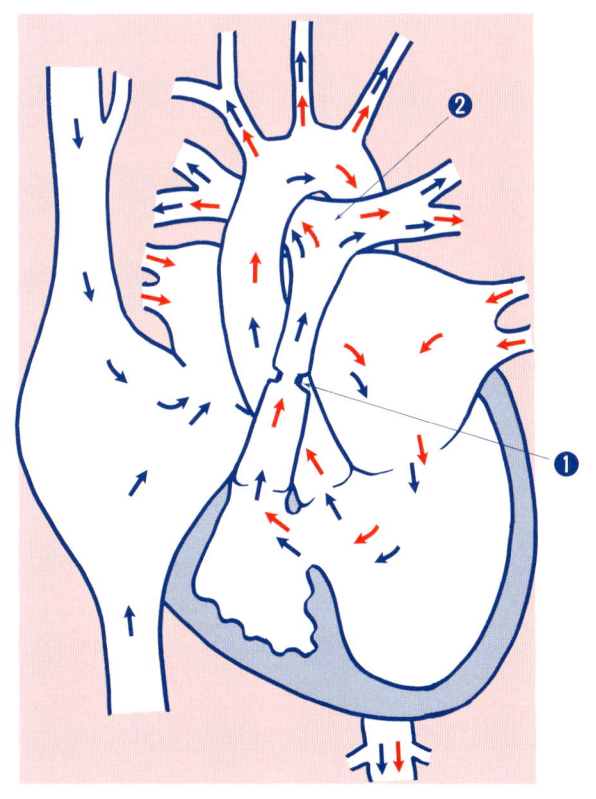

三尖弁閉鎖

治療 Ⅰa型―最終的手術後：Fontan 手術

❶ 肺動脈を右室から切離し右房に直結する．下大静脈からの還流血が直接肺動脈に流入する．
❷ 心房中隔欠損を閉鎖する．
❸ 両方向性 Glenn 手術（上大静脈-右肺動脈端側吻合）はそのまま残し，上大静脈からの還流を肺動脈へ流す．
❹ 大動脈には動脈血のみ流れるのでチアノーゼは消失する．

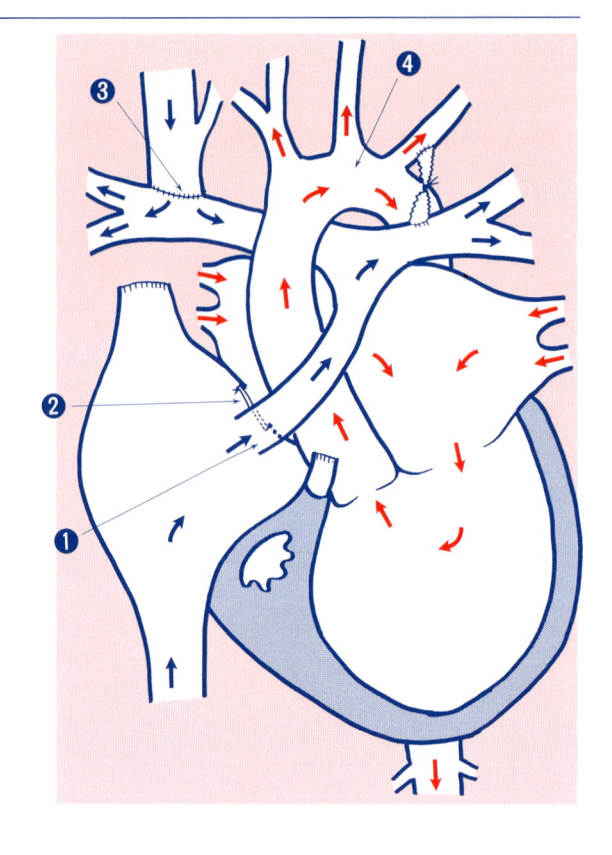

治療 Ⅰa型―最終的手術後：TCPC 手術

❶ 右房内にバッフルをつけて下大静脈と上大静脈をつなぐトンネルを作成する．
❷ 上大静脈の心臓側を右肺動脈の下面に吻合する．これにより下大静脈からの還流血は右肺動脈に直接流入する．
❸ 両方向性 Glenn 手術（上大静脈-右肺動脈端側吻合）はそのまま残し，上大静脈からの還流を肺動脈へ流す．
❹ 大動脈には動脈血のみ流れるのでチアノーゼは消失する．

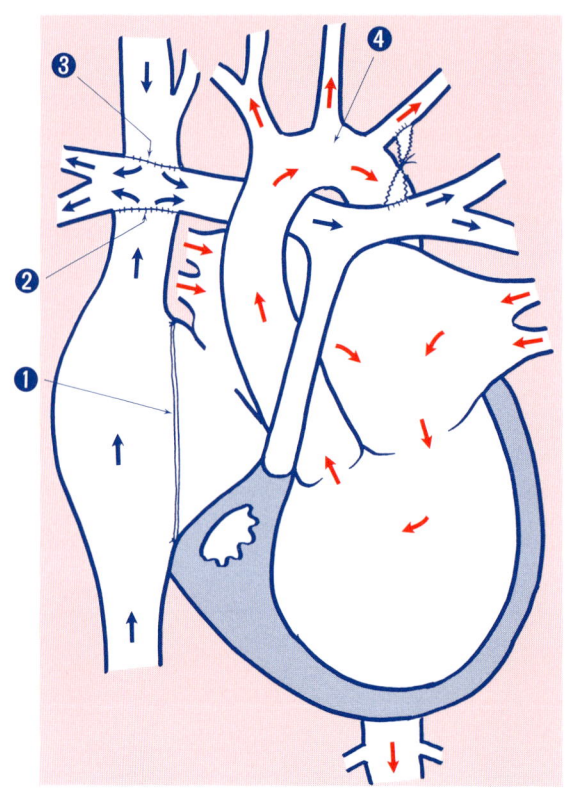

三尖弁閉鎖

治療 Ⅰa型―最終的手術後：心外導管を用いた TCPC 手術

❶ 下大静脈と右肺動脈を心外導管を用いて連結し，下大静脈からの血液を直接肺動脈に導く．
❷ 両方向性 Glenn 手術により，上大静脈からの還流血は肺動脈に直接流れる．
❸ 静脈血はすべていったん肺を循環するので，チアノーゼは消失する．

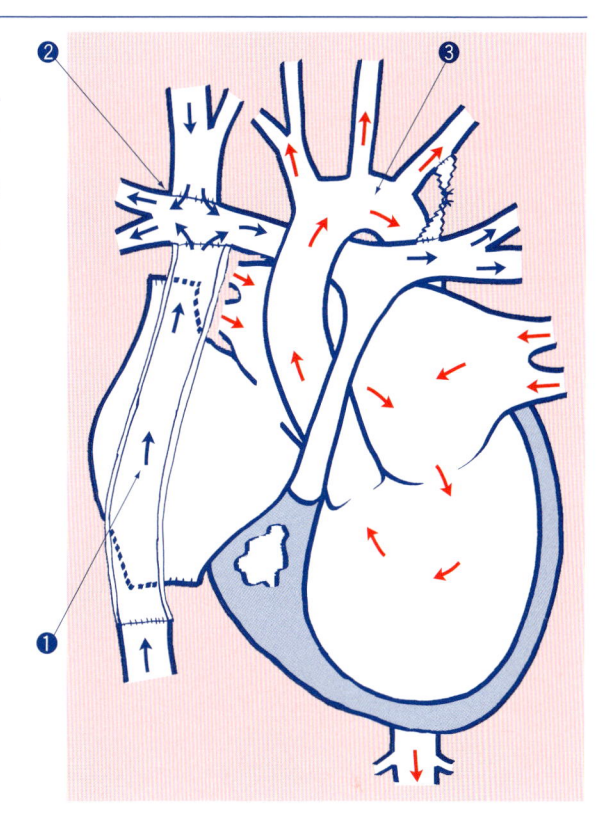

30. 純型肺動脈閉鎖

頻度

純型肺動脈閉鎖 (pulmonary atresia with intact ventricular septum) は比較的まれな疾患で，全先天性心疾患の約1％を占める．新生児期に症状を呈するチアノーゼ型先天性心疾患として重要なものの一つである．

形態

肺動脈弁が完全に閉鎖した状態であるが，約80％の症例では膜様の閉鎖であり，右室流出路および肺動脈主幹部は肺動脈弁のレベルまでは開存しており，約20％の症例では右室流出路も閉鎖している．いずれの場合も肺動脈弁輪は小さいことが多い．心室中隔欠損はないが，何らかの形の心房間交通が全身の循環を維持するうえに必須である．一般に右室の低形成を伴うが，右室の発達の程度によって次の3型に分類される．

① 右室が流入部・肉柱部・流出部の三つの部分からなる．
② 右室が流入部・流出部の二つの部分からなる．
③ 右室が流入部のみからなる．

いずれの場合も右室内腔は小さく，右室壁は肥厚している．30～50％の症例では右室腔と冠動脈の間に類洞血管 (sinusoid) による交通がみられる．当然，右室各部の発達の良好なものほど右室容積は大きく，この程度が予後を大きく左右する．

病態

右室と肺動脈の結合が完全に断たれた状態にあるので，右房から右室に流入した血液は行き先がなく，類洞血管を経由して冠動脈に至る分を除いて，三尖弁を逆流して再び右房に戻る．したがって体静脈還流血は卵円孔ないしは心房中隔欠損を経由して左房に流入する．肺血流は動脈管に依存しており，動脈管から肺動脈に流入した血液が酸素化され肺静脈から左房に還流したものと，心房間交通からの静脈血が混合して，左室から体循環系に流れる．したがって出生間もなくから重度の低酸素血症，全身性チアノーゼを呈する．左心系は体循環と肺循環の両者を担うこととなり，左室には容量負荷がかかるが，その程度は肺血流量，すなわち動脈管の大きさによって規定される．動脈管が極端に大きい例を除いては肺血流量は一般に減少しており，全身性チアノーゼは高度であるが，肺うっ血はないため，重度の代謝性アシドーシスを合併する例を除いては呼吸器系の症状はない．

治療

生後数時間から数日で，動脈管の縮小・閉鎖に伴う肺血流減少により重度のチアノーゼで発症するので，緊急の対応が必要である．まずプロスタグランジン E_1 (PGE_1) の静注により動脈管を拡張し肺血流を確保する．これにより全身状態が改善した段階で外科治療を行う．

1. 姑息的手術

この疾患に対する姑息的手術としては肺動脈弁切開術 (Brock 手術) と Blalock-Taussig 手術をはじめとする体肺動脈吻合術がある．おのおの単独に行われる場合と，両者同時に施行される場合がある．

 1) 肺動脈弁切開術 (Brock 手術)

人工心肺を使用せず肺動脈側から肺動脈弁を切開する方法である．基本的には右室を減圧し，また右室から肺動脈への順行性の血流を確保することにより右室腔の発達を促す目的で行うものである．肺動脈弁輪，右室の発達の比較的良好な例では，これだけで十分な肺血流が得られる場合もあるが，通常は動脈管が閉鎖した場合，これだけで体循環血の酸素飽和度を良好に維持するのは困難で，体肺動脈吻合術の併用が必要である．

 2) Blalock-Taussig 手術

通常，左右いずれかの鎖骨下動脈と肺動脈を人工血管で吻合する方法で肺血流を確保する．

2. 根治手術

1）右室流出路形成

　肺動脈弁切開術後に右室の発達が良好で，容量が十分あると判断される場合には，右室流出路を肺動脈弁輪を越えて切開し，パッチを用いて流出路形成を行う．Blalock-Taussig 手術の短絡を閉鎖し，心房中隔欠損を閉鎖することにより血行動態は正常化する．まれに右室の発達が当初から良好で，右室拡張末期容積が正常の 50% 以上である場合には，新生児期に一期的に右室流出路形成による心内修復が可能である．このようにして修復された状態では，右室，左室の両者が本来の機能を分担する血行動態となり，二心室性修復（biventricular repair）と呼ばれる．こうした修復が可能か否かは右室の発達の程度にかかっている．したがって初診時の最終的な修復を見据えた管理，姑息的手術の選択が重要である．

2）Fontan 手術

　姑息的手術後も右室の発達が不良で，右室容量および三尖弁輪径から右室の正常な機能が期待できない場合は，二心室性修復を断念し，Fontan 手術による修復を行う．この場合，実際に血行動態的に機能しているのは一つの心室のみであるので，単心室性修復（univentricular repair）と呼ばれる．Fontan 手術は基本的に，肺動脈を右房に直結する方法で，原法では肺動脈を肺動脈弁上部で切断し，右心耳に吻合する．Blalock-Taussig シャントを閉鎖し，心房中隔欠損を閉鎖する．これにより静脈血は右房から直接肺動脈へ流入し，酸素化された血液は肺静脈，左房を経て左室により大動脈へ拍出される．この結果チアノーゼは消失するが，肺循環は，心室を欠く状態で肺へ送血することになり，右房収縮が多少関与するものの，主として肺動脈の受動的な血流によって維持される．このため心拍出量がきわめて低い状態で維持されるなど，問題点が少なくない．Fontan 手術の術式についてはいくつかの変法がある（Fontan 手術の詳細に関しては三尖弁閉鎖の項参照，137, 142 頁）．

純型肺動脈閉鎖

病態　動脈管開存合併例

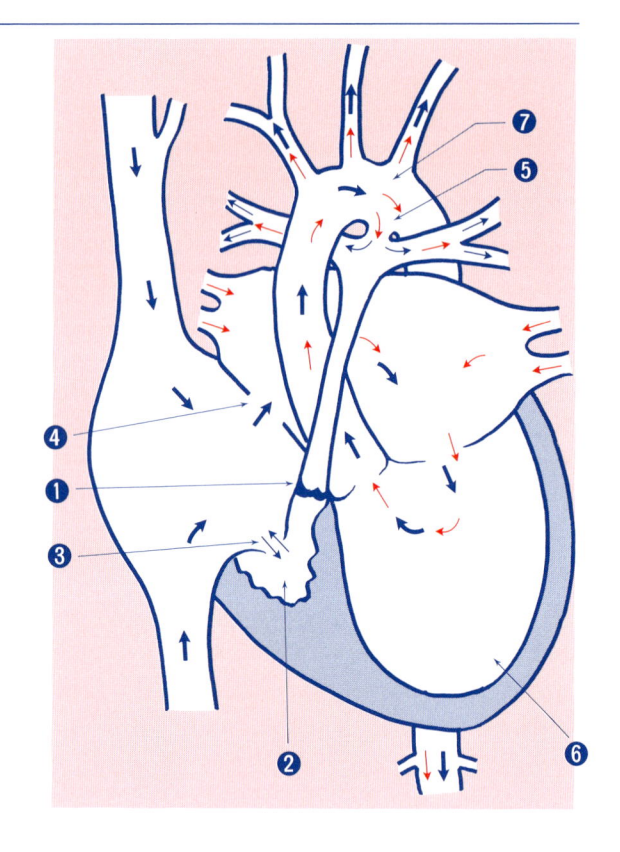

❶ 肺動脈弁が完全に閉鎖しており，弁輪の低形成を伴う．
❷ 一般に右室の低形成を伴うが，内腔の発達の程度は症例によって異なる．
❸ 右室に流入する血液は流出路が閉鎖されているため，三尖弁を逆流して右房に戻る．
❹ 静脈血は卵円孔ないしは心房中隔欠損を経て左房に流入する．
❺ 肺血流は全面的に動脈管に依存する．通常肺血流量は減少している．
❻ 左室には容量負荷がかかる．
❼ 静脈血の流入により全身性チアノーゼが著明である．

治療　姑息的手術後

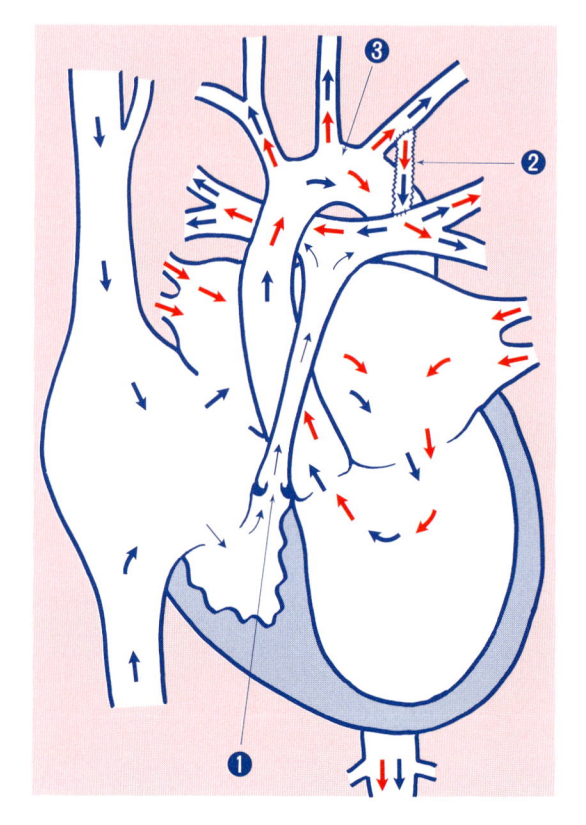

❶ 肺動脈弁切開術（Brock 手術）：肺動脈側から肺動脈弁を切開することにより，右室を減圧し，また右室から肺動脈への順行性の血流を確保することにより右室腔の発達を促す．
❷ Blalock-Taussig 手術：鎖骨下動脈と肺動脈を人工血管で吻合し肺血流を確保する．
❸ 肺血流の増加により，チアノーゼは軽減する．

純型肺動脈閉鎖

治療 根治手術後：右室流出路形成

1. 右室流出路を肺動脈弁輪を越えて切開し，流出路形成を行う．
2. B-T手術の短絡を閉鎖する．
3. 心房中隔欠損を閉鎖する．
4. 静脈血は右室から正常に肺動脈に流れる．
5. チアノーゼは消失する．

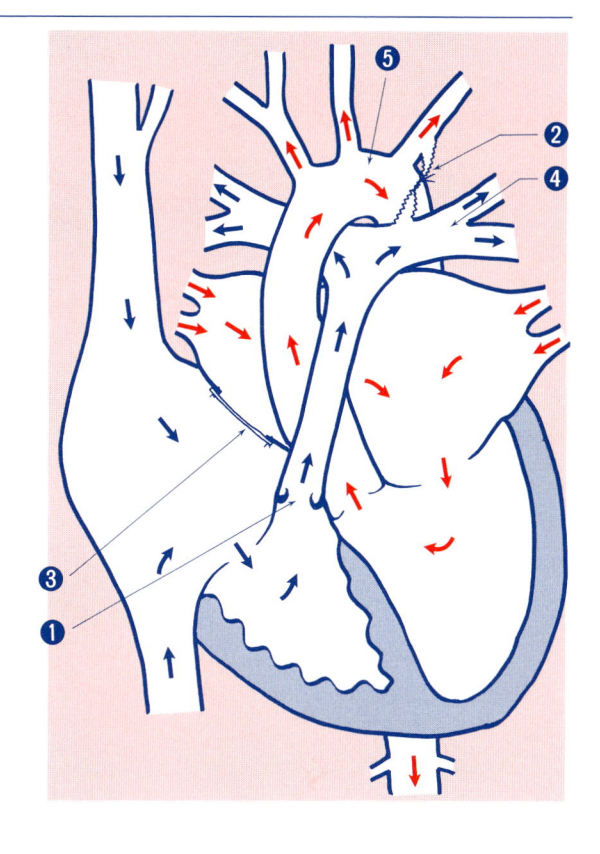

治療 根治手術後：Fontan手術

1. 肺動脈を弁上で切断し，右房に接続する．
2. B-T手術の短絡を閉鎖する．
3. 心房中隔欠損を閉鎖する．
4. 静脈血は右房から直接肺動脈に流れる．
5. チアノーゼは消失する．

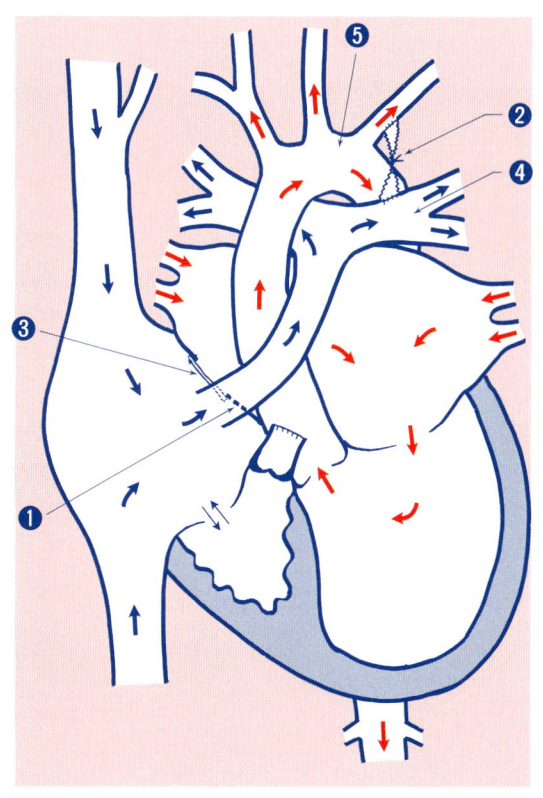

31. Ebstein 奇形

頻度

Ebstein 奇形（Ebstein's anomaly of tricuspid valve）は比較的まれな疾患で，全先天性心疾患の約0.5%を占める．

形態

三尖弁の形成不全による疾患であり，三尖弁中隔尖と後尖が，正常の弁輪部より心尖方向に偏位している．前尖は通常大きく，ある程度の形成異常がみられ，腱索付着の形態にもしばしば異常がみられる．右室は偏位した三尖弁によって心尖部側の機能的右室と，本来の三尖弁輪と偏位した三尖弁中隔尖・後尖との間の右房化右室に分かれ，この部の心筋は菲薄化・拡大している．一方機能的右室は通常低形成を示す．以上の三尖弁形成異常の程度，および機能的右室の状況により，Ebstein 奇形の形態は次の4型に分類される（Carpentier 分類）．

- タイプA：三尖弁の形成異常の程度が軽度で，十分な機能的右室容量がある．
- タイプB：大きな右房化右室が存在する．三尖弁前尖の可動域は良好である．
- タイプC：三尖弁前尖の動きが制限されている．右室流出路狭窄を来す場合もある．
- タイプD：右室のほぼ全体が右房化された状態（ウール奇形：Uhl's anomaly）．

多くの症例で機能的右室は低形成を示し，右房化右室を含めた右房は著明に拡大しており，左室は圧排され心筋に線維化・肥大がみられる．合併異常として心房中隔欠損ないしは卵円孔開存が通常存在する．また上記の通り右室流出路狭窄を合併する場合もある．WPW症候群が合併する頻度が極めて高い．

いずれの型においても，三尖弁中隔尖・後尖と前尖との間のギャップ，および弁尖自体の形成不全により三尖弁の閉鎖不全が顕著で多量の三尖弁逆流が生じる．

またこの疾患は肺動脈弁狭窄，肺動脈閉鎖に合併してみられることがある（次項のEbstein 奇形・肺動脈閉鎖を参照）．

病態

本症の臨床像は，新生児期に重症のチアノーゼと心不全を呈し早期に死亡するものから，成人期まで全く無症状のものまで多様である．その重症度を決定する要素としては三尖弁閉鎖不全の程度，右室機能，心房中隔間交通の大きさなどである．新生児期に症状を呈する重症例では，一般に三尖弁の形成不全の程度が高度である場合が多く三尖弁逆流が顕著である．新生児期早期の高い肺血管抵抗に対して，三尖弁逆流の著明な右室では十分な拍出量が得られず，肺血流量は極端に減少する．右房に逆流した静脈血はこのため心房間交通を経て左心系に流入し体循環系に拍出される．このために重症の全身性チアノーゼが出現し，体静脈系のうっ血，低心拍出量と相まって代謝性アシドーシスを伴いきわめて重篤な状態となる．動脈管開存を合併する場合も，動脈管を経て肺動脈へ流入した血液の多くは肺動脈弁逆流により右室から右房まで逆流し，末梢肺動脈へ流れる血液はきわめて少ない．このため動脈管を経由する血流は血液の酸素化にあまり関与することなく，心臓に対する容量負荷を増悪させる結果となる．このように新生児期に重篤な症状を呈する症例の予後は一般に不良で，早期の死亡も少なくないが，各種の対症的治療で当初の心不全を乗り切ることができれば，肺血管抵抗の下降とともに，右室機能障害が存在しても肺血流量は増加してくる．したがって低酸素血症，チアノーゼは軽減し全身状態の改善がみられる．

三尖弁の形態的変化が軽度である症例では，多くの場合，心房間交通での右-左短絡により軽度のチアノーゼがみられるが，乳児期・小児期を通じてほとんど無症状の場合もある．WPW症候群に関連して発作性上室性頻拍が問題となる症例が少

なくない．

治療

無症状例ないしはごく軽度のチアノーゼのみがある症例では，特に治療の必要のない場合が多い．上室性頻拍その他の不整脈に対して薬物治療が必要な場合がある．

外科治療の適応に関しては多くの意見があり，必ずしも統一されていないが，一般に次のような場合が手術適応とされる．

① 日常生活が著しく制限される場合（NYHA機能分類Ⅲ度以上）
② 症状は軽度であっても有意の心拡大（心胸比：0.65以上）がある場合
③ 低酸素血症，多血症が重度の場合（動脈血酸素飽和度：80％以下，ヘモグロビン値：16 g/dl 以上）
④ 症状は軽度であっても奇異性塞栓症の既往がある場合
⑤ 頻拍性不整脈が頻発し，薬物治療での管理が困難な場合

重症のチアノーゼ，心不全を有する新生児症例に対する手術の適応に関して一定の基準はなく，状況に応じて慎重に検討する必要がある．

手術は基本的に三尖弁の形成と心房中隔欠損の閉鎖を行うが，通常行われる方法には次のようなものがある．

1. **Danielson 手術**
 右房化右室を何本かの mattress suture で縫縮し，三尖弁輪を縫縮する．適応となる症例がある程度限られる．
2. **Carpentier 手術**
 やはり右房化右室を縫縮するが右室の長軸にそって縫縮を行うのが特徴である．Carpentier ring を用いて三尖弁の再建を行う．近年比較的広く行われ良好な成績をあげている．
3. **三尖弁置換**
 年長児，成人例では三尖弁置換が行われる．
4. **Starnes 手術**
 新生児期のチアノーゼ，心不全・呼吸不全が極めて強く，内科的治療のみで救命できない場合には，三尖弁を閉鎖する Starnes 手術を行う．三尖弁を心外膜パッチなどを用いて閉鎖し，三尖弁逆流を完全に止めてしまう．同時に心房間交通を必要に応じて拡大し，静脈還流血を左房に導くようにする．このままでは肺への血流はなくなるので，Blalock-Taussig 手術などの体肺動脈吻合術を追加し，肺血流を確保する．これらの処置により三尖弁逆流は消失し，適当な肺血流が確保されれば，チアノーゼは軽減し全身状態も改善する．最終的には Fontan 型手術による修復が必要となる．この方法による治療の長期予後に関しては，未だ十分な情報はないが，重症例で新生児期に極めて重篤な症状を呈する症例での，緊急的な救命方法として注目される．

Ebstein 奇形

病態 Ebstein 奇形の形態分類（Carpentier 分類）

- タイプA：三尖弁の形成異常の程度が軽度で，十分な機能的右室容量がある．
- タイプB：大きな右房化右室が存在する．三尖弁前尖の可動域は良好である．
- タイプC：三尖弁前尖の動きが制限されている．右室流出路狭窄を来す場合もある．
- タイプD：右室のほぼ全体が右房化された状態（ウール奇形：Uhl's anomaly）．

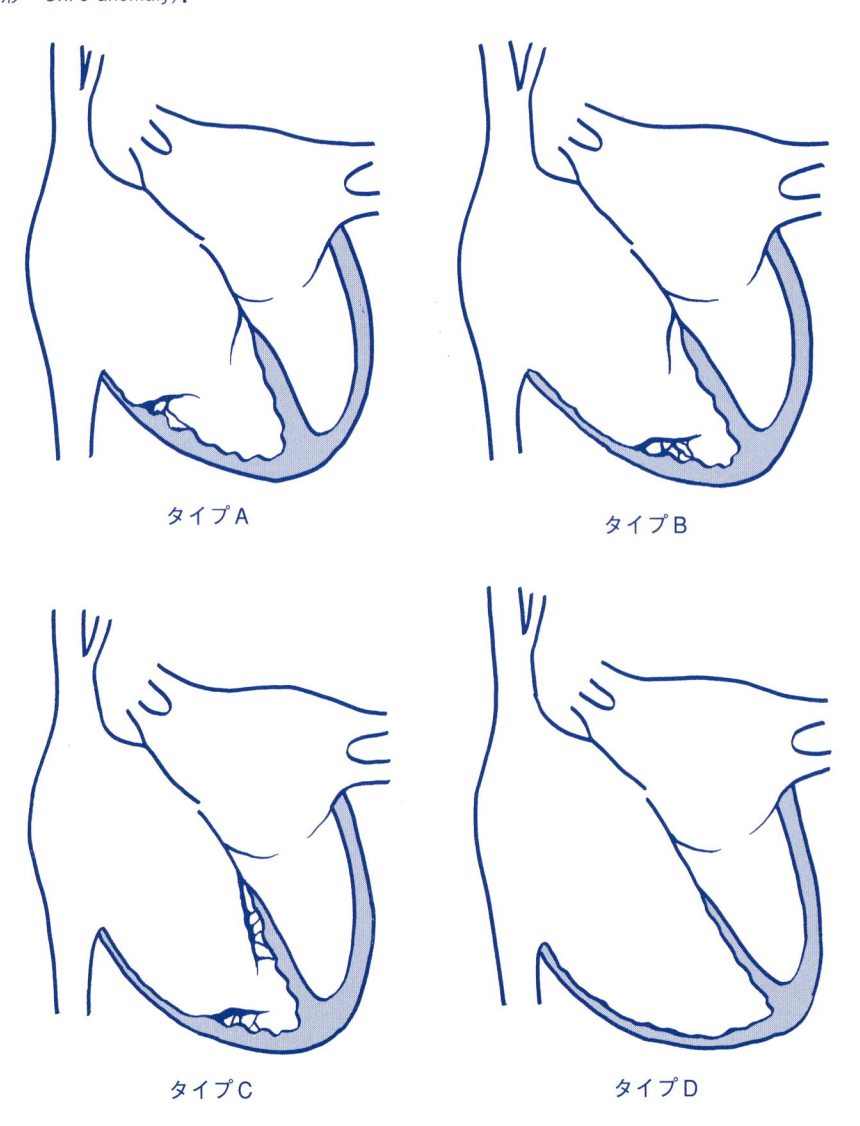

タイプA

タイプB

タイプC

タイプD

Ebstein 奇形

病態　新生児期

❶ 三尖弁の形成不全があり、特に中隔尖と後尖が心尖部方向に偏位している。これらの弁尖と前尖との間のずれと、弁尖自体の形成不全により三尖弁の閉鎖不全が顕著で多量の三尖弁逆流を生じる。
❷ 機能的右室は通常低形成を示す。
❸ 右房と壁が菲薄化した右房化右室は著明に拡張し、極度の心拡大がみられることが多い。
❹ 新生児期の高い肺血管抵抗に対して、三尖弁逆流の著明な右室では十分な拍出量が得られず、肺血流量は減少する。
❺ 右房に逆流した静脈血は心房間交通を経て左心系に流入し体循環系に拍出される。
❻ 肺血流量の減少と心房での右-左短絡により全身性チアノーゼが出現する。

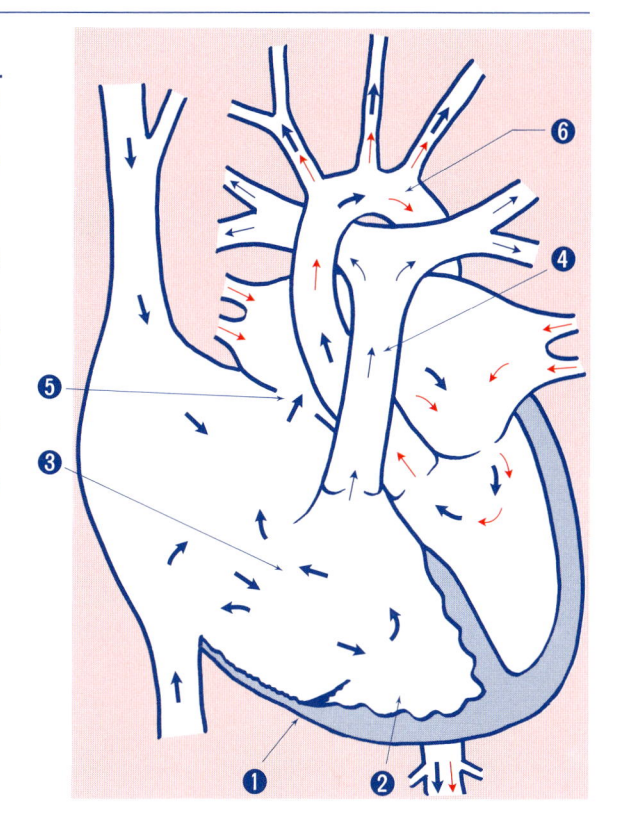

病態　新生児期：動脈管開存合併

❶ 大動脈から動脈管を経て肺動脈へ血液が流入する。
❷ 動脈管から流入した血液の多くは肺動脈弁逆流により右室に向かって逆流する。
❸ 動脈管から逆流した血液を含めて著明な三尖弁逆流がある。
❹ 末梢肺動脈への血流はきわめて少ない。
❺ 右房への容量負荷は動脈管開存がない場合より顕著である。
❻ 肺血流の著明な減少によりチアノーゼは重度である。

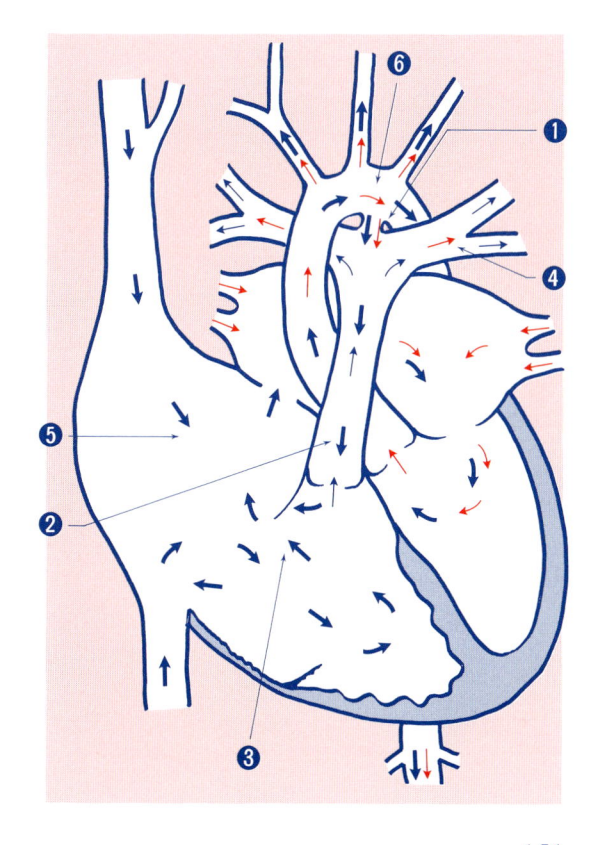

Ebstein 奇形

病態 乳児期以降

1. 肺血管抵抗の下降とともに，右室機能障害が存在しても肺血流量は増加する．
2. 三尖弁逆流は持続するが，肺血流量の増加によりその程度はある程度軽減する．
3. 心房間交通を介する右-左短絡は持続するが，その程度は軽減する．
4. 肺血流の増加に伴いチアノーゼは軽減する．

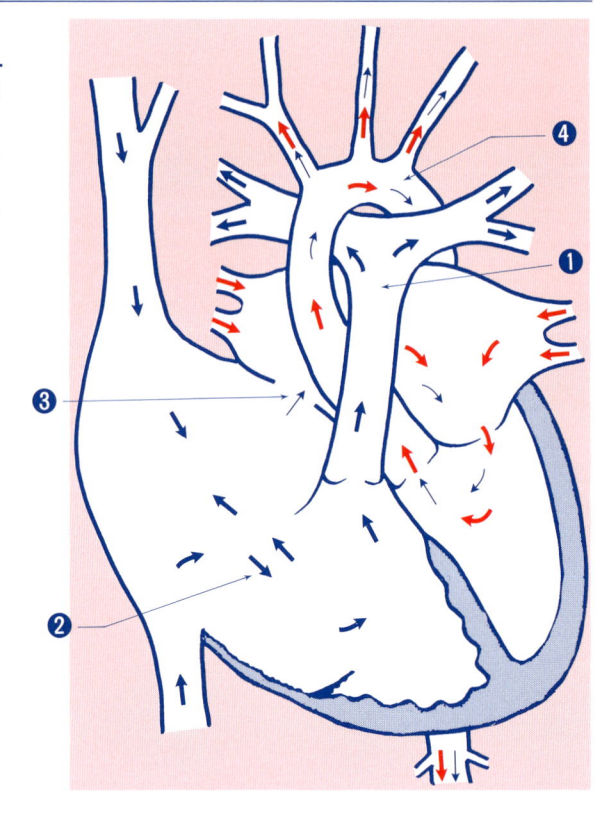

治療 Danielson 手術後

1. 右房化右室を縫縮し三尖弁輪のずれを補正する．
2. 三尖弁輪を縫縮する．これにより三尖弁逆流の程度は軽減する．
3. 心房中隔欠損を閉鎖する．
4. 心房での右-左短絡がなくなるのでチアノーゼは消失する．

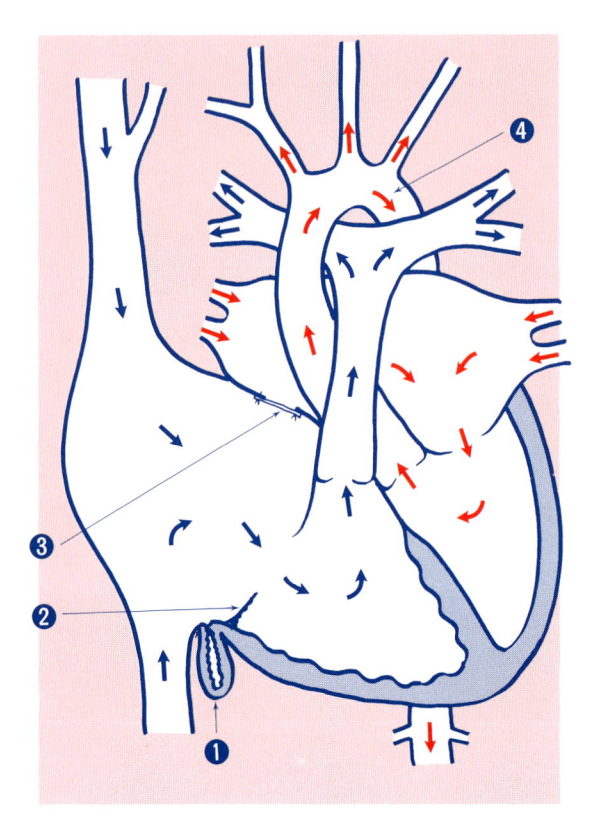

Ebstein 奇形

治療 Carpentier 手術後

❶ 右房化右室を右室の長軸にそって縫縮する．
❷ Carpentier ring を用いて三尖弁の再建を行う．これにより三尖弁逆流が軽減する．
❸ 心房中隔欠損を閉鎖する．
❹ 心房での右-左短絡がなくなるのでチアノーゼは消失する．

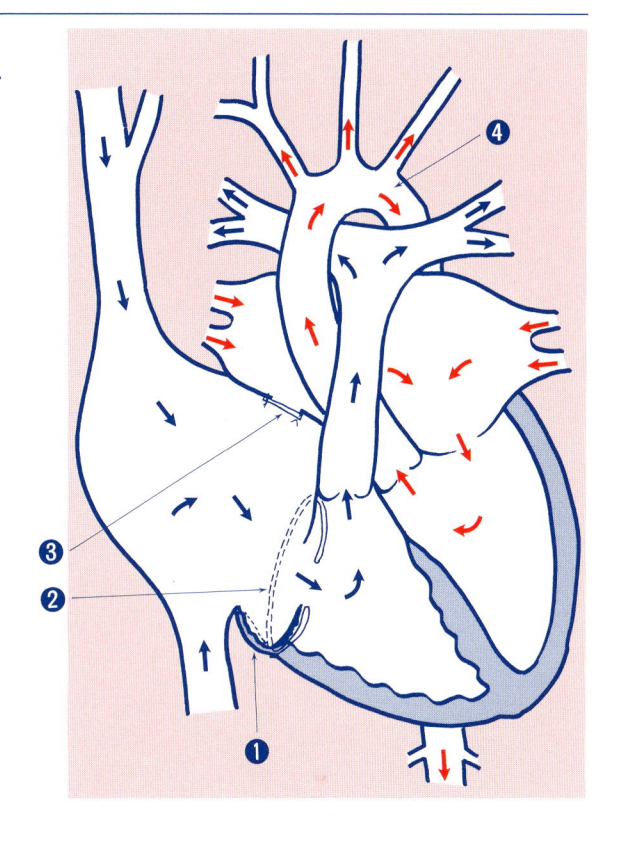

治療 三尖弁置換術後（機械弁による置換）

❶ 三尖弁を人工弁を用いて置換する．これにより三尖弁逆流は消失する．

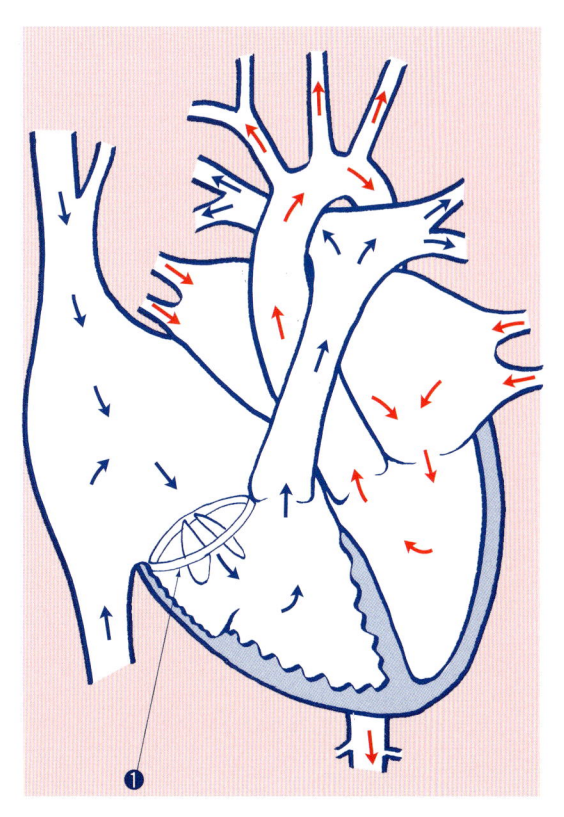

Ebstein 奇形

治療 Starnes 手術後

1. 三尖弁を心外膜パッチなどを用いて閉鎖する．
2. 心房間交通を必要に応じて拡大し，十分な心房中隔欠損を作成する．
3. Blalock-Taussig 手術を行い，肺血流を確保する．
4. 十分な肺血流を確保することによりチアノーゼは軽減する．

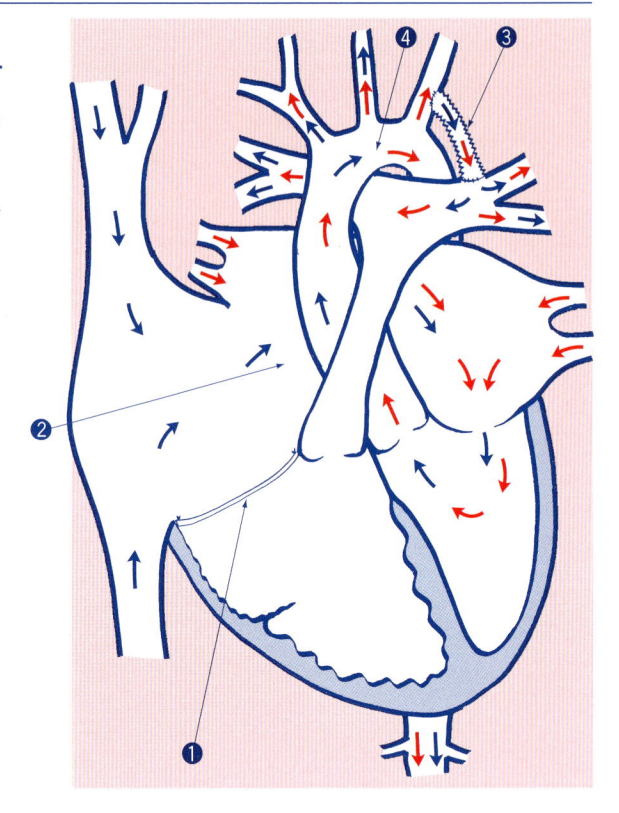

治療 Starnes 手術後の Fontan 型手術（TCPC）

1. 両方向性 Glenn 手術を行い，上大静脈からの還流血を肺動脈に導く．
2. 下大静脈からの血液を心外導管を用いて肺動脈に導く．
3. Blalock-Taussig シャントを閉鎖する．
4. 静脈血がすべていったん肺を通過するので，チアノーゼは完全に消失する．

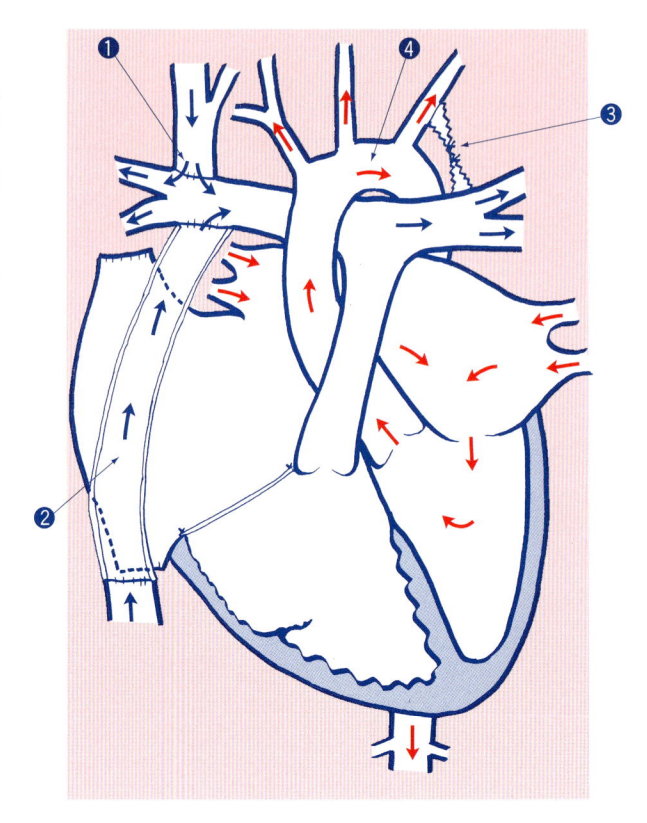

32. Ebstein 奇形・肺動脈閉鎖

頻度

Ebstein 奇形・肺動脈閉鎖（Ebstein's anomaly of tricuspid valve with pulmonary atresia）はまれな疾患であるが，新生児期にきわめて重篤な症状を呈し，新生児期早期に問題となる先天性心疾患のなかで重要なものの一つである．

形態

三尖弁の形成不全，心尖部方向への偏位は基本的に通常の Ebstein 奇形の場合と同様である．それに純型肺動脈閉鎖が合併した形である．機能的右室は通常高度の低形成を示し，右房化右室を含めた右房は著明に拡大している．肺動脈閉鎖は弁の膜様閉鎖が多いが，流出路の閉塞を合併する場合もある．心房中隔欠損ないしは卵円孔開存が通常存在する．

病態

新生児期早期から重症のチアノーゼと心不全を呈するが，大きな特徴は重症の呼吸不全である．通常の純型肺動脈閉鎖の場合と同様，肺血流は全面的に動脈管に依存しており，通常肺血流量は著明に減少しているので，重症の低酸素血症，チアノーゼが出現する．この疾患の病態はこれだけではなく，主として右房の顕著な拡大による巨大な心臓に圧迫されて肺の低形成がもともと存在するのに加えて，十分な肺の拡張が得られないことによる換気不全のため，きわめて重症の呼吸不全を呈する．このため多くの場合，出生直後から人工呼吸器による呼吸管理を必要とする．各種の集中治療にもかかわらず，多くの症例では重症の低酸素血症が持続，代謝性アシドーシス，肺の二次的な変化をきたして死亡する場合が圧倒的に多く，従来治療が困難な疾患の一つとされている．

治療

呼吸管理，プロスタグランジン E_1（PGE_1）治療，カテコラミン・利尿薬などによる抗心不全治療を積極的に行い，全身状態の改善をはかる．この疾患に対する手術方法として，三尖弁を閉鎖する Starnes 手術がある．

Starnes 手術

人工心肺下に，三尖弁を心外膜パッチを用いて閉鎖する．右房を縫縮し，心房間交通を必要に応じて拡大し，十分な心房中隔欠損を作成する．Blalock-Taussig 手術ないしはその他の型の体肺動脈吻合術を行い，肺血流を確保する．これらの処置により，三尖弁閉鎖・肺動脈閉鎖と同様の状況が作られることになり，十分な肺血流を確保することによりチアノーゼは軽減し，また右房を縮小させることにより肺での換気が改善され，呼吸不全は軽快する．最終的には Fontan 型手術による修復を行う．この方法は比較的新しく，長期予後に関する情報は未だないが，良好な手術成績が報告されており，従来ほぼ全例死亡していた疾患に対する救命方法として注目されている．

Ebstein 奇形・肺動脈閉鎖

病態 動脈管開存合併例

❶ 通常の Ebstein 奇形と同様，三尖弁の形成不全，心尖部方向への偏位があり，著明な三尖弁逆流がある．
❷ 肺動脈閉鎖は弁の膜様閉鎖が多い．
❸ 機能的右室は通常高度の低形成を示す．
❹ 右房化右室を含めた右房は著明に拡張し，極端な心拡大により肺が圧排されて重症呼吸不全をきたす．
❺ 心房間交通を介して多量の右-左短絡がある．
❻ 肺血流は全面的に動脈管に依存する．肺血流量は通常減少している．
❼ 肺血流減少，心房での右-左短絡により著明なチアノーゼがみられる．

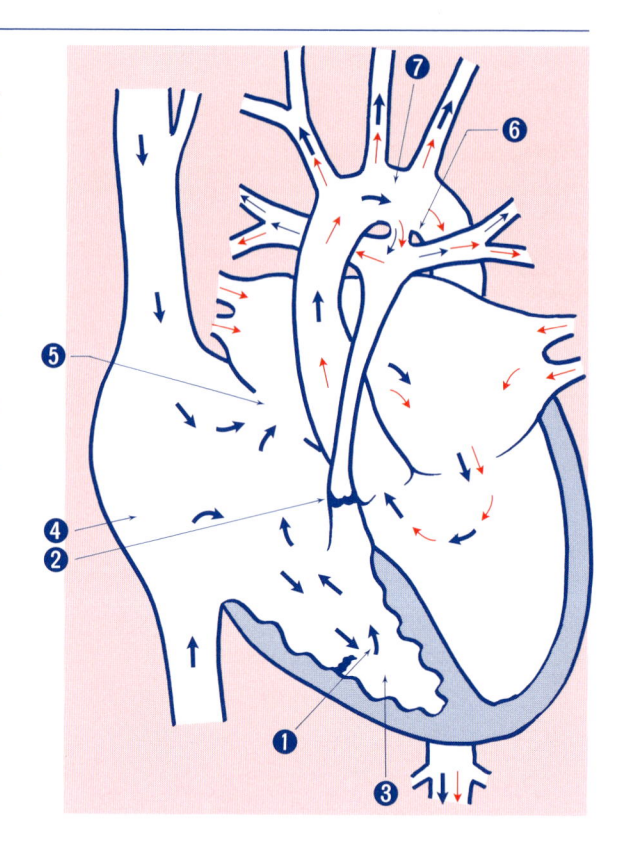

治療 Starnes 手術後

❶ 三尖弁を心外膜パッチを用いて閉鎖する．
❷ 心房間交通を必要に応じて拡大し，十分な心房中隔欠損を作成する．
❸ Blalock-Taussig 手術を行い，肺血流を確保する．
❹ 十分な肺血流を確保することによりチアノーゼは軽減する．

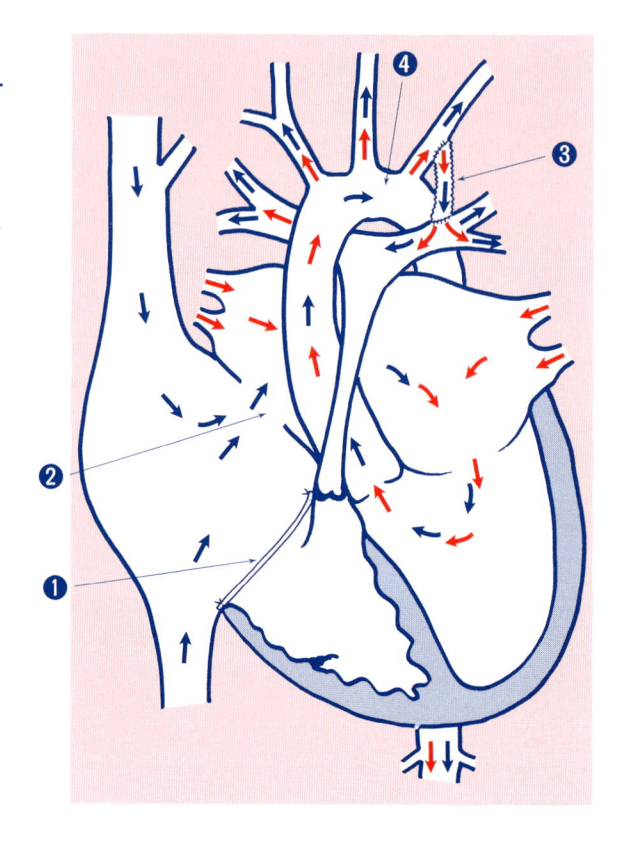

Ebstein奇形・肺動脈閉鎖

治療 Starnes手術後のFontan型手術（TCPC）

❶ 両方向性Glenn手術を行い，上大静脈からの還流血を肺動脈に導く．
❷ 下大静脈からの血液を心外導管を用いて肺動脈に導く．
❸ Blalock-Taussigシャントを閉鎖する．
❹ 静脈血がすべていったん肺を通過するので，チアノーゼは完全に消失する．

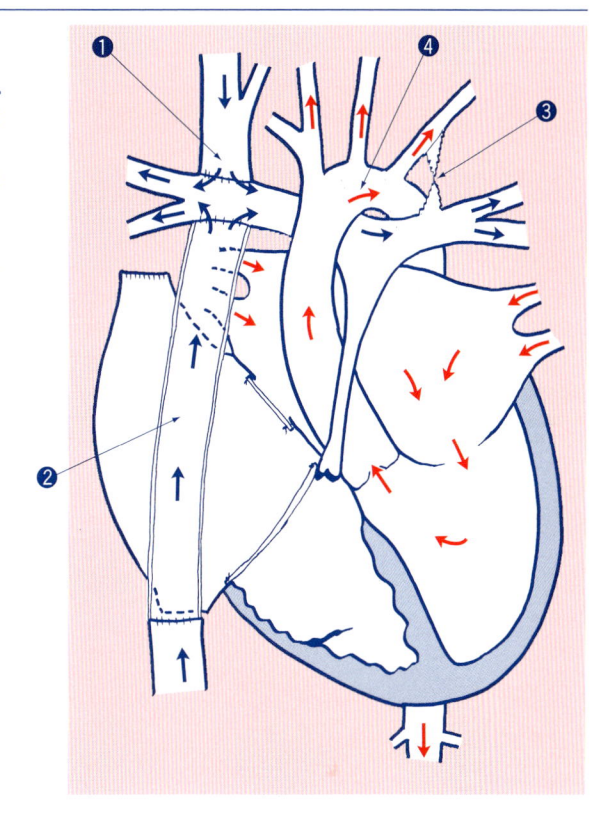

33. 総動脈幹症

頻度

総動脈幹症（truncus arteriosus）は比較的まれな疾患で，全先天性心疾患の1％弱を占める．

形態

心臓から単一の大血管が起始する疾患である．胎生期の総動脈幹が大動脈と肺動脈主幹部に分化する前の状態でそのまま残ったものと考えられ，これが冠循環，肺循環，体循環に血液を供給する．肺動脈の分岐の形態によるCollett-Edwards分類では次の4型に分類される．

　Ⅰ型：短い肺動脈主幹部が総動脈幹から分岐する．
　Ⅱ型：左右肺動脈が総動脈幹後面から別々に分岐するが，その距離が近い．
　Ⅲ型：左右肺動脈が別個に総動脈幹側面から分岐する．
　Ⅳ型：肺血管が下行大動脈から分岐する．

これらのうちⅣ型は，今日では総動脈幹症には分類されず，通常ファロー四徴・肺動脈閉鎖・主要大動脈肺動脈側副動脈の一型と考えられている．Ⅰ・Ⅱ型で全体の約85％を占める．総動脈弁は三尖の場合が多く全体の70％であるが，四尖がこれに続き約20％，二尖弁が約10％で，いずれの場合も閉鎖不全の頻度が高い．大きな膜性周囲部型の心室中隔欠損が総動脈幹直下に存在する．他の合併異常として右大動脈弓が約30％に，大動脈弓離断が10％にみられる．

病態

動脈血と静脈血が混合して両心室の流出路である総動脈幹に流入し，総動脈幹は大動脈と肺動脈に分れるため，全身性チアノーゼがみられる．その程度は肺血流量によって左右されるが，一般に肺血管抵抗が通常と同様に下降すれば，肺動脈の分岐部に狭窄が合併していない限りは，多量の血液が肺循環系に流入する．これにより肺うっ血が出現し，また両心室は大きな心室中隔欠損でつながっており，肺動脈は総動脈幹から起始するため，肺動脈には大動脈へかかるのと同等の圧がかかり，肺高血圧となる．このため通常は，チアノーゼの程度は軽度で，むしろ呼吸障害，哺乳障害，体重増加不良などのうっ血性心不全が本症の臨床像の主体となる．総動脈弁の閉鎖不全がある場合には，両心室にさらに容量負荷がかかるために心不全症状はより重症である．肺血管は常に高い圧にさらされているため，肺血管の閉塞性変化が進行しやすく，肺血管抵抗の上昇につれて肺血流が減少してチアノーゼが増強する，いわゆるEisenmenger化の傾向が強い．

治療

通常，薬物による抗心不全治療は重症心不全をコントロールするのに十分ではなく，また上記の通り肺血管の閉塞性変化をきたしやすい状況であるので，早期の外科治療が推奨される．姑息的手術としてⅠ型の場合，肺動脈絞扼術が行われることもあるが，バンドがずれて片側の肺動脈に狭窄をきたしたりすることが多く，技術的な困難が伴うために通常は一期的な心内修復が選択される．

1. **Rastelli手術**

通常は心外導管を用いて右室流出路を再建し，総動脈幹から切離した肺動脈へ接続し，心室中隔欠損を閉鎖する．本症では新生児期，乳児期に手術を行うため，成長につれて何度か心外導管を入れ換えるための再手術が必要になるという問題点がある．そこで近年は心外導管を使用することなく，肺動脈と右室切開部との自己組織での連続性を作成したうえで，1弁付きパッチを用いる右室流出路再建を行う場合が増えている．いずれの場合も術後は血行動態は基本的に正常化し，チアノーゼは消失する．

2. **総動脈弁置換術**

総動脈弁閉鎖不全が顕著な場合は弁置換を考慮する．

総動脈幹症

病態 Ⅰ型

❶ 総動脈幹が左右両心室からの単一の流出路として起始する．
❷ 総動脈幹から短い肺動脈主幹部が分岐する．
❸ 大きな心室中隔欠損が総動脈幹直下にある．
❹ 総動脈弁は通常三尖であるが，四尖または二尖のこともある．しばしば総動脈弁閉鎖不全がある．
❺ 肺血管抵抗の下降とともに肺血流は著明に増加し，肺うっ血をきたす．大動脈へと同等の圧がかかるので肺高血圧となる．
❻ 左右心室圧は等圧である．
❼ 総動脈幹の延長である大動脈には動静脈血の混合した血液が流れるためチアノーゼがある．

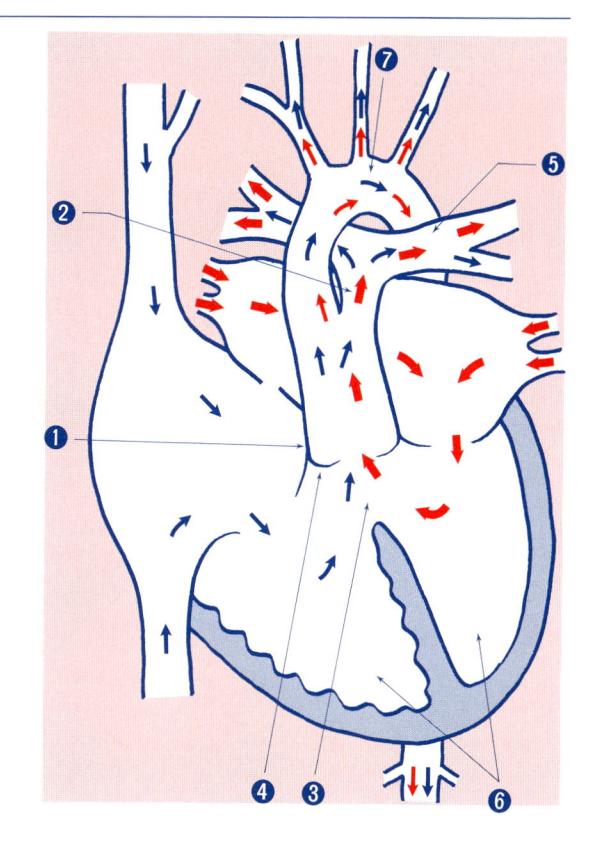

病態 Ⅱ型

❶ 総動脈幹が左右両心室からの単一の流出路として起始する．
❷ 総動脈幹後面から左右肺動脈が分岐する．
❸ 大きな心室中隔欠損が総動脈幹直下にある．
❹ 総動脈弁は通常三尖であるが，四尖または二尖のこともある．しばしば総動脈弁閉鎖不全がある．
❺ 肺血管抵抗の下降とともに肺血流は著明に増加し，肺うっ血をきたす．大動脈へと同等の圧がかかるので肺高血圧となる．
❻ 左右心室圧は等圧である．
❼ 総動脈幹の延長である大動脈には動静脈血の混合した血液が流れるためチアノーゼがある．

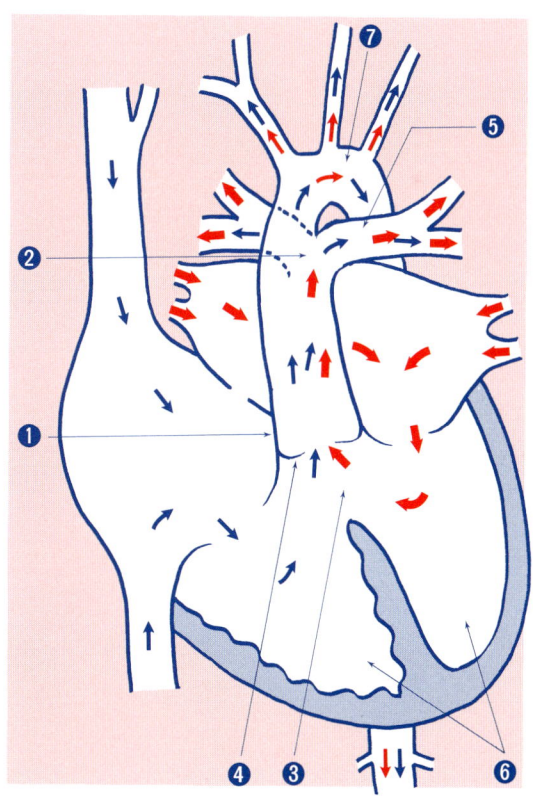

総動脈幹症

病態 III型

1. 総動脈幹が左右両心室からの単一の流出路として起始する．
2. 総動脈幹側面から左右肺動脈が分岐する．
3. 大きな心室中隔欠損が総動脈幹直下にある．
4. 総動脈弁は通常三尖であるが，四尖または二尖のこともある．しばしば総動脈弁閉鎖不全がある．
5. 肺血管抵抗の下降とともに肺血流は著明に増加し，肺うっ血をきたす．大動脈へと同等の圧がかかるので肺高血圧となる．
6. 左右心室圧は等圧である．
7. 総動脈幹の延長である大動脈には動静脈血の混合した血液が流れるためチアノーゼがある．

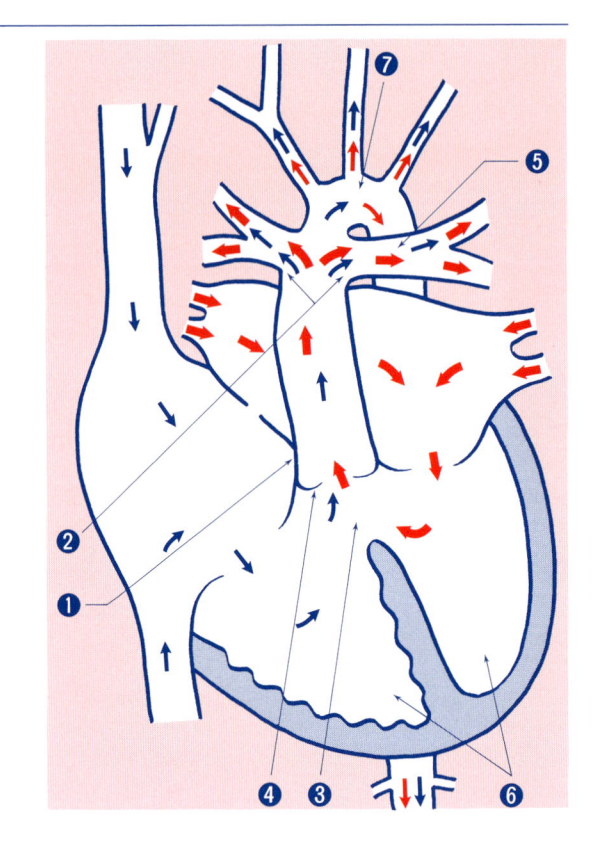

治療 Rastelli手術後

1. 心外導管を用いて右室流出路を再建し，総動脈幹から切離した肺動脈へ接続する．
2. 心室中隔欠損をパッチ閉鎖する．
3. 肺血流は正常化し，肺動脈圧も正常となる．
4. 右-左短絡がなくなるのでチアノーゼは消失する．

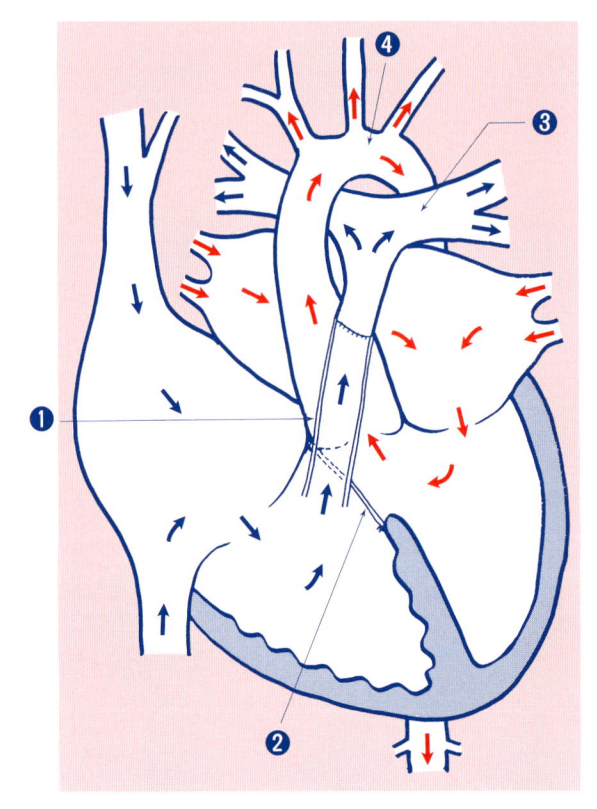

34. 両大血管右室起始

頻度

両大血管右室起始（double-outlet right ventricle, DORV）は全先天性心疾患の約1％を占める．

形態

両大血管右室起始は解剖学的右室から大動脈，肺動脈の両大血管が起始する疾患の総称である．本症にはきわめて多彩な形態の疾患が含まれ，その定義に関しても多くの異論があるが，一般に両大血管の150％以上が右室より起始する疾患として定義されることが多い．本疾患は通常，心室中隔欠損の部位と大血管関係の型によって分類される．

心室中隔欠損部位
1. 大動脈下型心室中隔欠損（subaortic VSD）
2. 肺動脈下型心室中隔欠損（subpulmonic VSD）
3. 両大血管下型心室中隔欠損（doubly committed VSD）
4. 遠隔型心室中隔欠損（noncommitted or remote VSD）

大血管関係
a. 正常大血管関係
b. 並列大血管関係（side-by-side）
c. D型位置異常（D-malposition）
d. L型位置異常（L-malposition）

以上の組み合わせで理論的には合計16の型があることになるが，実際には並列大血管関係をもつものが全体の65％を占め，最も多い．これに次いでD型位置異常が約25％，L型位置異常が7％で正常大血管関係を有するものは3％である．並列大血管関係を有するものでは，大動脈が通常肺動脈の右側に位置し，両半月弁は同じレベルにあり，その間にはいわゆる円錐部中隔にあたる筋肉組織が存在する．両半月弁とも房室弁との線維性結合を有しない．

大動脈下型心室中隔欠損は，欠損が大動脈弁下に開孔するタイプで最も頻度が高く全体の約70％を占める．大動脈下型心室中隔欠損・並列大血管関係のタイプが全症例の約50％である．

肺動脈下型心室中隔欠損は肺動脈弁下に開孔し，このタイプの両大血管右室起始はしばしばTaussig-Bing 奇形と呼ばれる．この型の心室中隔欠損を有する場合，大血管関係は並列かD型位置異常でおのおの全体の約10％を占める．

両大血管下型心室中隔欠損は両方の半月弁に隣接して開孔するもので頻度は低い．この場合，大血管関係は通常並列である．

遠隔型心室中隔欠損はいずれの半月弁からも離れて開孔するもので，全体の約7％程度である．多くは房室弁に隣接する心内膜床欠損型の心室中隔欠損であるが，心尖部に近い筋性部欠損の場合もある．

合併異常としては肺動脈狭窄，特に弁下狭窄の頻度が高く，その他に内臓心房錯位，共通房室弁口，大動脈弁下狭窄，大動脈縮窄など多くのものがあり，病型はきわめて多彩である．

病態

本症の病態は心室中隔欠損の部位と肺動脈狭窄などの合併異常の有無により大きく異なる．本項では有意の合併異常のない場合について概説する．

1. 大動脈下型心室中隔欠損

左室の唯一の流出路である心室中隔欠損が大動脈弁下に開孔しているので，大動脈には主に動脈血が流れる．このため全身のチアノーゼは軽度である．肺血管抵抗が正常に下降している場合は，肺動脈には静脈血と心室中隔欠損からの動脈血が流入し，肺血流量は増加する．肺動脈には大動脈へと同等の圧がかかるため肺高血圧がある．したがって，ここでの血行動態は大きな心室中隔欠損の場合に近く，肺うっ血，心臓への容量負荷により呼吸不全，哺乳障害，体重増加不良などの心不

全徴候がみられる．

2．肺動脈下型心室中隔欠損（Taussig-Bing 奇形）

このタイプの両大血管右室起始では左室からの動脈血は心室中隔欠損を経て直接肺動脈に流入する．一方，静脈血は主として大動脈に流れるため全身のチアノーゼは通常顕著である．肺血管抵抗の下降により肺血流量は増加し，しばしば重度の肺うっ血が出現し，心不全症状が著明である．したがってこの場合の血行動態は完全大血管転位・心室中隔欠損に近いものである．この場合も肺動脈圧は大動脈圧と同等に上昇している．

3．両大血管下型心室中隔欠損

心室中隔欠損が両方の半月弁に隣接している場合，動脈血が両大血管に流れるためチアノーゼの程度は比較的軽度であることが多い．この場合も肺血流量は増加し，また肺高血圧があるため，呼吸不全を主体とする心不全徴候がみられる．

4．遠隔型心室中隔欠損

この場合も大動脈への動脈血の流入は比較的良好に保たれているためチアノーゼの程度は軽度であることが多い．肺血流量増加，肺高血圧により心不全を呈する．

治療

上記の通りいずれの型においてもチアノーゼに加えて肺血流増加によるうっ血性心不全が問題となるので，強心薬，利尿薬などによる抗心不全治療が行われる．姑息的手術としては肺動脈絞扼術により肺血流量をコントロールする方法があるが，術後，肺動脈または大動脈の弁下狭窄をきたすことがあり，可能な限り一期的心内修復が推奨される．心房間交通が不十分な場合は，バルーン心房中隔裂開術（BAS）により十分な大きさの心房中隔欠損を作成する．

■心内修復術

1．大動脈下型，両大血管下型心室中隔欠損

基本的に心室中隔欠損から右室内導管を大動脈に接続することにより，動脈血が大動脈に導かれることになり，血行動態は正常化する．

2．肺動脈下型心室中隔欠損

1）左室大動脈間流出路再建術（心室内血流転換術）

心室中隔欠損から右室内導管を大動脈に導く方法である．通常円錐中隔の切除を必要とし，また心室中隔欠損を拡大する必要がある場合もある．理想的には，心室内導管は肺動脈の後ろを通す（Kawashima 手術）のが望ましいが，肺動脈流出路に十分なスペースがとれるかどうかが鍵となる．

2）大血管転換術

心室中隔欠損を肺動脈を左室に含める形でパッチ閉鎖し，大血管転換術を行う．これにより静脈血は右室から肺動脈に流れ，動脈血は左室から大動脈に流れる形となり，血行動態は正常化する．大血管転換術で冠動脈を移植する際に大血管の位置関係が問題となる場合があり，術前の冠動脈の評価が重要である．

3．遠隔型心室中隔欠損

基本的に上記いずれかの方法で修復を行うが，いずれの方法にしても技術的に困難である場合が多い．心室中隔欠損と両大血管の位置関係が重要な鍵となり，慎重な術式の検討が必要である．

両大血管右室起始

病態　大動脈下型心室中隔欠損

❶ 両大血管は右室から起始し，多くは大動脈が肺動脈の右に位置する並列の関係である．
❷ 左室の唯一の流出路である心室中隔欠損は大動脈弁下に開孔する．
❸ 心室中隔欠損の位置の関係で動脈血が多く大動脈に流入するためチアノーゼは軽度である．
❹ 肺血流量は増加し，肺うっ血，肺高血圧がある．
❺ 右室は体循環・肺循環系心室の両方として機能し，圧は上昇する．

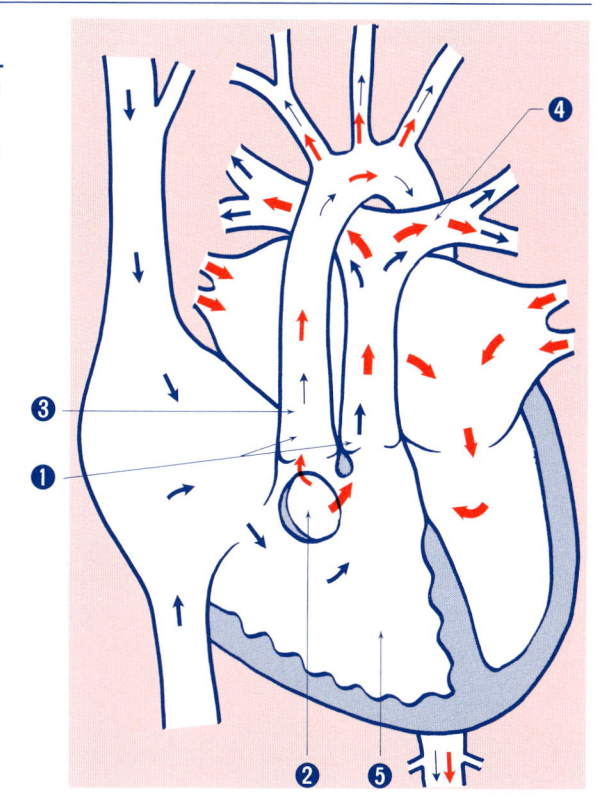

病態　肺動脈下型心室中隔欠損
　　　　（Taussig-Bing 奇形）

❶ 両大血管は右室から起始し，多くは大動脈が肺動脈の右に位置するD型位置異常か並列の関係である．
❷ 左室の唯一の流出路である心室中隔欠損は肺動脈弁下に開孔する．
❸ 肺動脈へ心室中隔欠損から直接多量の動脈血が流入し，著明な肺うっ血をきたし，肺高血圧がある．
❹ 大動脈へ流入する動脈血は少量で，主に静脈血が大動脈へ流れるため，全身のチアノーゼは顕著である．
❺ 右室は体循環・肺循環系心室の両方として機能し，圧は上昇する．

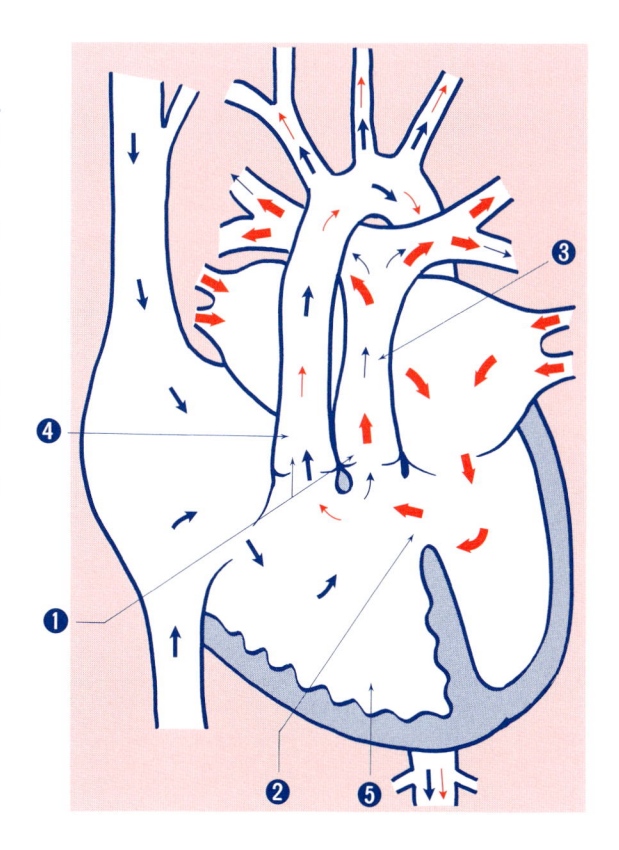

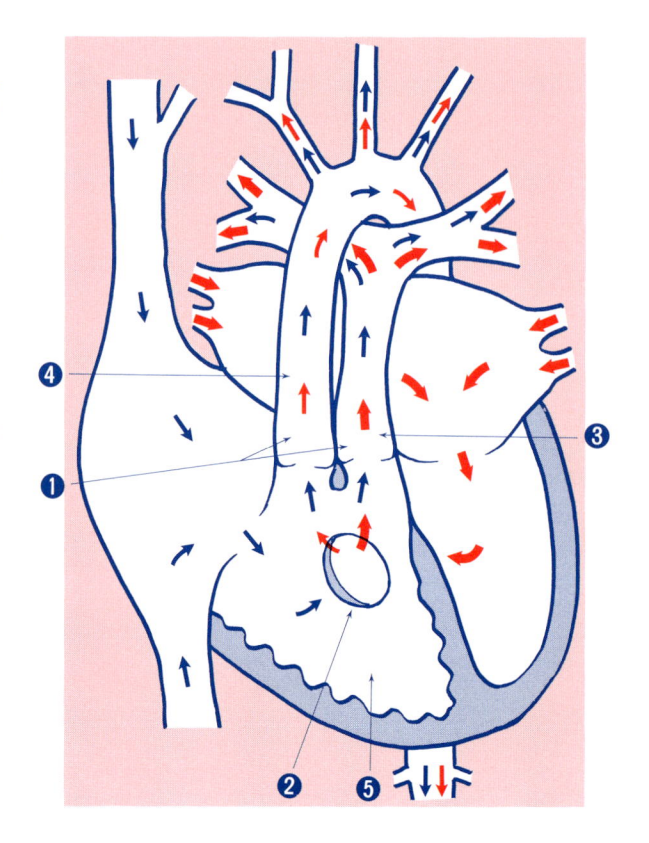

両大血管右室起始

病態 両大血管下型心室中隔欠損

❶ 両大血管は右室から起始し，通常は大動脈が肺動脈の右に位置する並列の関係である．
❷ 左室の唯一の流出路である心室中隔欠損は両大血管の半月弁に隣接して開孔する．
❸ 動脈血は両方の大血管に流入するが，血管抵抗の低い肺循環系により多く流れるため，肺血流量は増加し，著明な肺うっ血，肺高血圧がある．
❹ チアノーゼがあるが，大動脈へ流入する動脈血は比較的多いので，その程度は軽度である場合が多い．
❺ 右室は体循環・肺循環系心室の両方として機能し，圧は上昇する．

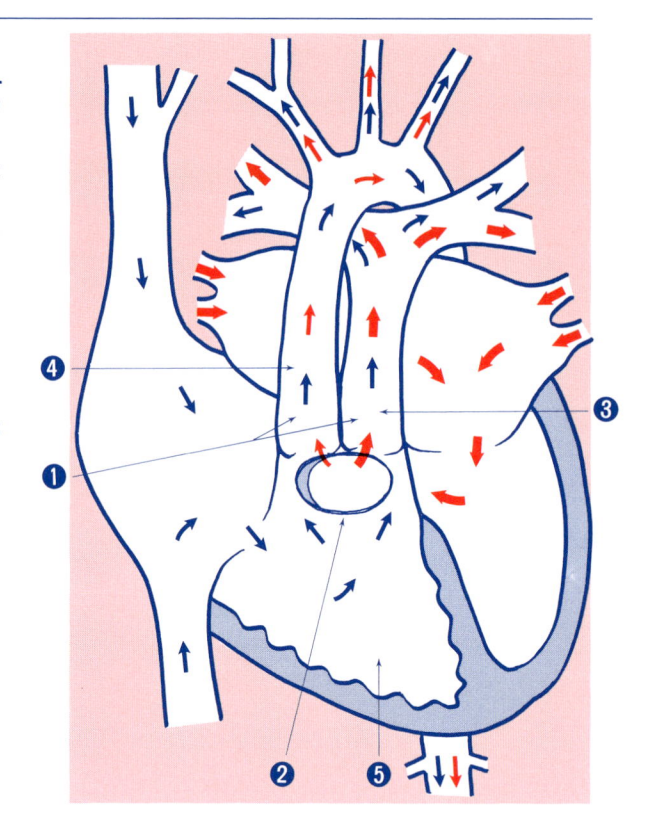

病態 遠隔型心室中隔欠損

❶ 両大血管は右室から起始し，通常は大動脈が肺動脈の右に位置する並列の関係である．
❷ 左室の唯一の流出路である心室中隔欠損は両大血管のいずれからも離れて開孔する．
❸ 動脈血は両方の大血管に流入するが，血管抵抗の低い肺循環系により多く流れるため，肺血流量は増加し，著明な肺うっ血，肺高血圧がある．
❹ チアノーゼがあるが，大動脈へ流入する動脈血は比較的多いので，その程度は軽度である場合が多い．
❺ 右室は体循環・肺循環系心室の両方として機能し，圧は上昇する．

両大血管右室起始

治療 右室内導管形成後：
大動脈下型心室中隔欠損

❶ 心室中隔欠損から右室内導管を大動脈に接続する．
❷ 動脈血は右室内導管を経由して大動脈に流れ，チアノーゼは消失する．
❸ 肺動脈には静脈血が右室より送られ，血流量，肺動脈圧は正常化する．

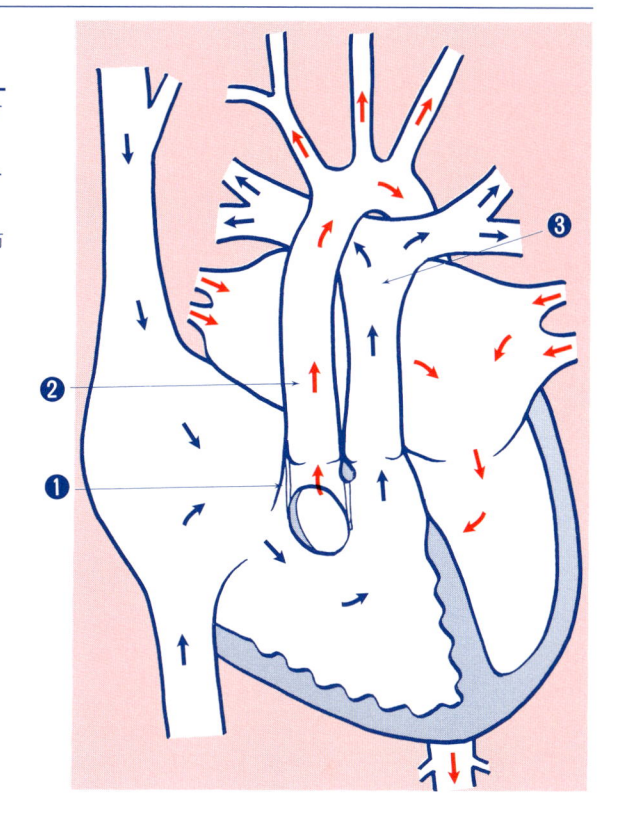

治療 左室大動脈間流出路再建術後：
肺動脈下型心室中隔欠損

❶ 心室中隔欠損から右室内導管を大動脈に導く．
❷ 動脈血は右室内導管を経由して大動脈に流れ，チアノーゼは消失する．
❸ 肺動脈には静脈血が右室より送られ，血流量，肺動脈圧は正常化する．

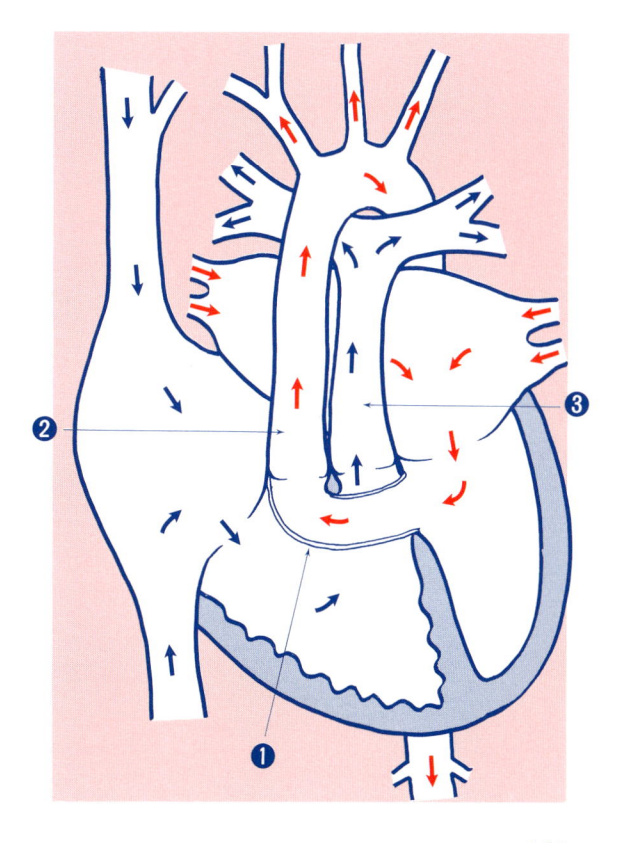

両大血管右室起始

治療 大血管転換術後：
肺動脈下型心室中隔欠損

❶ 心室中隔欠損を肺動脈を左室に含める形でパッチ閉鎖する．
❷ 大血管転換術を行う．
❸ 静脈血は右室から肺動脈に流れ，肺血流量，肺動脈圧は正常化する．
❹ 動脈血は左室から大動脈に流れ，チアノーゼは消失する．

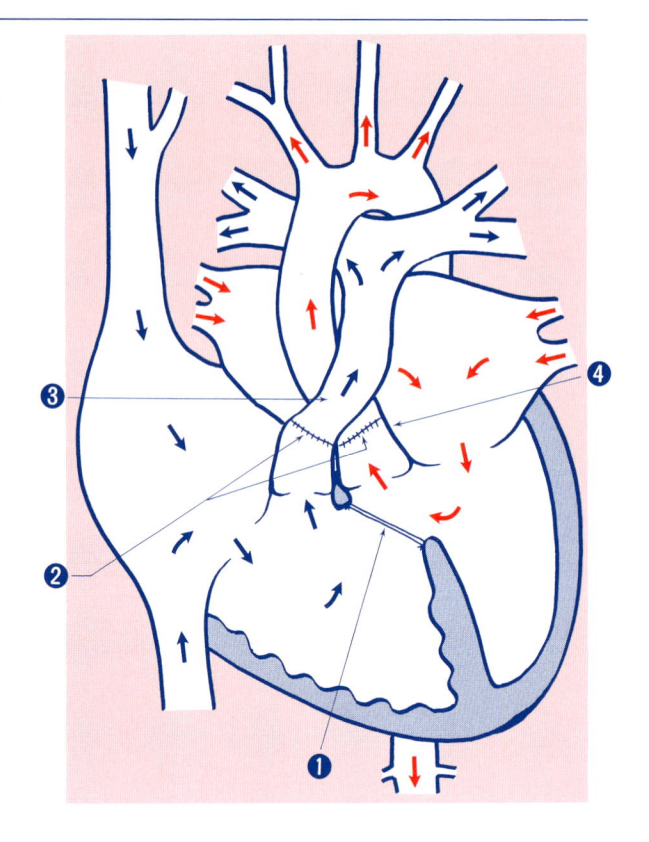

35. 両大血管右室起始(Taussig-Bing 奇形)・大動脈縮窄

頻度

肺動脈下型心室中隔欠損（subpulmonic VSD）を有する両大血管右室起始（double-outlet right ventricle）では，大動脈縮窄を合併する頻度が比較的高い．両大血管右室起始自体の頻度が低いので全先天性心疾患のなかでの数は少数である．

形態

心臓の形態は基本的に肺動脈下型心室中隔欠損を有する両大血管右室起始（Taussig-Bing 奇形）である．両大血管は大動脈が右，肺動脈が左の並列関係にあり，いわゆる円錐部中隔が大動脈下部に張り出しており，大動脈弁下狭窄がある．大動脈弁輪，上行大動脈は低形成を示すことが多く，大動脈縮窄があり，通常，動脈管が開存しており肺動脈主幹部を下行大動脈に連結する．

病態

大動脈縮窄の合併のない Taussig-Bing 奇形と同様，左室からの動脈血は心室中隔欠損を経て直接肺動脈に流入する．一方静脈血は主として大動脈に流れるため，全身のチアノーゼは通常顕著である．肺血流量は増加し重度の肺うっ血，肺高血圧があるのみならず，大動脈弁下狭窄により大動脈への血流は減少する場合が多いので，うっ血性心不全の症状がきわめて著明である．他の大動脈縮窄複合の場合と同様，動脈管の縮小・閉鎖により心不全はさらに悪化し，しばしば代謝性アシドーシス，ショックを呈し，多臓器不全で死亡する．

治療

通常，緊急の治療が必要である．内科的治療としてプロスタグランジン E_1（PGE_1）治療，強心薬，利尿薬などによる抗心不全治療が必要である．

1. 心内修復術

可能な限り大血管転換術と大動脈縮窄の修復を一期的に行う．大動脈縮窄部を切除，動脈管を離断し，大動脈を端々吻合する．心室中隔欠損を肺動脈を左室に含める形でパッチ閉鎖し，大血管転換術を行うことにより，血行動態は基本的に正常化する．

両大血管右室起始(Taussig-Bing 奇形)・大動脈縮窄

病態　動脈管開存合併例

❶ 両大血管は右室から起始し，大動脈が右，肺動脈が左の並列関係にある．
❷ 円錐部中隔が大動脈下部に張り出し，大動脈弁下狭窄を起こす．
❸ 大動脈弁輪，上行大動脈は低形成を示すことが多い．大動脈への血流の酸素飽和度は低く，全身性チアノーゼが顕著である．
❹ 肺動脈下型心室中隔欠損を介して，左室から多量の動脈血が短絡する．
❺ 肺動脈へは多量の動脈血が流入し，肺うっ血，肺高血圧をきたす．
❻ 大動脈縮窄があり，動脈管を介して下行大動脈へ血液が流れる．

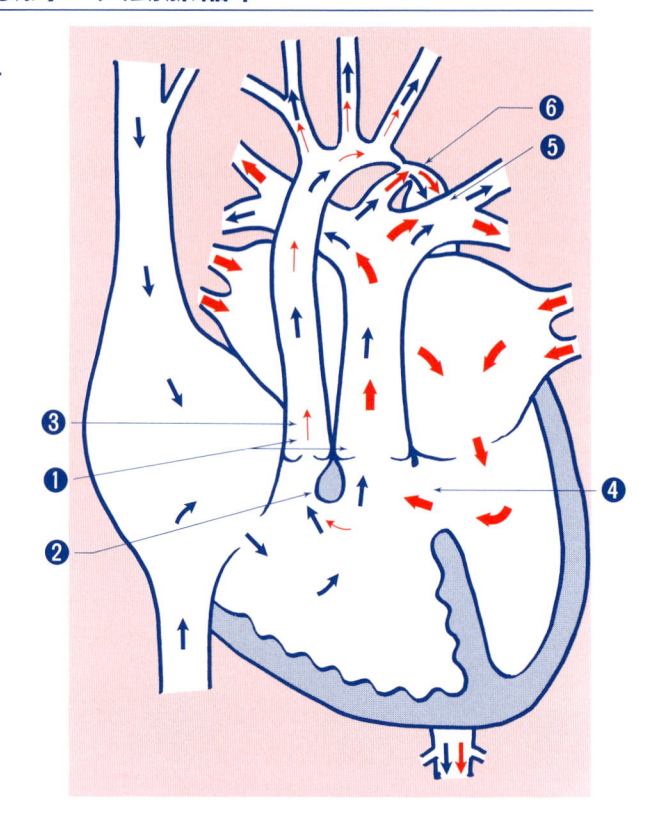

治療　大動脈縮窄修復・大血管転換術後

❶ 大動脈縮窄部を切除，動脈管を離断し，大動脈を端々吻合する．
❷ 心室中隔欠損を肺動脈を左室に含める形でパッチ閉鎖する．
❸ 大血管転換術を行う．
❹ 静脈血のみが肺動脈に流れ，肺動脈圧も正常化する．
❺ 動脈血は心室内トンネルを経由して大動脈に流れ，チアノーゼは消失する．

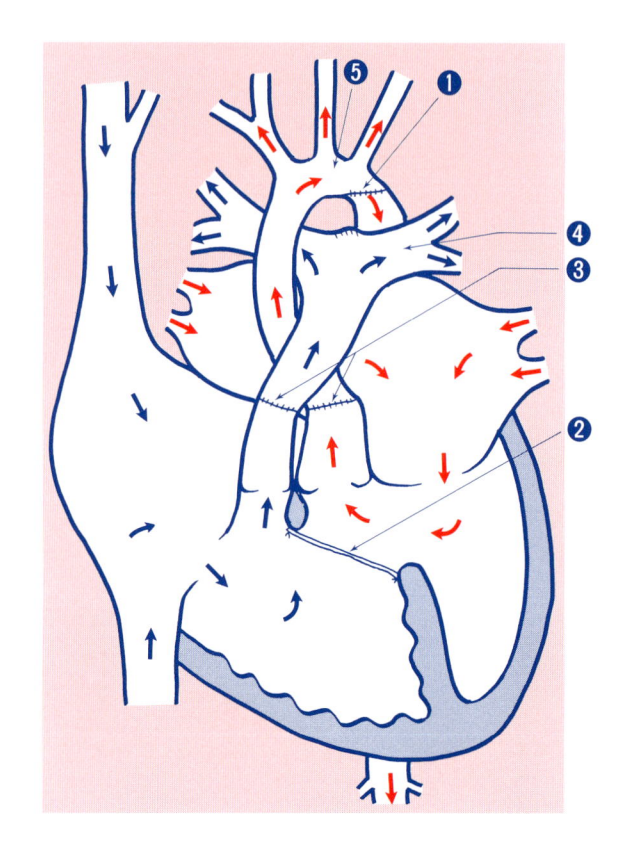

36. 単心室

頻度

単心室（single ventricle）と総称される一群の疾患は，先天性心血管系異常全体の1％足らずを占める比較的まれな疾患である．

形態

単心室とは両心房が二つの房室弁または共通房室弁を介して一つの心室腔に流入する状態を指し，しばしば両房室弁流入心室（double inlet ventricle）の名称で呼ばれる．房室結合にはいわゆる50％ルールが適応され，一つの心室に一つ半以上の房室弁が結合している場合には単心室房室結合（univentricular AV connection）とみなされる．両房室弁が結合する主たる心室の形態により，左室型単心室，すなわち両房室弁左室流入（double inlet left ventricle）と，右室型単心室，すなわち両房室弁右室流入（double inlet right ventricle）に大別される．主心室と対をなす心室は痕跡的心室（rudimentary chamber）として同定されるが，痕跡的心室が存在しない例も少なくない．単心室は心室形態のみならず，大血管関係，および肺動脈狭窄などの合併異常によってきわめて多彩な病型を示す．本項では最も基本的な病型について概説する．

A. 左室型単心室：両房室弁左室流入
double inlet left ventricle

形態

主心室が形態的左室構造を持ち，これに両心房からの血流が二つの房室弁または共通房室弁を介して流入する．単心室全体の約80％が左室型単心室である．痕跡的右室が大多数の症例で心室の前上部に認められるが，痕跡的右室が右方にあるか左方にあるかで二つのグループに大別される．左室型単心室は合併異常によって数多くの病型が考えられ，血行動態も大きく異なる．基本的には，痕跡的右室の位置と心室大血管関係によって次の四つのグループに分類される．

1. **左方痕跡的右室・心室大血管逆位** left sided rudimentary chamber, VA discordance

   最も頻度の高いバリエーションであり，単心室全体の約70～75％がこの型である．主心室は左室構造であり，痕跡的右室がその左前面上部に存在する．右側房室弁は僧帽弁で，左側房室弁が三尖弁であり，左側房室弁は通常全面的に左室に結合するが，痕跡的心室中隔に騎乗して痕跡的右室に一部またがることがある．大血管関係はいわゆるL型大血管位置異常と同様の形で，大動脈が左前，痕跡的右室から起始し，肺動脈が右後，左室から起始する．なお房室弁は共通房室弁である場合も少なくなく，この場合は心房中隔にも大きな欠損があり，いわゆる単心房・単心室であることが多い．主心室と痕跡的右室との交通は球室孔（bulboventricular foramen）と呼ばれ，この大きさは血行動態面で重要な意味を持つ．

2. **左方痕跡的右室・心室大血管正位** left sided rudimentary chamber, VA concordance

   比較的まれなタイプとされ，痕跡的右室が左室構造の主心室の左前面上部に存在する．大血管関係は肺動脈が痕跡的右室から起始し，大動脈は左室から起始する．すなわち心室大血管関係は基本的に正位である．両大血管の位置関係はほぼ並列であることが多いが，肺動脈が左側，大動脈が右側である．このような心臓は"孤立性心室反転を伴う左室型単心室（isolated ventricular inversion with double inlet left ventricle）"，"解剖学的修正大血管転位（anatomically corrected malposition）"などの用語で記載されている場合もある．

3. **右方痕跡的右室・心室大血管逆位** right sided rudimentary chamber, VA discordance

   まれなタイプであり，痕跡的右室が主心室である左室の右前面上部に存在する．大血管関係はD

型大血管位置異常に類似した形で，大動脈が右前，肺動脈が左後に位置する．

4. 右方痕跡的右室・心室大血管正位 right sided rudimentary chamber, VA concordance

しばしば"Holmes心臓"（Holmes heart）と呼ばれるタイプの心臓である．左室型形態の主心室の右前面上部に痕跡的右室が存在し，大血管関係は基本的に正常である．すなわち肺動脈が痕跡的右室から起始し，左室から起始する大動脈の左前方に位置する．房室弁は二つある場合，しばしば右側房室弁が痕跡的心室中隔に騎乗する．また共通房室弁である場合も少なくない．

病態

以上いずれの形態でも，動静脈血は心室内で比較的よく混合する．したがって全身性チアノーゼはいずれの病型でも存在するが，その程度および基本的な病態は肺血流量が増加しているか，減少しているか，すなわち肺動脈狭窄の有無によって規定される．肺動脈狭窄の合併があり，肺血流が減少する場合はチアノーゼの程度は顕著で，大きな動脈管が開存している場合を除いては，通常生後間もなくより重症のチアノーゼを呈する．有意の代謝性アシドーシスを合併することがない限りは呼吸障害はみられず，心不全徴候も認められない．一方肺動脈狭窄がない場合は，肺血流は肺血管抵抗が下降するにつれて著明に増加し，また肺動脈に大動脈にかかるのと同等の圧がかかるため，肺高血圧を呈する．肺うっ血の状態が悪化し，うっ血性心不全の症状が出現する．この場合は全身のチアノーゼは肺うっ血の程度が極端に重度である場合を除いては軽度であり，時には肉眼的にはほとんど認知されないこともある．

主心室と痕跡的右室との交通である球室孔（bulboventricular foramen）は成長につれて縮小・自然閉鎖することがある．また正確な原因は不明であるが，肺動脈絞扼術後に高頻度に縮小・自然閉鎖する．これは特に心室大血管逆位の場合，すなわち大動脈が痕跡的右室より起始する場合には，大動脈弁下狭窄と同様の血行動態を作り出すこととなり，体循環系の心拍出量を低下させる他に，将来の修復手術の適応の面で大きな問題となる．

房室弁が共通房室弁の場合，弁の閉鎖不全がしばしば問題となる．共通房室弁逆流が顕著な場合はこれによる肺うっ血の増強，体静脈系のうっ血症状のみならず，最終手術としてFontan型手術を行う場合に負の要因として問題となる．

治療

単心室の治療方針は合併異常の性質によって大きく異なる．前述の通り肺動脈狭窄の有無により肺血流減少群と増加群に分れ，おのおのに対する姑息的手術が適応となる．

1. 姑息的手術

1）肺動脈狭窄合併例

肺動脈狭窄が合併し肺血流量が減少している場合は，Blalock-Taussig手術その他の体肺動脈吻合術を行い，肺血流量を増加させる．これにより全身性チアノーゼが軽減する．共通房室弁の症例では短絡手術により心室への容量負荷が増大すると，房室弁逆流が出現することがまれならずある．過度の房室弁逆流の存在は将来のFontan型手術の際に大きな問題となる．

2）肺動脈狭窄非合併例

肺動脈狭窄がなく肺高血圧を呈する場合，肺血流量をコントロールするとともに体血流量を確保することが必要である．このためには次の方法のうちいずれかを選択する．

① 肺動脈絞扼術

肺動脈絞扼術は肺血流量を減少させ，また肺動脈圧を低下させる．しかし単心室に対する絞扼術は一般的な短絡疾患で施行される場合よりもその死亡率ははるかに高い．これは大動脈弁下狭窄，ないしは球室孔（bulboventricular foramen）が閉塞することによると考えられる．したがって肺動脈絞扼術は球室孔が正常な場合にのみ考慮される．また共通房室弁の症例では絞扼術により心室への圧負荷が増大し房室弁逆流をきたすことがまれではないので，十分な注意が必要である．

② Damus-Kaye-Stansel手術：肺動脈を分岐前で切断しその中枢端を大動脈に吻合する手術である．肺動脈の遠位端は切断面を縫合し，Blalock-Taussig手術などの体肺血管吻合術により肺血流を確保する．球室孔が小さい場合にはこの方法が選択される．

2. 心内修復術

① 心室中隔作成術（septation）：左室型単心室で左方痕跡的右室・心室大血管逆位の症例で主心室の容積が十分にある場合に適応となる．Dacronパッチを用いて心室中隔を作成し主心室を二つの部分に分けるが，この際に心室内の刺激伝導系の位置が大きな問題であり，これによって新しく中隔を作成する部位が大きく規定される．また左右房室弁の挿入の形態などによりいろいろな技術的な制約を受けるなどの困難が多くある．septationが可能な心内形態を持つ症例はそれほど多いものではないので，その適応はある程度限られるが，単心室に対する心内修復としては最も生理的な方法であり，近年その成績も向上している．

② Fontan型手術：septationが可能な一部の症例を除いて，一般に単心室の最終手術としてはFontan型手術が唯一の方法である．もともと三尖弁閉鎖の修復術として発表されたFontan手術は，その後その適応が各種先天性心疾患に拡大され，単心室はそのなかで最も多いものの一つとなっている．手術方法としては近年 total cavopulmonary connection（TCPC）が広く行われ，これにより短期の手術成績は向上している．Fontan型手術の適応としては肺血管抵抗が十分低く，肺血管床の状態が良好であることがきわめて重要であり，また房室弁逆流を伴う心室機能不全などは手術のリスクを高める条件である．したがって将来のFontan型手術を目標とした，慎重かつ適切な姑息的手術を含めた長期的治療計画が重要である．Fontan型手術の長期予後に関しては未だ不明な点も多く，また術後の問題点も少なくなく，術後の内科的治療，経過観察にも細心の注意が必要となる（三尖弁閉鎖の項参照，136頁）．

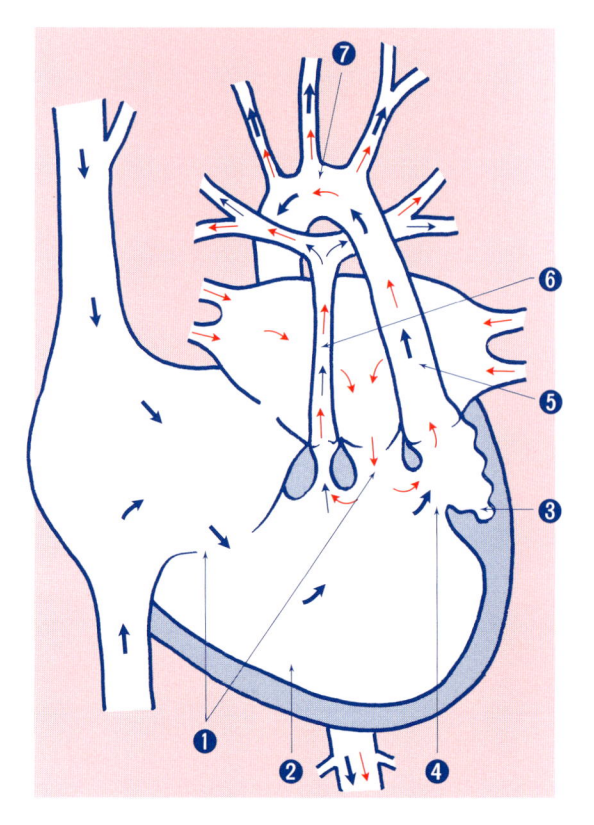

単心室－左室型単心室：両房室弁左室流入

病態 左方痕跡的右室・心室大血管逆位

❶ 左右心房のおのおのから二つの房室弁が一つの心室に流入する．
❷ 主心室は左室形態を有する．
❸ 痕跡的右室が主心室の左前面上部に存在する．
❹ 主心室と痕跡的右室は球室孔で交通する．
❺ 大血管関係はL型大血管位置異常と同様の形で，大動脈が左前，痕跡的右室から起始する．
❻ 肺動脈が右後，左室から起始する．肺動脈狭窄の合併がなければ肺血流量は著明に増加し，肺うっ血をきたす．
❼ 肺血流増加と単心室内での動静脈血の良好な混合のため，チアノーゼは軽度である．

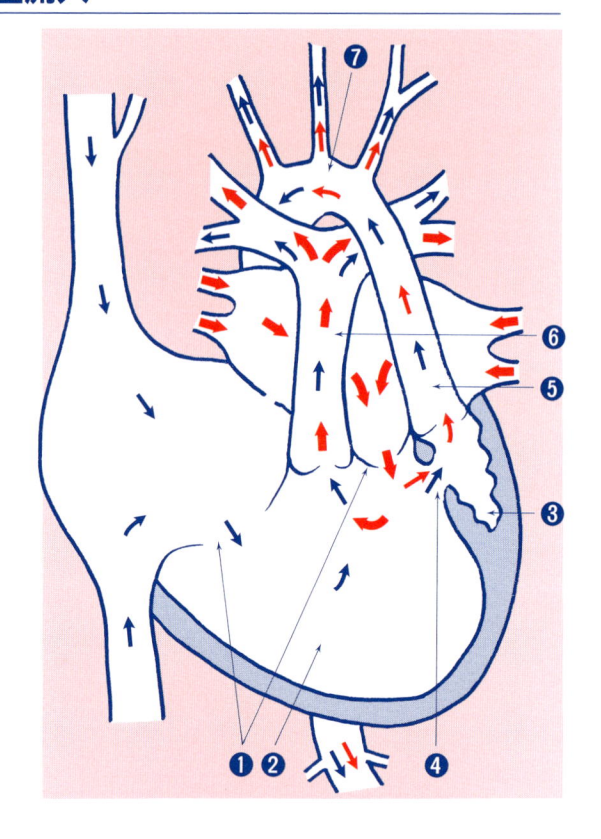

病態 左方痕跡的右室・心室大血管逆位・肺動脈狭窄

❶ 左右心房のおのおのから二つの房室弁が一つの心室に流入する．
❷ 主心室は左室形態を有する．
❸ 痕跡的右室が主心室の左前面上部に存在する．
❹ 主心室と痕跡的右室は球室孔で交通する．
❺ 大血管関係はL型大血管位置異常と同様の形で，大動脈が左前，痕跡的右室から起始する．
❻ 肺動脈が右後，左室から起始する．肺動脈狭窄により血流が規制され肺血流量は減少する．
❼ 肺血流減少により全身性チアノーゼが顕著である．

単心室−左室型単心室：両房室弁左室流入

病態 左方痕跡的右室・心室大血管逆位・
共通房室弁・肺動脈狭窄

❶ 左右心房から共通房室弁を介して血液が単心室に流入する．
❷ 大きな心房中隔欠損がある．
❸ 主心室は左室形態を有する．
❹ 痕跡的右室が主心室の左前面上部に存在する．
❺ 主心室と痕跡的右室は球室孔で交通する．
❻ 大血管関係はL型大血管位置異常と同様の形で，大動脈が左前，痕跡的右室から起始する．
❼ 肺動脈が右後，左室から起始する．肺動脈狭窄により血流が規制され肺血流量は減少する．
❽ 肺血流減少により全身性チアノーゼが顕著である．

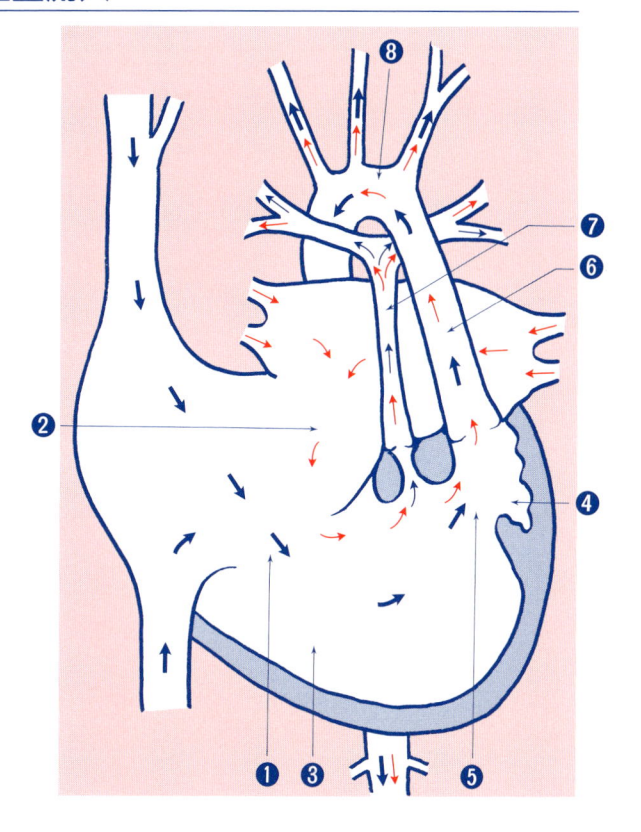

病態 左方痕跡的右室・心室大血管正位

❶ 左右心房のおのおのから二つの房室弁が一つの心室に流入する．
❷ 主心室は左室形態を有する．
❸ 痕跡的右室が主心室の左前面上部に存在する．
❹ 主心室と痕跡的右室は球室孔で交通する．
❺ 両大血管は並列で肺動脈が左側，痕跡的右室から起始する．
❻ 大動脈が右側，左室から起始する．

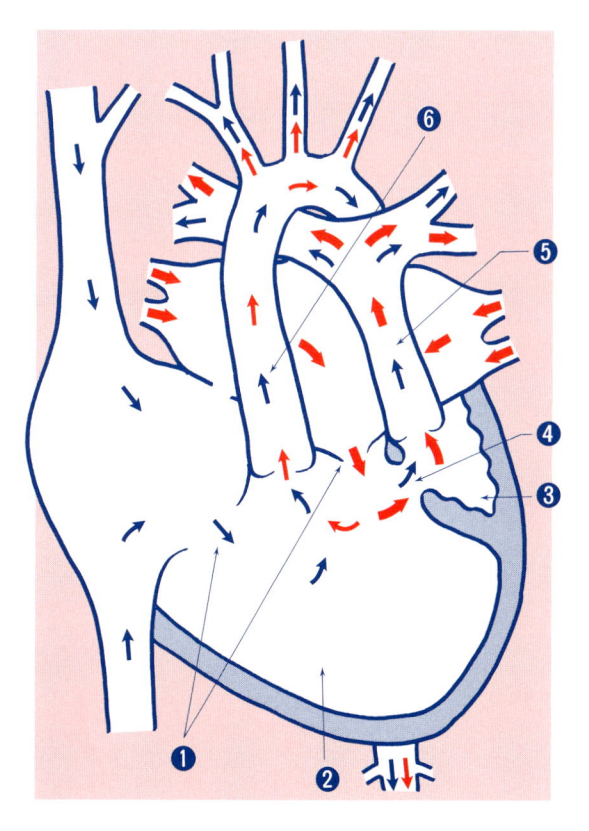

単心室－左室型単心室：両房室弁左室流入

病態 右方痕跡的右室・心室大血管逆位

❶ 左右心房のおのおのから二つの房室弁が一つの心室に流入する．
❷ 主心室は左室形態を有する．
❸ 痕跡的右室が主心室の右前面上部に存在する．
❹ 主心室と痕跡的右室は球室孔で交通する．
❺ 両大血管の位置関係はD型大血管位置異常と同様で，大動脈が右前，痕跡的右室から起始する．
❻ 肺動脈が左後，左室から起始する．

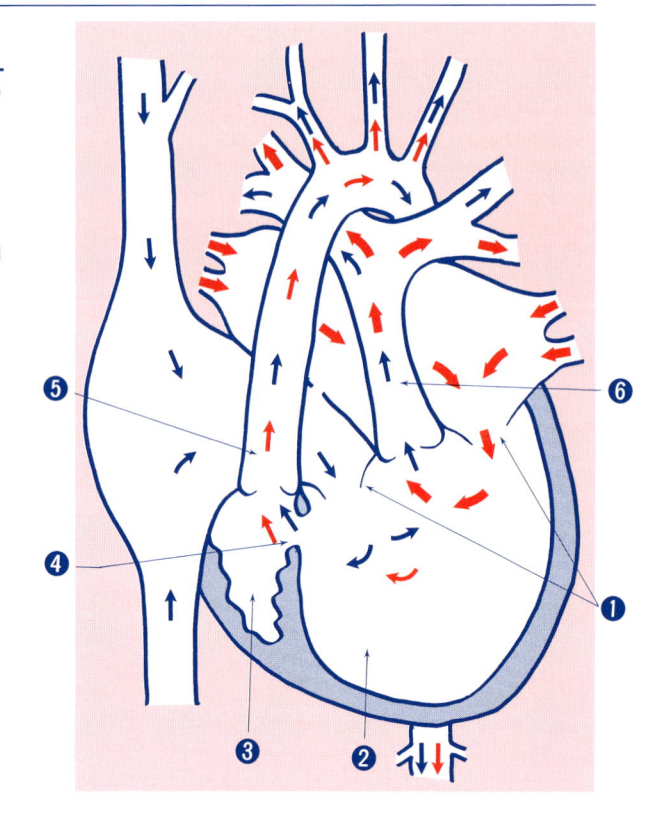

病態 右方痕跡的右室・心室大血管正位（Holmes heart）

❶ 左右心房のおのおのから二つの房室弁が一つの心室に流入する．
❷ 主心室は左室形態を有する．
❸ 痕跡的右室が主心室の右前面上部に存在する．
❹ 主心室と痕跡的右室は球室孔で交通する．
❺ 両大血管の位置関係は基本的に正常で，肺動脈が左前，痕跡的右室から起始する．
❻ 大動脈が左後，左室から起始する．

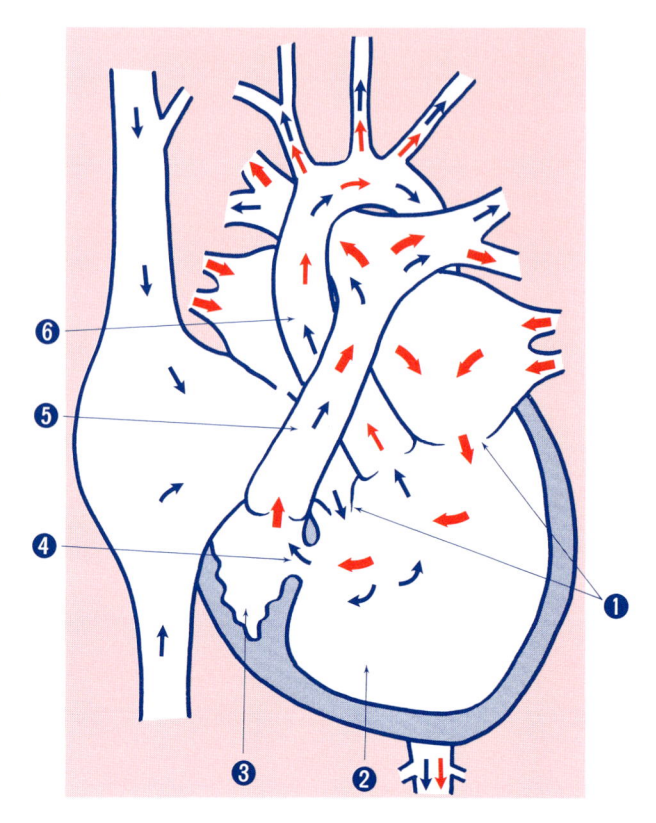

単心室ー左室型単心室：両房室弁左室流入

治療 姑息的手術後：Blalock-Taussig 手術

❶ 肺動脈狭窄合併例に対しては Blalock-Taussig 手術その他の体肺動脈吻合術を行い，肺血流量を増加させる．
❷ 肺血流増加により全身性チアノーゼが軽減する．

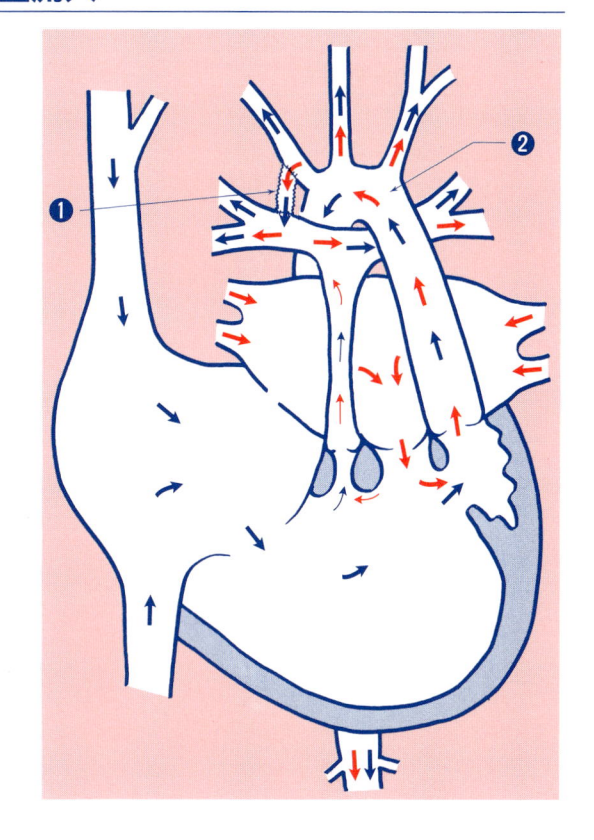

治療 姑息的手術後：肺動脈絞扼術

❶ 肺動脈狭窄がなく肺高血圧を呈する場合，肺動脈絞扼術を行い肺血流量をコントロールする．
❷ 肺動脈圧が下降する．
❸ 大動脈弁下狭窄，ないしは球室孔の閉塞により大動脈への拍出量が減少することが少なくない．

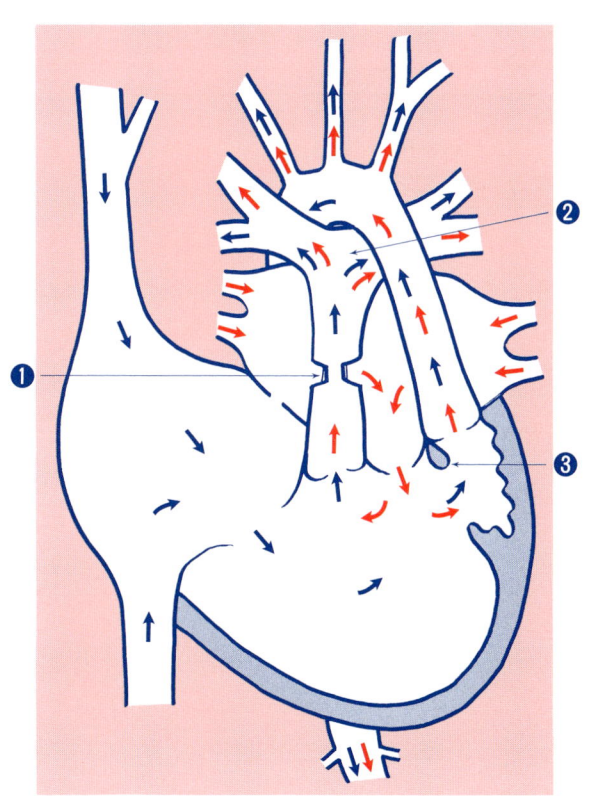

単心室−左室型単心室：両房室弁左室流入

治療 姑息的手術後：Damus-Kaye-Stansel 手術

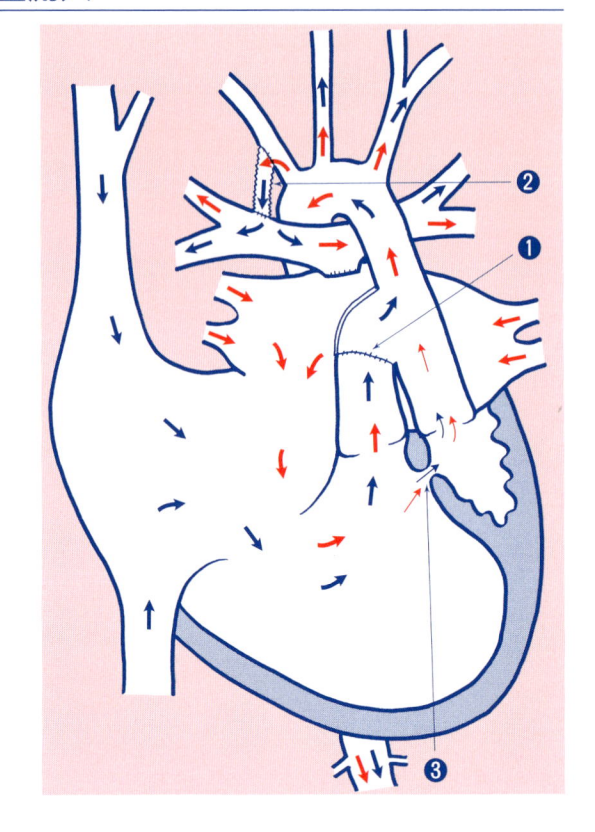

❶ 肺動脈を分岐前で切断しその中枢端を大動脈に吻合する．
❷ Blalock-Taussig 手術などの体肺血管吻合術により肺血流を確保する．
❸ 球室孔の縮小または大動脈弁下狭窄により大動脈への血流が制限されている場合にはこの方法が選択される．

治療 心内修復術後：心室中隔作成術（septation）

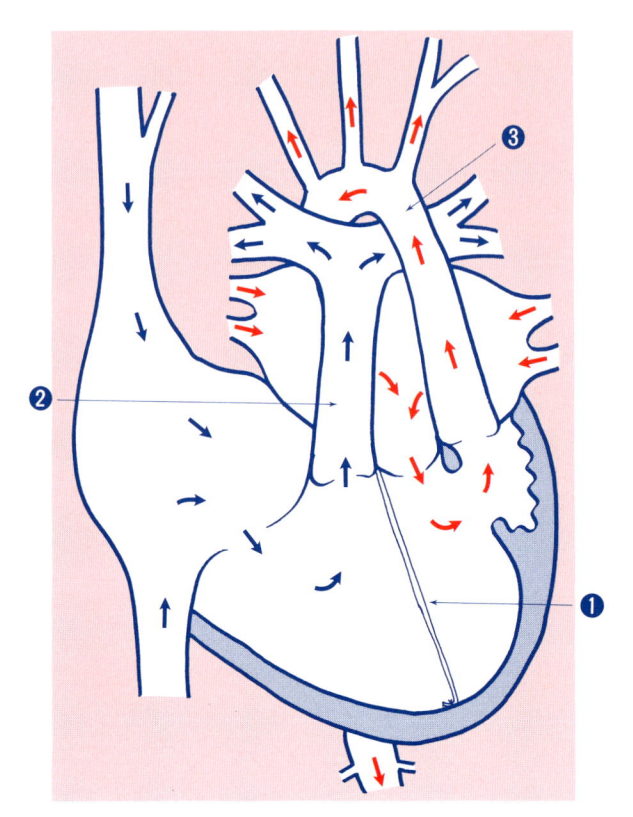

❶ Dacron パッチを用いて心室中隔を作成し主心室を二つの部分に分ける．
❷ 静脈血はすべて肺動脈へ流れる．
❸ 動脈血が大動脈に流れる．

チアノーゼ型疾患

単心室-左室型単心室：両房室弁左室流入

治療 Fontan型手術後：TCPC法

❶ 上大静脈-右肺動脈端側吻合により上大静脈還流を肺動脈に導く．
❷ 心房内バッフルを介した上大静脈-右肺動脈吻合により下大静脈還流を肺動脈に導く．
❸ 肺静脈血は単心室により大動脈に拍出される．
❹ チアノーゼは消失する．

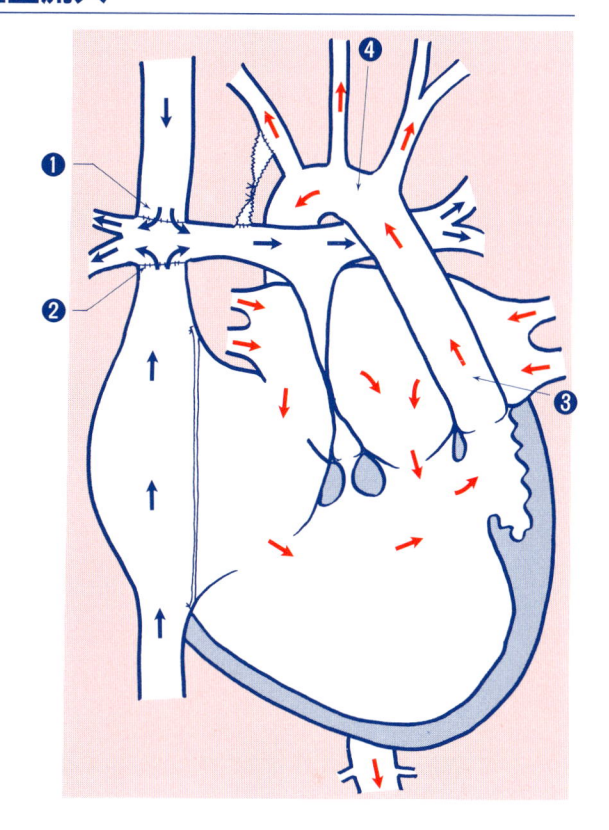

B．右室型単心室：両房室弁右室流入
double inlet right ventricle

形態

両心房からの血液が二つの房室弁または共通房室弁を介して右室構造を持つ一つの心室に流入する．すなわち主心室の肉柱構造は粗大であるが，最も大きな特徴は中隔縁柱（septomarginal trabecula）が存在することである．房室結合に関しては大多数が共通房室弁を介して二つの心房が主心室である右室に結合する．したがって心房中隔にも通常大きな欠損があり，いわゆる単心房に近い形をとる場合が多い．痕跡的左室は主心室の後面，多くの場合やや左寄りにみられることが多く，その大きさはスリット状のきわめて小さなものから，比較的良好に発達しているものも時にみられる．いずれの場合も痕跡的左室には流入路，流出路のいずれも存在しない場合が圧倒的に多い．また痕跡的左室が同定できない症例もまれならず存在する．心室-大血管関係は，きわめてまれな例外を除いて肺動脈，大動脈の両者が主心室である右室より起始するので，基本的には両大血管右室起始である．肺動脈流出路の閉塞を合併する場合が圧倒的に多く，肺動脈狭窄または肺動脈閉鎖合併例が大半を占める．しかし一部の症例では大血管下の筋性組織が大動脈下に張り出しており，大動脈流出路狭窄を伴う場合がある．大血管の位置関係はさまざまであるが，一般的に大動脈が前方より起始する場合が多い．

病態

左室型単心室と同様，肺血流量が増加しているか，減少しているかでその病態は大きく異なる．前述の通り，右室型単心室は通常共通房室弁を有し，心房中隔欠損も大きいため，心内での動静脈血の混合は良好である．そのうえで肺動脈狭窄がなく，肺血流が規制されていない場合は，肺血流量，肺静脈還流量は著明に増加し，十分な量の動脈血が体循環系に流れるため，全身のチアノーゼはきわめて軽度であることが多い．しかし一方，この状態では著明な肺うっ血をきたし，呼吸障害を主体とするうっ血性心不全が病像の主体となる．右室型単心室の大多数は肺動脈狭窄または肺動脈閉鎖を合併しており，きわめて大きな動脈管が開存している場合を除いて，肺血流量は減少している．したがって心内での動静脈血の混合が良好であっても，体循環系に流れる動脈血の量は比較的限られているため，全身のチアノーゼは顕著であることが多い．その反面，肺への負荷は軽いため呼吸状態には通常問題がない．しかしこの型の単心室は通常共通房室弁を有していることにより，しばしば房室弁逆流を合併し，特に姑息的手術などで心室に圧負荷，容量負荷がかかった場合にこれが悪化することがある．このために重症の心室機能不全をきたす場合も少なくない．

治療

右室型単心室の最終的手術としてはFontan型手術が唯一の方法である．したがってこれに向けて新生児期・乳児期の姑息的手術が必要となるが，前述の通り大半の症例は肺動脈狭窄・閉鎖を合併しているため，体肺動脈吻合術などの短絡手術がまず適応となる．さらに両方向性Glenn手術などが行われる場合もあるが，いずれの場合も最終的にはTCPC法をはじめとするFontan型手術を行う．この場合，肺血管抵抗，肺血管床の状態，および房室弁逆流，心室機能障害の有無などが手術適応を規定する重要な条件となるので，その他のFontan型手術の適応となる疾患と同様，慎重かつ適切な先行姑息手術，長期的な治療計画が重要である．

大動脈流出路狭窄を合併する症例での当初の姑息的手術として，Damus-Kaye-Stansel手術が行われる場合がある．この手術は肺動脈を主幹部で切断し，上行大動脈に端側吻合することにより体循環に十分な血流を確保するものである．肺動脈への血流はBlalock-Taussig手術などの体肺動脈吻合術を行うことによって確保される．この場合も最終的にはFontan型手術による修復となる．

単心室−右室型単心室：両房室弁右室流入

病態 痕跡的左室・両大血管右室起始

❶ 両心房からの血液が通常は共通房室弁を介して単心室に流入する．
❷ 主心室は右室構造を有する．
❸ 主心室の後面，多くの場合やや左寄りに痕跡的左室が存在する．痕跡的左室には流入路，流出路のいずれも存在しない場合が圧倒的に多い．
❹ 両大血管は主心室である右室より起始する．
❺ 肺動脈狭窄のない場合は肺血流量が著明に増加し，肺高血圧を呈する．
❻ 肺血流量の増加と心内での動静脈血の良好な混合により，チアノーゼは軽度である．

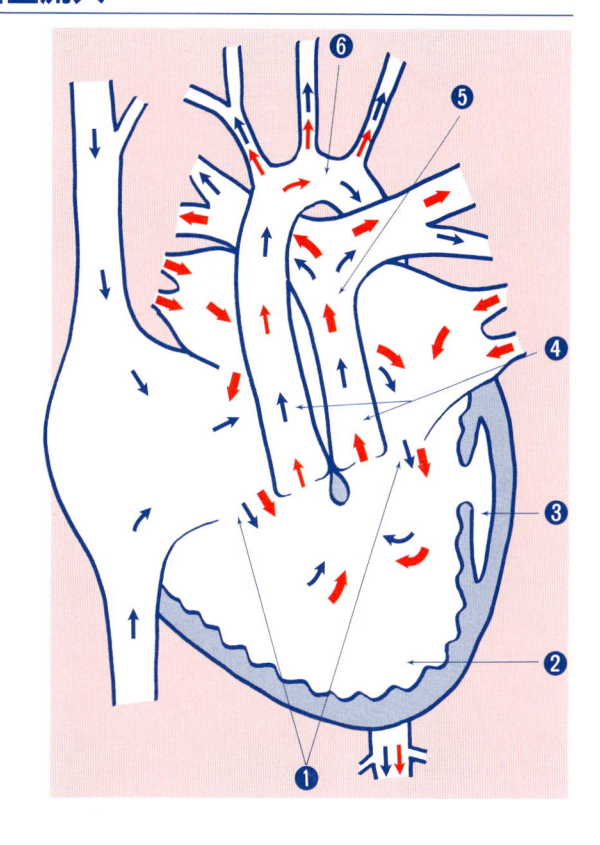

病態 痕跡的左室・両大血管右室起始・肺動脈狭窄

❶ 両心房からの血液が通常は共通房室弁を介して単心室に流入する．
❷ 主心室は右室構造を有する．
❸ 主心室の後面，多くの場合やや左よりに痕跡的左室が存在する．痕跡的左室には流入路，流出路のいずれも存在しない場合が圧倒的に多い．
❹ 両大血管は主心室である右室より起始する．
❺ 肺動脈狭窄のため肺血流量が減少する．
❻ 肺血流量の減少により，チアノーゼが顕著である．

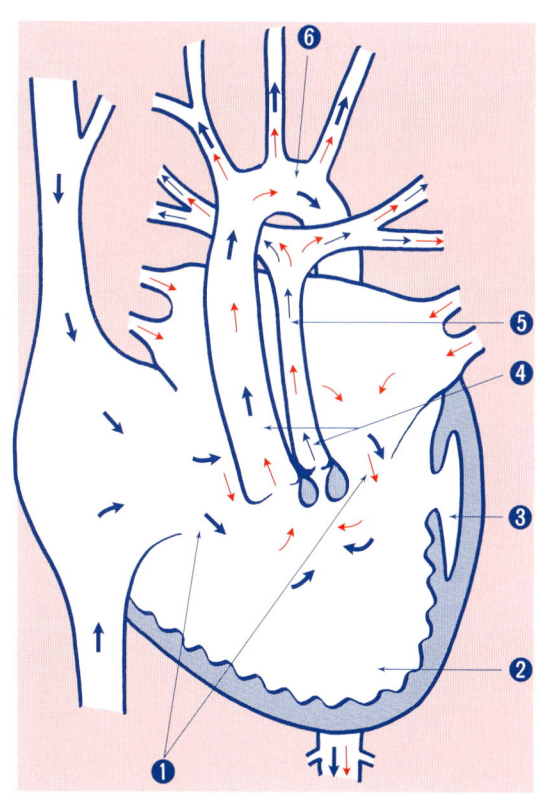

単心室－右室型単心室：両房室弁右室流入

病態 痕跡的左室・両大血管右室起始・肺動脈閉鎖

❶ 両心房からの血液が通常は共通房室弁を介して単心室に流入する．
❷ 主心室は右室構造を有する．
❸ 主心室の後面，多くの場合やや左よりに痕跡的左室が存在する．痕跡的左室には流入路，流出路のいずれも存在しない場合が圧倒的に多い．
❹ 両大血管は主心室である右室より起始する．
❺ 肺動脈閉鎖のため心室から肺動脈への順行性血流はない．
❻ 動脈管を介して肺血流が保たれている．動脈管がきわめて大きい場合を除いて肺血流量は減少する．
❼ 肺血流量の減少により，チアノーゼが顕著である．

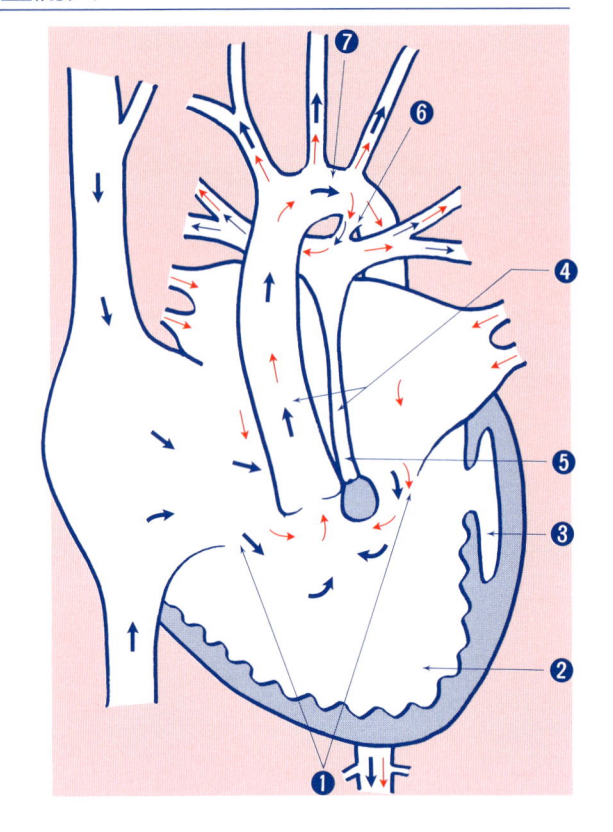

病態 両大血管右室起始・肺動脈狭窄

❶ 両心房からの血液が通常は共通房室弁を介して単心室に流入する．
❷ 主心室は右室構造を有し，痕跡的左室は同定できない．
❸ 両大血管は主心室である右室より起始する．
❹ 肺動脈狭窄のため肺血流量が減少する．
❺ 肺血流量の減少により，チアノーゼが顕著である．

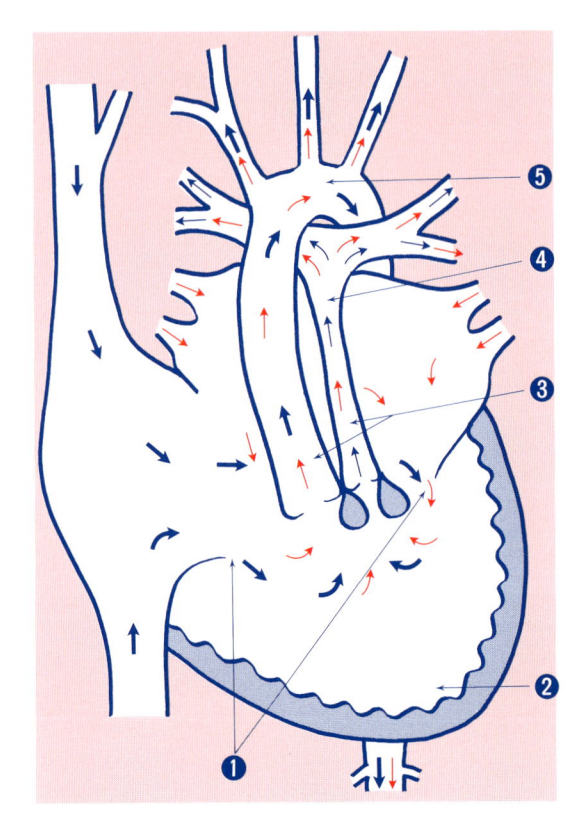

単心室－右室型単心室：両房室弁右室流入

病態 痕跡的左室・両大血管右室起始・大動脈弁下狭窄

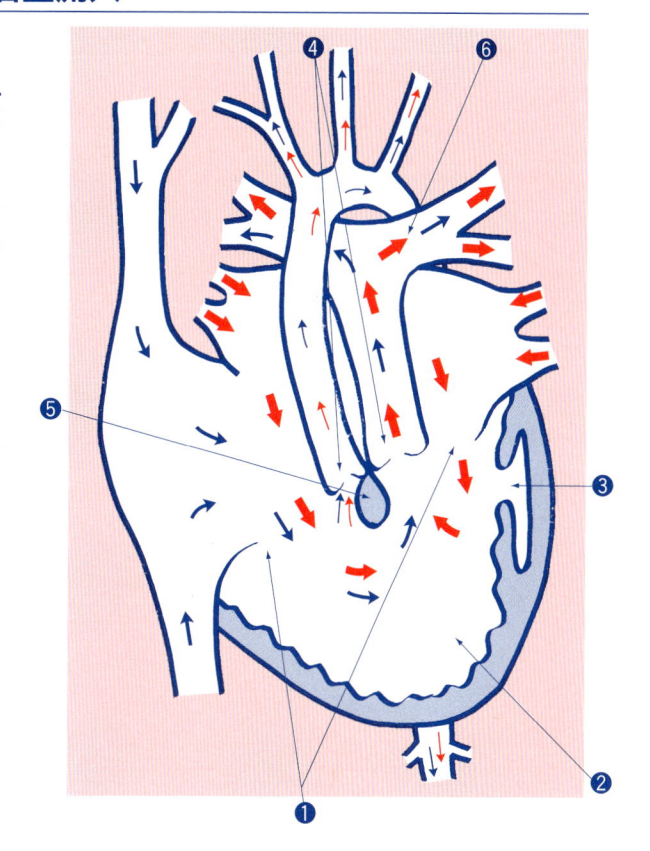

❶ 両心房からの血液は共通房室弁を介して単心室に流入する．
❷ 主心室は右室構造を有する．
❸ 主心室の後面，多くの場合やや左よりに痕跡的左室が存在する．痕跡的左室には流入路，流出路のいずれも存在しない場合が圧倒的に多い．
❹ 両大血管は主心室である右室から起始する．
❺ 大動脈弁下の筋肉組織の突出により，大動脈流出路狭窄があり，このために大動脈への血流は有意に減少する．
❻ 肺動脈へは体動脈圧が直接かかるため肺高血圧を呈し，肺血流も著明に増加する．

治療 痕跡的左室・両大血管右室起始・肺動脈閉鎖姑息的手術後：Blalock-Taussig 手術

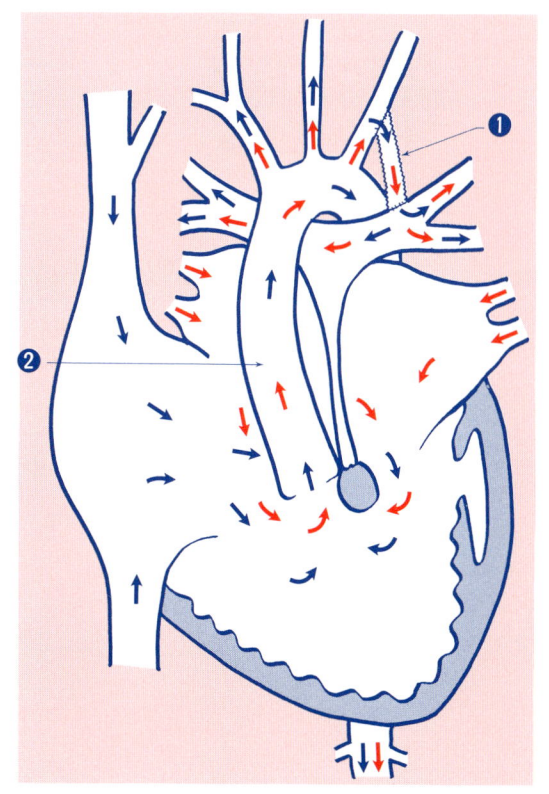

❶ 肺動脈狭窄または閉鎖例に対しては Blalock-Taussig 手術その他の体肺動脈吻合術を行い，肺血流量を増加させる．
❷ 肺血流増加により全身性チアノーゼが軽減する．

単心室－右室型単心室：両房室弁右室流入

治療 痕跡的左室・両大血管右室起始・
肺動脈閉鎖 Fontan 型手術後：
TCPC 法

❶ 上大静脈-右肺動脈端側吻合により上大静脈還流を肺動脈に導く．
❷ 心房内バッフルを介した上大静脈-右肺動脈吻合により下大静脈還流を肺動脈に導く．
❸ 肺静脈血は単心室により大動脈に拍出される．
❹ チアノーゼは消失する．

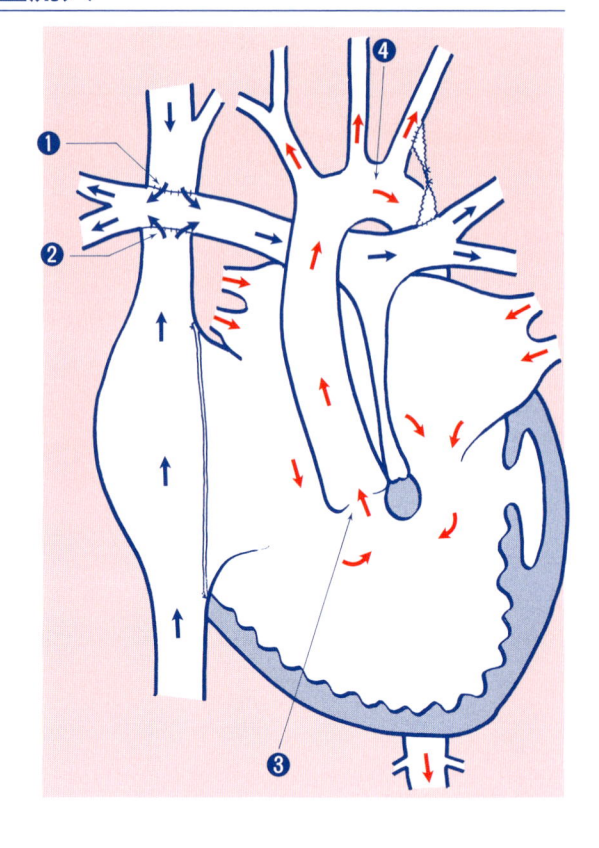

治療 痕跡的左室・両大血管右室起始・
大動脈弁下狭窄
姑息的手術後：Damus-Kaye-
Stansel 手術

❶ 肺動脈主幹部を切断し，その中枢部を上行大動脈に吻合する．これにより大動脈へは十分な心拍出量が確保できる．
❷ Blalock-Taussig 手術などの体肺動脈吻合術により肺血流を確保する．
❸ 肺血流はシャントからの血流のみとなり，流量が制限されるため，肺高血圧・肺うっ血は改善する．

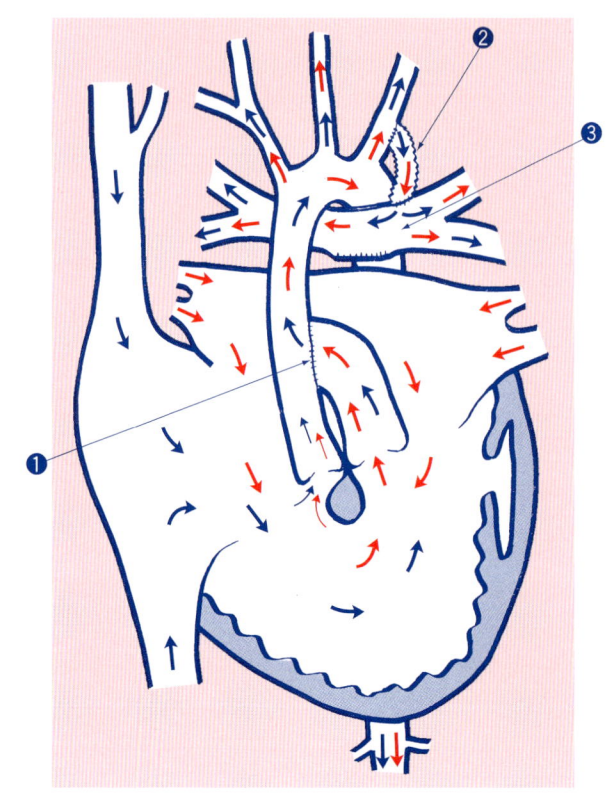

単心室−右室型単心室：両房室弁右室流入

治療 痕跡的左室・両大血管右室起始・
大動脈弁下狭窄
Fontan型手術後：心外導管を用いたTCPC法

❶ 上大静脈からの還流は両方向性Glenn手術で肺動脈に導かれる．
❷ 下大静脈からの還流は心外導管を経由して肺動脈に流れる．
❸ Damus-Kaye-Stansel手術はそのまま残り，体循環系への血流を確保する．
❹ 静脈血はすべていったん肺循環を経由するので，チアノーゼは完全に消失する．

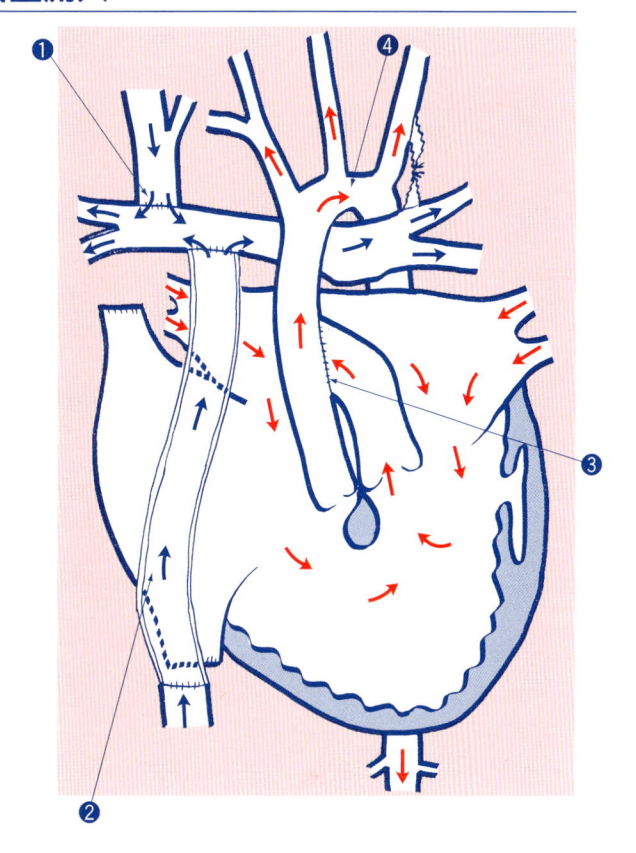

37. 無脾症候群，多脾症候群

頻度

無脾症候群（asplenia syndrome），多脾症候群（polysplenia syndrome）と呼ばれる一群の疾患は，Ivemark 症候群，相同心臓（isomerism heart），心臓脾臓症候群（cardiosplenic syndrome），心房内臓錯位症候群（atrio-visceral heterotaxy syndrome）をはじめ，多くの名称で呼ばれているが，その頻度は比較的低く，新生児期に発症する先天性心疾患のうちの1％程度を占めるまれな疾患である．無脾症候群は男子のほうが多く，多脾症候群では女子のほうが多い．

形態

本症候群は脾臓をはじめとして本来左右非対称に発達すべき臓器が左右対称に発達することにより，多くの臓器に各種の先天性奇形が発生する疾患を一つの疾患群としてとらえたものである．脾臓の形態は必ずしも本質的なものではなく，しかも実際上脾臓形態の診断はしばしば困難である観点から，上記のように多くの名称および概念が提唱されており，未だ完全に決着をみない分野である．

一般的に無脾症候群では，本来左側に発達すべき脾臓が欠損しており，左側に右側の臓器が対称に発達する形，両側右側性（bilateral right sidedness），すなわち右側相同（right isomerism）がみられる．したがって肝臓は左右対称であり，両側に3葉肺があり，気管支の形態も両側右構造をしている．心臓では心房形態が左右対称であり，左右とも右房形態を示す．一方多脾症候群では右側に左側の臓器が対称に発達する．つまり両側左側性（bilateral left sidedness），または左側相同（left isomerism）を特徴とする．本来左側に発生する脾臓は複数の臓器として腹腔内にみられるが，肉眼では確認不可能なことも多い．やはり肝臓は左右対称であり，肺・気管支も左側形態，すなわち2葉肺で主気管支は肺動脈の下にある．心房は左右とも左房形態を示す．

こうした疾患にはほぼ例外なく重篤な先天性心疾患が合併する．一般に無脾症候群のほうがより重症の心疾患を合併する．

1. 無脾症候群

ほとんど例外なく重症な複雑心奇形を合併するが，その特徴は次の通りである．上大静脈は多くの場合両側にあり，下大静脈は通常正常通り右側にあり，肝静脈はこれに還流している．肺静脈に関しては約75％が総肺静脈還流異常，特に上または下心臓型の異常を合併する．心房は上記の通り両側右房の形態を示し，心房中隔には全例で欠損があり多くは単心房である．ほぼ全例が共通房室弁による単心室房室結合を有する．心室構造は多くは単心室で通常は右室型であるが，明らかに右室型または左室型と同定不可能な症例も少なくない．心尖は左側のものが約60％で，残りはいわゆる右胸心である．大血管の位置異常もほぼ全例にみられ，肺動脈狭窄，肺動脈閉鎖がそれぞれ40％程度にみられる．このように無脾症候群における心疾患は重症のチアノーゼを合併するものであり，またその発症は通常新生児期ないしは乳児期早期で，早い時期に緊急的に治療が必要なものが一般的である．しかも形態異常，および血行動態面での変化もきわめて重篤であり，一般に治療は困難なことが多い．

2. 多脾症候群

多脾症候群でも心疾患の合併頻度は高いが，一般に無脾症候群での心疾患ほど重症でない場合が多い．また心疾患のない例またはきわめて軽度の異常しかみられない例も25％程度にみられる．多脾症候群での心臓には次のような特徴がある．両側上大静脈は約30％でみられ，下大静脈は多くの場合欠損し，奇静脈結合が全体の85％でみられる．肺静脈還流は約半数では正常で，左右の肺静脈がそれぞれ左右の心房に還流するものが残りの半数を占める．心房形態は上記の通り両側左房形態をとり，心房中隔には65％の症例で欠損があ

る．房室弁は約半数では正常通り二つあり，共通房室弁症例は15%程度である．無脾症候群と異なり心室は通常二つあり，心室中隔欠損は約65%に合併する．心尖は左側の場合が約60%で右胸心は40%である．大血管関係も正常なものが85%を占め，肺動脈弁，肺動脈流出路も多くの場合正常である．洞結節が欠損していることが多く，徐脈，洞機能不全の頻度が高い．

病態

本疾患の心形態は前述の通り多彩であるため，その病態も当然，心疾患の内容によって大きく異なる．一般に無脾症候群では，共通房室弁口・単心室・肺動脈狭窄または閉鎖といった組み合わせが多く，肺血流減少，心内での動静脈血混合により顕著な全身性チアノーゼを主徴とする場合が多い．さらに総肺静脈還流異常の合併がある場合は，肺静脈系の閉塞により高度の肺うっ血をきたす場合が少なくない．一方，多脾症候群の場合は単なる心室中隔欠損，心内膜床欠損などの左-右短絡を主病態とする疾患のみの場合も少なくなく，この場合は当然，チアノーゼよりも呼吸障害，哺乳障害などを中心とするうっ血性心不全が症状の主体となる．

本項での図は無脾症候群で高頻度にみられる疾患の例として，右胸心・単心室・共通房室弁口・肺動脈狭窄・両側上大静脈と，右胸心・単心室・共通房室弁口・肺動脈閉鎖・下心臓型総肺静脈還流異常・両側上大静脈を示した．

治療

心疾患の内容によって当然，治療も大きく異なる．重症のチアノーゼ型複雑心奇形を伴う症例では従来治療成績が悪く，一般に予後不良とされてきたが，近年では積極的な外科治療・内科的管理の進歩により長期生存例が増加している．しかし心疾患の性質上，最終手術としてはFontan型手術しかない場合が圧倒的に多く，未解決の問題点が多い分野である．Fontan手術に向けての段階的姑息的手術が必要な場合が多いが，特に総肺静脈還流異常の処理が困難な場合が多い．いずれの場合も綿密な長期的治療計画に基づいて，慎重かつ適切な段階的手術を施行することが重要である．多脾症候群での単純心奇形に対しては通常の治療で比較的良好な成績が得られているが，症例によっては洞機能不全などやや特殊な一面があり注意が必要である．

本項での図では右胸心・単心室・共通房室弁口・肺動脈狭窄・両側上大静脈に対しては，姑息的手術としてBlalock-Taussig手術を行い，ひき続いてTCPC法による修復術の例と，右胸心・単心室・共通房室弁口・肺動脈閉鎖・下心臓型総肺静脈還流異常・両側上大静脈に対しては，姑息的手術として同じくBlalock-Taussig手術と総肺静脈還流異常修復，最終手術として同じくTCPC法による右心バイパス手術の例を示した．

無脾症候群

病態 右胸心・単心室・共通房室弁口・
肺動脈狭窄・両側上大静脈

❶ 単心室：通常右室型である場合が多いが，いずれの型とも決め難い症例も少なくない．
❷ 通常共通房室弁を介して単心房が単心室に結合する．心内での動静脈血の混合はよいことが多い．
❸ 左右肺静脈は左右対称に心房の左側と右側にそれぞれ還流することが多い．
❹ 肺動脈狭窄により肺血流量は減少する．
❺ 全身性チアノーゼが顕著である．

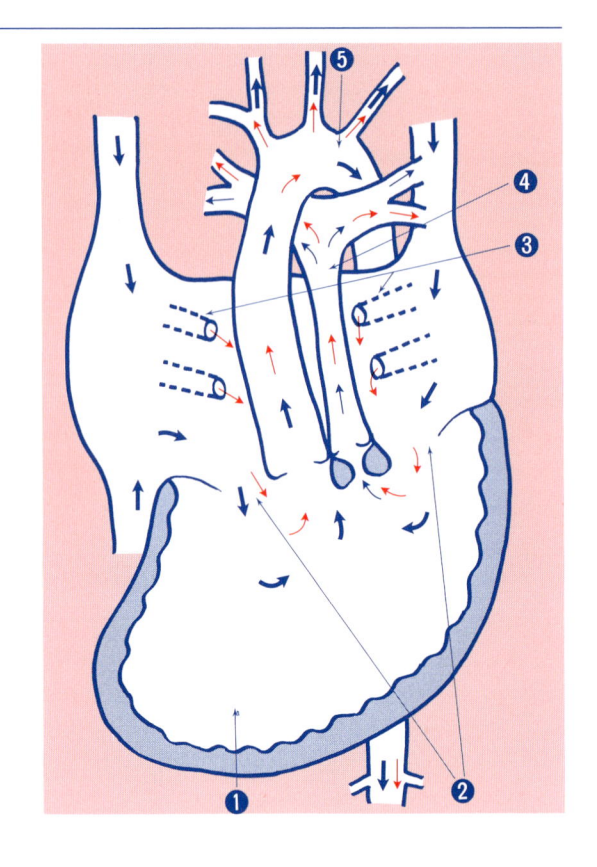

治療 右胸心・単心室・共通房室弁口・
肺動脈狭窄・両側上大静脈
姑息的手術：Blalock-Taussig
手術

❶ 体肺動脈間の短絡により肺血流量が増加する．
❷ チアノーゼが軽減する．

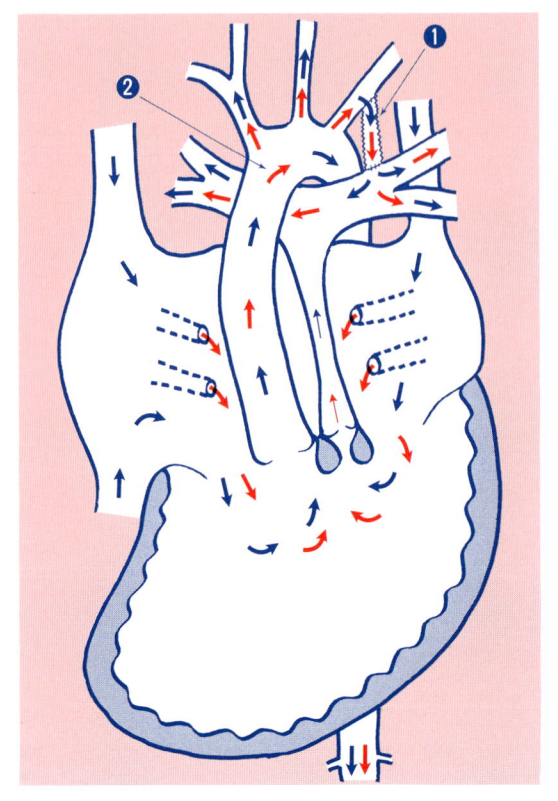

無脾症候群

治療 右胸心・単心室・共通房室弁口・
肺動脈狭窄・両側上大静脈
　　心内修復術：TCPC法

❶ 肺動脈を切離する．
❷ 心房内バッフルを左上大静脈入口部を含めるよう設置する．
❸ 右上大静脈の遠位端，近位端をそれぞれ右肺動脈に端側吻合する．これにより静脈血はすべていったん肺動脈に流れる．
❹ チアノーゼは消失する．

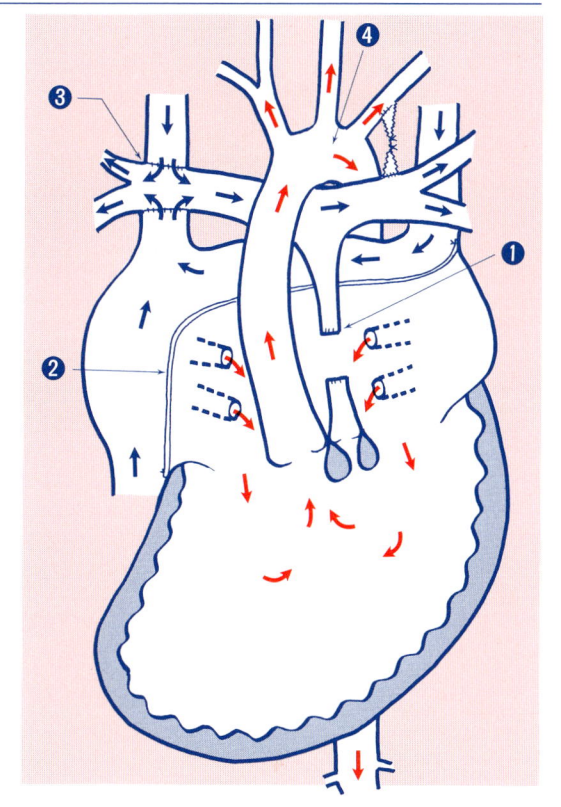

病態 右胸心・単心室・共通房室弁口・
肺動脈閉鎖・下心臓型総肺静脈
還流異常・両側上大静脈

❶ 単心室：通常右室型である場合が多いが，いずれの型とも決め難い症例も少なくない．
❷ 通常共通房室弁を介して単心房が単心室に結合する．
❸ 左右肺静脈は総肺静脈に合流し，門脈系を介して下大静脈に還流する．
❹ 肺血流は動脈管によってのみ保たれており，通常肺血流量は減少している．
❺ 全身性チアノーゼが顕著である．

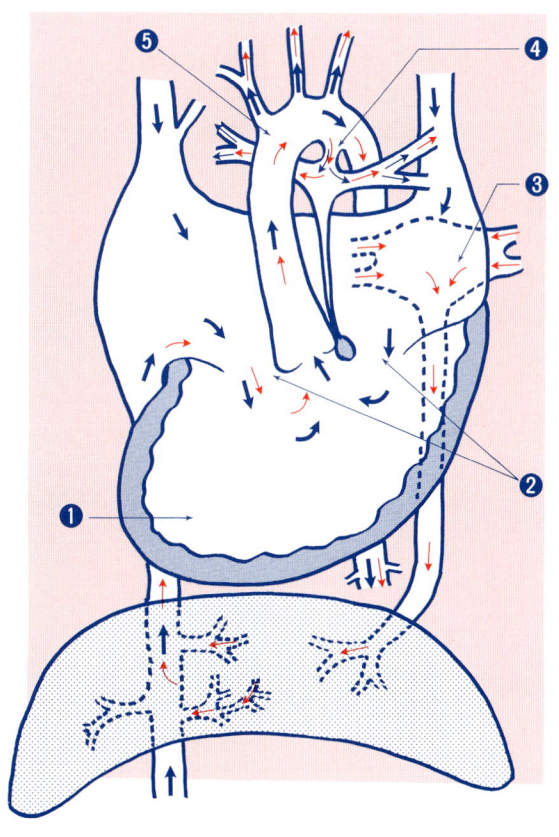

無脾症候群

治療 右胸心・単心室・共通房室弁口・肺動脈閉鎖・下心臓型総肺静脈還流異常・両側上大静脈
姑息的手術後：Blalock-Taussig 手術，総肺静脈還流異常修復

❶ 体肺動脈間の短絡により肺血流量が増加する．
❷ 総肺静脈を心房に吻合し，垂直静脈を切離する．
❸ 左上大静脈を離断する．
❹ チアノーゼが軽減する．

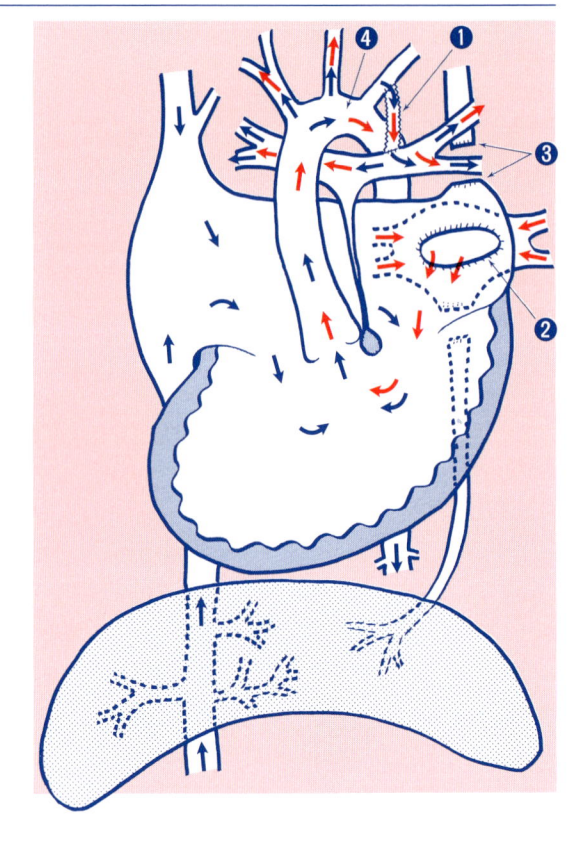

治療 右胸心・単心室・共通房室弁口・肺動脈閉鎖・下心臓型総肺静脈還流異常・両側上大静脈
心内修復術後：TCPC 法

❶ 心房内バッフルを用いて下大静脈還流を右肺動脈に導く．
❷ 右上大静脈の遠位端，近位端をそれぞれ右肺動脈に端側吻合する．これにより静脈血はすべていったん肺動脈に流れる．
❸ チアノーゼは消失する．

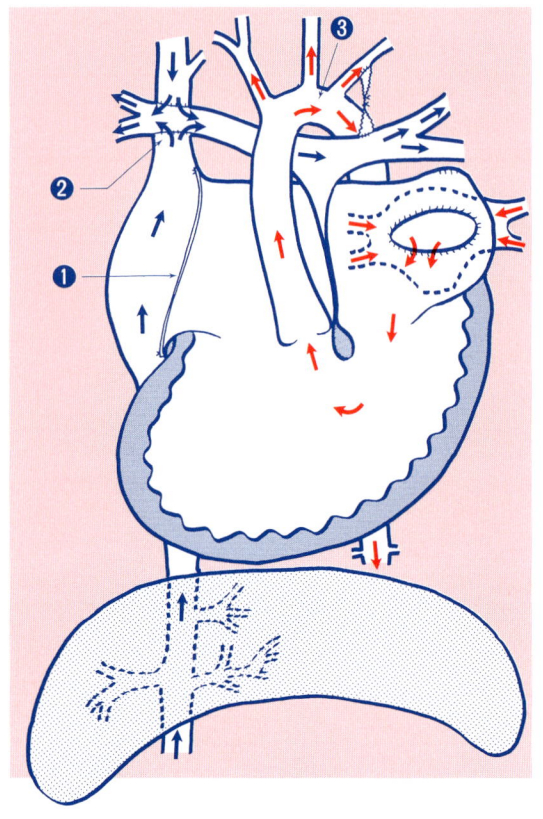

その他の疾患

38. 修正大血管転位	190
39. 僧帽弁逸脱	194
40. 右肺動脈上行大動脈起始	196
41. 三心房心	198
42. 左冠動脈肺動脈起始	200
43. 冠動脈瘻	204
44. 肺動静脈瘻	208
45. Valsalva 洞動脈瘤	210
46. 大動脈-左室トンネル	213
47. 血管輪	215

38. 修正大血管転位

頻度

修正大血管転位（corrected transposition of the great arteries），またはL型大血管転位（L-transposition of the great arteries）は，全先天性心疾患の約1％足らずを占める比較的まれな疾患である．

形態

心房位は正常であるが，形態的右房が僧帽弁を介して形態的左室に結合し，形態的左房が三尖弁を介して形態的右室に結合，すなわち房室逆位（AV discordance）がある．このため形態的右室は形態的左室の左側に位置し，左室が右側のほぼ並列の位置関係となり，心室逆位（ventricular inversion）と呼ばれることもある．大動脈は形態的右室から起始し，肺動脈が形態的左室から起始する．したがって心室大血管関係も逆位（VA discordance）が存在する．大動脈は肺動脈の左前方に位置する．L型大血管転位の名称はこの大血管の位置関係に基づくものである．心内の合併異常のない症例はむしろ少なく，約80％の症例で心室中隔欠損が合併する．また約半数に肺動脈弁狭窄または肺動脈弁下狭窄が合併し，大半は心室中隔欠損のある症例でみられる．いずれの場合も三尖弁閉鎖不全をきたすものが多いが，これらでは三尖弁自体に異形成，ないしはEbstein奇形様の変化がみられることが多い．刺激伝導系の異常がほぼ例外なくみられ，進行性の房室ブロック，発作性上室性頻拍などの不整脈の合併がきわめて多い．冠動脈の形態は，正常の冠動脈が左右入れ替わった形をしており，右側の冠動脈が前下行枝と回旋枝に分岐し，左側の冠動脈は右冠動脈の形態をとる．

病態

1．心内合併異常のない場合

合併異常のない修正大血管転位では，単に心室構造が入れ替わっているだけで，静脈血は右房→形態的左室→肺動脈の経路をとり，動脈血は左房→形態的右室→大動脈と流れる．すなわち静脈血は正常と同様に肺循環系に入り，動脈血は正常と同様に体循環系に流れるため，形態的に異常があるが，機能面では異常が修正されているという観点から修正大血管転位と呼ばれる．したがってこの場合，通常患者は完全に無症状で，胸部X線または心電図の異常などで発見されることが多い．しかし形態的右室が体循環系心室として機能している状態であり，成人期にはしばしば三尖弁逆流を伴う右室機能不全を合併し，その長期予後は必ずしも良好ではないとされている．

2．心室中隔欠損・肺動脈弁狭窄が合併する場合

心室中隔欠損・肺動脈弁狭窄が合併する場合の血行動態は，通常の心室中隔欠損・肺動脈狭窄の場合に基本的に類似する．すなわち肺動脈狭窄によって肺動脈へ血液が流入しにくいため，肺血流は減少し，心室中隔欠損を介する右-左短絡により静脈血が大動脈に流入するためチアノーゼが出現する．この場合も右室が体循環系心室として機能する，修正大血管転位の基本的な問題がある．

治療

1．心内合併異常のない場合

無症状の症例に対しては通常治療の必要はないが，三尖弁閉鎖不全を伴う右室機能不全により心不全症状（この場合左心不全）がある症例では，後述する心室・大血管転換術の適応が考慮されることもある．こうした場合の手術治療に関しては未だ多くの意見があるところである．

2．心室中隔欠損・肺動脈弁狭窄が合併する場合

1）心室中隔欠損パッチ閉鎖・肺動脈弁交連切開術

通常の心室中隔欠損・肺動脈弁狭窄の場合と同様の手術方法であるが，術後，不整脈の頻度が高い点などいくつかの問題点があり，従来，手術成績は，房室正位，心室大血管正位症例での場合に

比較して不良である．また右室が体循環系心室として機能するという問題は解決されない．

2）心室・大血管転換術
double switch operation

　心室中隔欠損を大動脈を左室側に含める形でパッチ閉鎖し，MustardまたはSenning手術による心房内転換術を行う．ついで形態的右室から肺動脈流出路を再建し，肺動脈に接続する．これにより静脈血は三尖弁を介して形態的右室に流入し，肺動脈に流れ，肺静脈から還流する動脈血は僧帽弁を介して形態的左室に流入し，心室中隔欠損パッチによる心室内トンネルを通過して大動脈に至る．したがって静脈血が肺循環に，動脈血が体循環という面での機能修復のみならず，形態的左室が体循環系心室，形態的右室が肺循環系心室として機能する点での解剖学的修復を兼ねた方法である．新しい手術法であるため，その長期予後に関しては未だ不明な点が多いが，本疾患に対する治療として，理論的には最も適した方法である．

修正大血管転位

病態 心内合併異常のない例

1. 形態的右房が僧帽弁を介して形態的左室に結合する．
2. 形態的左房が三尖弁を介して形態的右室に結合する．
3. 肺動脈は形態的左室から起始し，大動脈の右後に位置する．肺動脈には静脈血が流れる．
4. 大動脈は形態的右室から起始し，肺動脈の左前に位置する．大動脈には動脈血が流れ，チアノーゼは存在しない．
5. 形態的左室は肺循環系心室として機能する．
6. 形態的右室は体循環系心室として機能する．長期的には三尖弁逆流を伴う機能不全をきたしやすい．

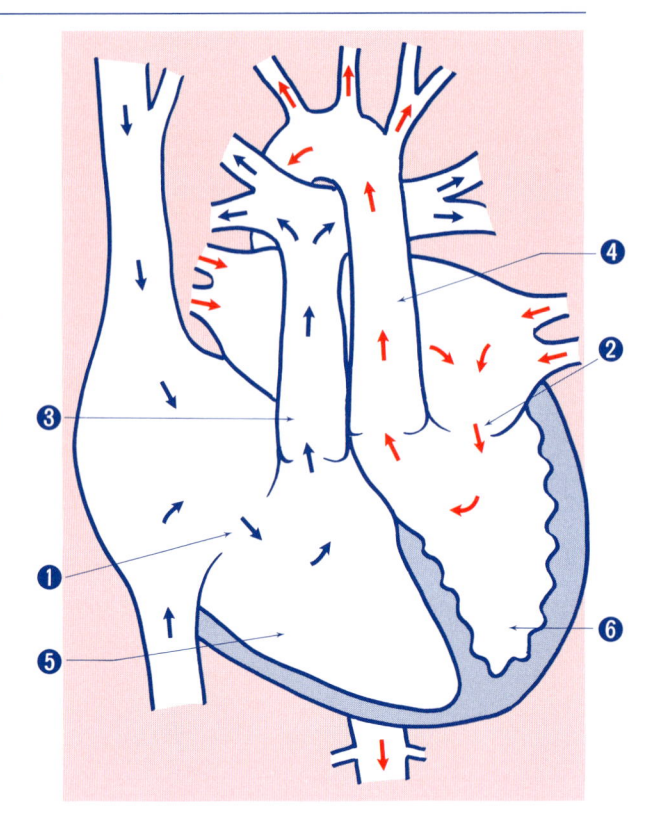

病態 心室中隔欠損・肺動脈弁狭窄合併

1. 形態的右房が僧帽弁を介して形態的左室に結合する．
2. 形態的左房が三尖弁を介して形態的右室に結合する．
3. 肺動脈は形態的左室から起始し，大動脈の右後に位置する．肺動脈弁狭窄により肺動脈へ血液が流れにくい．
4. 心室中隔欠損を介して右-左短絡が出現し，静脈血が大動脈に流入する．
5. 大動脈は形態的右室から起始し，肺動脈の左前に位置する．大動脈には静脈血が混入するのでチアノーゼが出現する．

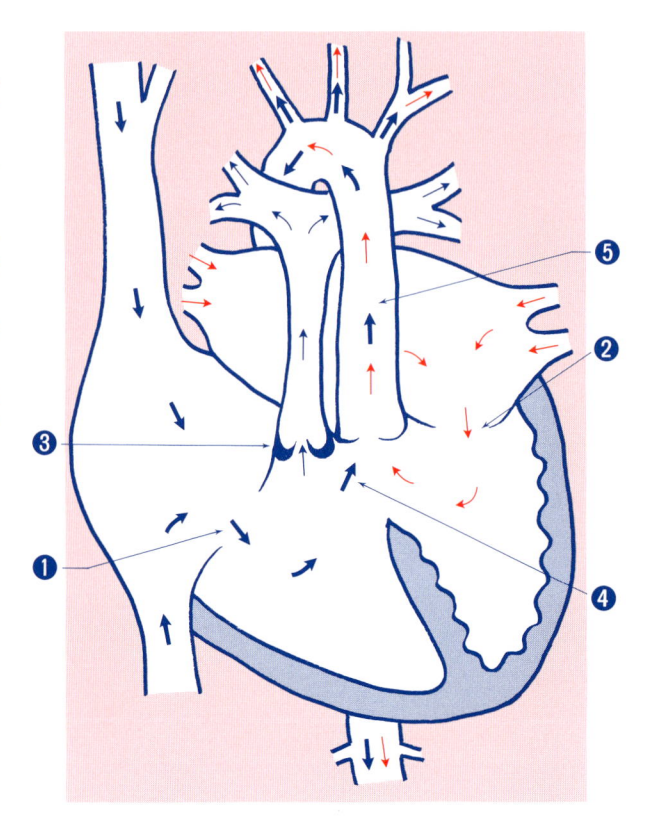

修正大血管転位

治療 心室中隔欠損・肺動脈弁狭窄合併
心室中隔欠損パッチ閉鎖・肺動脈弁
交連切開術後

❶ 心室中隔欠損をパッチ閉鎖する．これにより心内短絡は消失する．
❷ 肺動脈弁交連切開術を行う．肺動脈への血流が正常化する．
❸ 心内短絡の消失により，チアノーゼは消失する．
❹ 形態的右室が体循環系心室として機能し続ける．

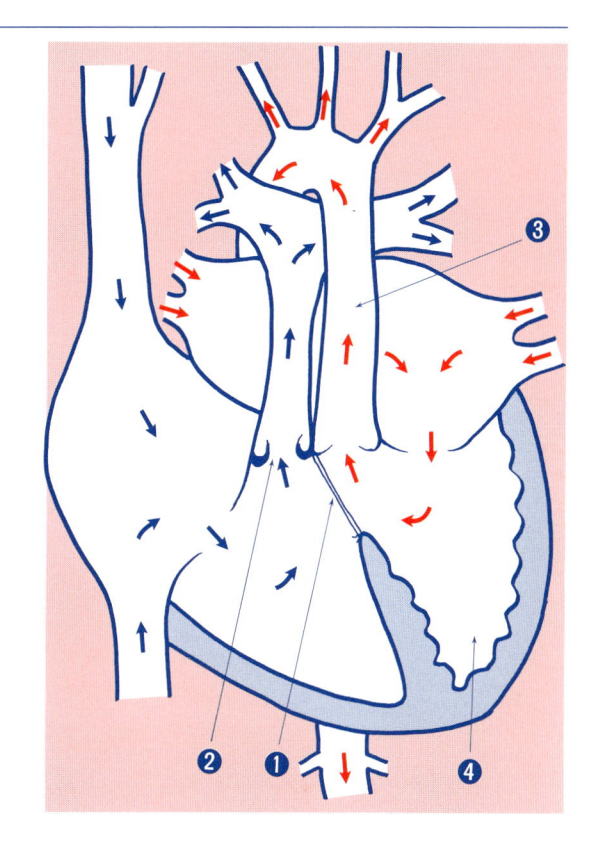

治療 心室中隔欠損・肺動脈弁狭窄合併
心室・大血管転換術後（double switch operation）

❶ 心室中隔欠損を大動脈を左室側に含める形でパッチ閉鎖し，形態的左室から大動脈への流出路を作成する．
❷ Mustard または Senning 手術による心房内転換術を行い，体静脈還流を形態的右室に導く．
❸ 形態的右室から肺動脈流出路を再建し，肺動脈に接続する．これにより形態的右室の静脈血は肺動脈に流れる．
❹ 肺静脈から還流する動脈血は僧帽弁を介して形態的左室に流入する．
❺ 大動脈には動脈血のみ流れるため，チアノーゼは消失する．

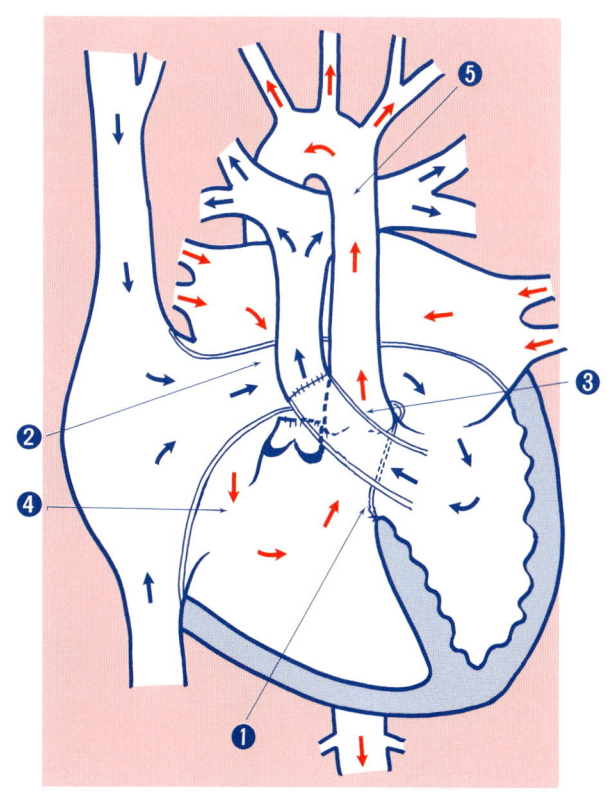

39. 僧帽弁逸脱

頻度

　僧帽弁逸脱（mitral valve prolapse）は，小児全体の5％にみられるとも言われるが，実際の頻度はこれより低いものと思われる．一般に年長児ないしは思春期により高頻度にみられ，男女比は約1：2で女子に多い．

形態

　僧帽弁の粘液腫性変性により弁尖の肥厚・延長がある．変性性変化はしばしば腱索にもみられる．この結果，僧帽弁は収縮期に弁輪を越えて左房側に逸脱する．このときしばしば収縮中期クリック，収縮後期雑音が発生する．逸脱の程度が重症の場合は僧帽弁の閉鎖が障害され，僧帽弁逆流が生じる．僧帽弁逸脱の半数以上は特発性のものであるが，心房中隔欠損に合併してみられるものが少なくない．またMarfan症候群をはじめとする結合織疾患に合併するもの，漏斗胸，straight backなどの胸郭の変形に合併するものが少なくない．

病態

　軽度の僧帽弁逸脱では血行動態面での影響はない．実際，小児期における僧帽弁逸脱の大多数は完全に無症状で，心機能の面でも問題はない．重度の逸脱で僧帽弁逆流がある場合は，これによる左心の容量負荷，左室機能不全を合併する場合がある．

僧帽弁逸脱

病態 正常心の僧帽弁開閉と僧帽弁逸脱

❶ 正常心・拡張期：僧帽弁が開放し左房から左室に血液が流入する．

❷ 正常心・収縮期：僧帽弁は左室収縮によって閉鎖する．僧帽弁弁下組織により弁は下に引っ張られているため僧帽弁尖は弁輪を越えて左房側に張り出すことはなく，また弁尖のずれもみられない．

❸ 僧帽弁逸脱・軽度：僧帽弁の粘液腫性変性により弁尖の肥厚・延長があり，その結果，僧帽弁は収縮期に弁輪を越えて左房側に逸脱(⇧)する．

❹ 僧帽弁逸脱・重度：逸脱(⇧)の程度が重度となると，僧帽弁閉鎖が不完全となり，僧帽弁逆流を生じる．この結果，左心系に容量負荷がみられる．

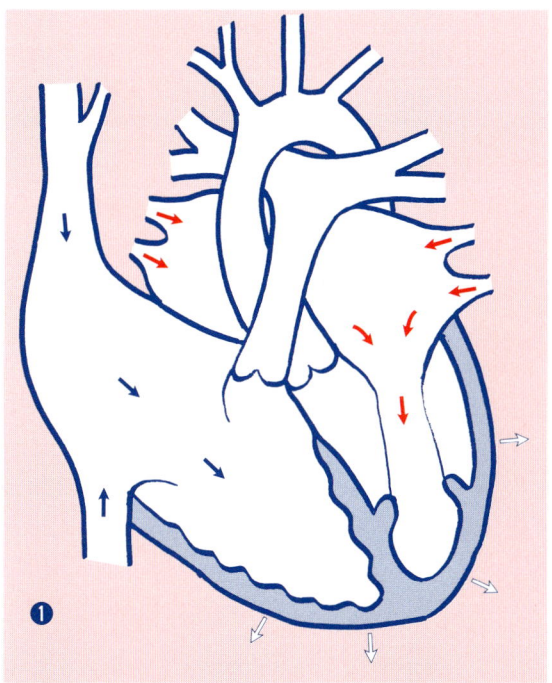

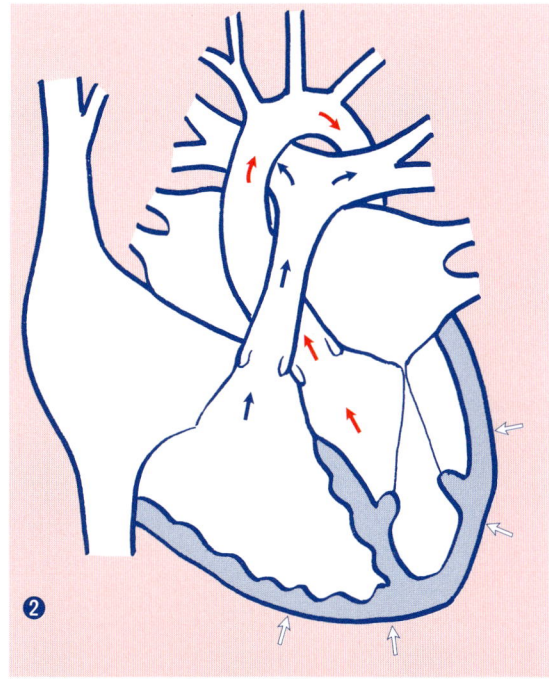

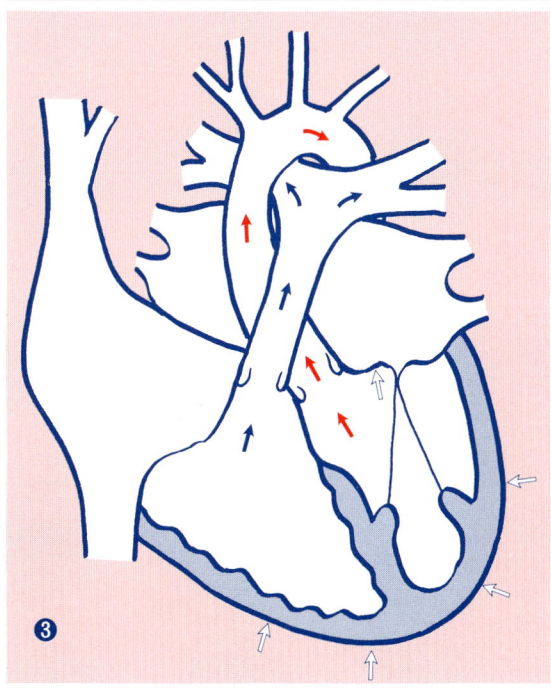

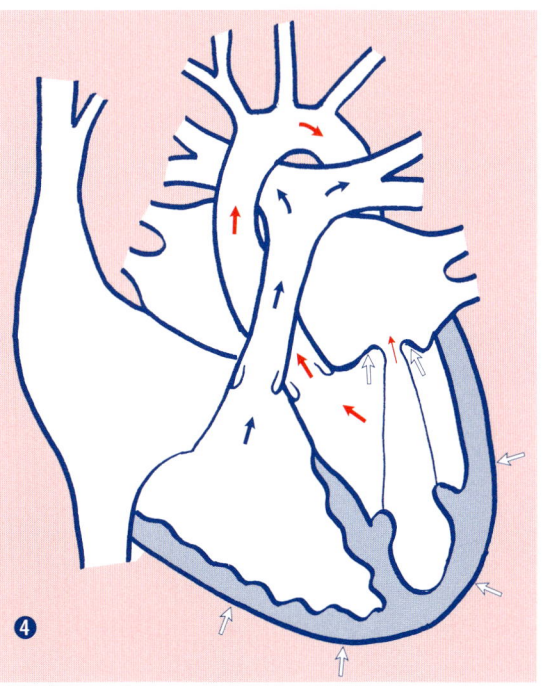

40. 右肺動脈上行大動脈起始

頻度

右肺動脈上行大動脈起始（anomalous origin of right pulmonary artery from the ascending aorta）ないしは hemitruncus はまれな疾患である．

形態

右肺動脈が上行大動脈より起始する．心内形態では，心室中隔は正常なことも多いが，心室中隔欠損の合併が少なくない．右肺動脈は拡張しており右室肥大がみられる．

病態

右肺動脈には大動脈圧が直接かかるため，右肺動脈圧は上昇する．右肺血管抵抗が通常通りに下降すると血流量は著明に増加する．これらにより右肺には体動脈圧と同等の圧がかかるため肺高血圧が存在する．大きな心室中隔欠損を合併する場合は，欠損を介する左-右短絡のため左肺への血流量も増加する．心室中隔欠損がない場合も左肺動脈圧は反応性に上昇し，通常は右肺動脈と同等の肺高血圧を呈する．これらの血行動態変化の結果，乳児期早期から呼吸障害，哺乳障害などを主症状とする心不全がみられる．この状態を長期にわたり放置した場合，肺血管の閉塞性変化が進行し，高肺血管抵抗の肺高血圧の状態に移行する．

治療

できる限り早い時期の手術が推奨される．右肺動脈を上行大動脈から切離し，肺動脈の本来の分岐部に移植する．心室中隔欠損合併例では同時に心室中隔欠損のパッチ閉鎖術を行う．

右肺動脈上行大動脈起始

病態 心室中隔欠損合併例

1. 右肺動脈が上行大動脈から起始する．
2. 右肺動脈へは大動脈圧が直接かかるのみならず，多量の動脈血が流入するため著明な肺高血圧を呈する．
3. 心室中隔欠損の合併が少なくない．
4. 左肺動脈は心室中隔欠損からの左-右短絡によりうっ血状態となるが，心室中隔欠損がない場合でも右肺動脈圧は反応性に著明に上昇する．

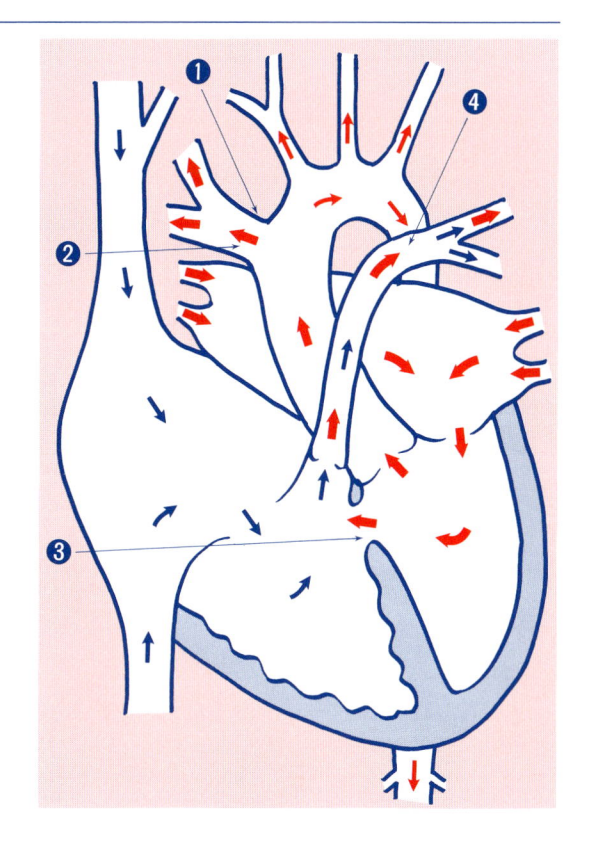

治療 パッチ閉鎖術後

1. 右肺動脈を上行大動脈から切離し，肺動脈の本来の分岐部に移植する．
2. 心室中隔欠損合併例では同時に欠損のパッチ閉鎖術を行う．

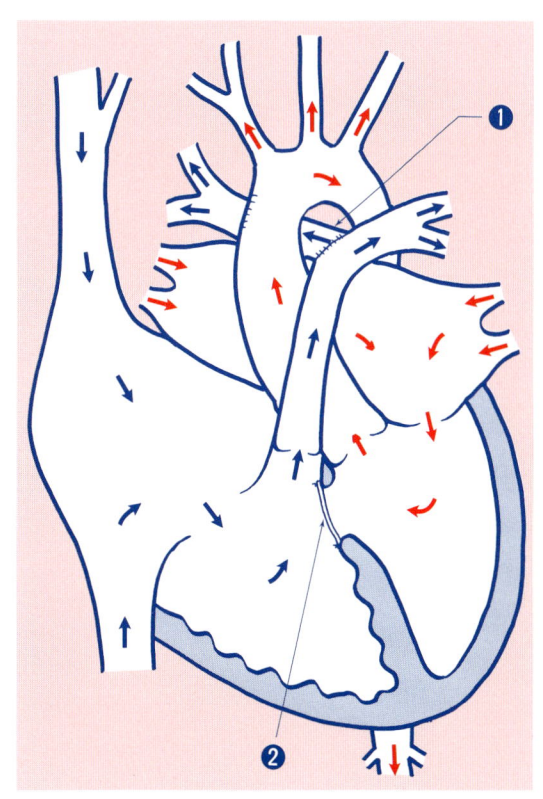

41. 三心房心

頻度
三心房心（cor triatriatum）はまれな疾患である．

形態
左房が線維筋性の異常隔壁により二つの腔に分れる．この疾患は胎生期の総肺静脈が左房に吸収される過程での障害が原因と考えられ，肺静脈が還流する総肺静脈由来の腔と，僧帽弁につながる本来の左房腔との間の交通孔が小さく閉塞性であるので，総肺静脈腔，肺静脈は拡張している．

病態
左房内隔壁の交通孔が小さいため，この疾患での血行動態変化は基本的に肺静脈系の閉塞であり，臨床症状は僧帽弁狭窄に類似している．肺静脈圧の上昇にひき続き肺動脈圧も上昇し肺高血圧を呈することが多い．

治療
本疾患に対してはほぼ例外なく手術が必要である．左房内隔壁を切除する．術後は通常，血行動態は正常化し，肺動脈圧も正常となる．

三心房心

病態 左房内閉塞合併例

❶ 左房内に小さな交通孔を有する隔壁があり，左房が二つの腔に分れる．
❷ 総肺静脈由来の上の腔は拡張し，肺静脈圧は上昇する．
❸ 肺高血圧が出現する．

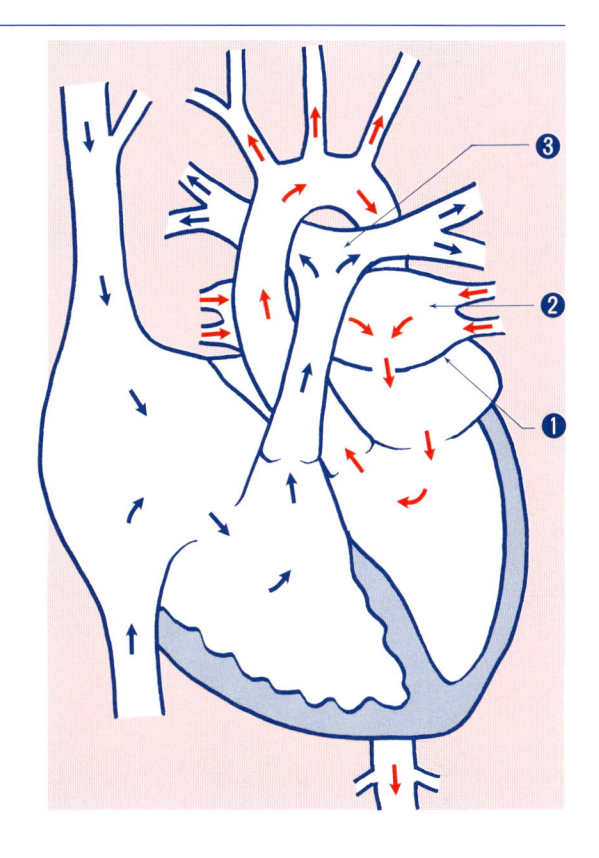

治療 左房内隔壁切除術後

❶ 左房内隔壁を切除する．これにより肺静脈への閉塞は解除され，肺動脈圧も正常となる．

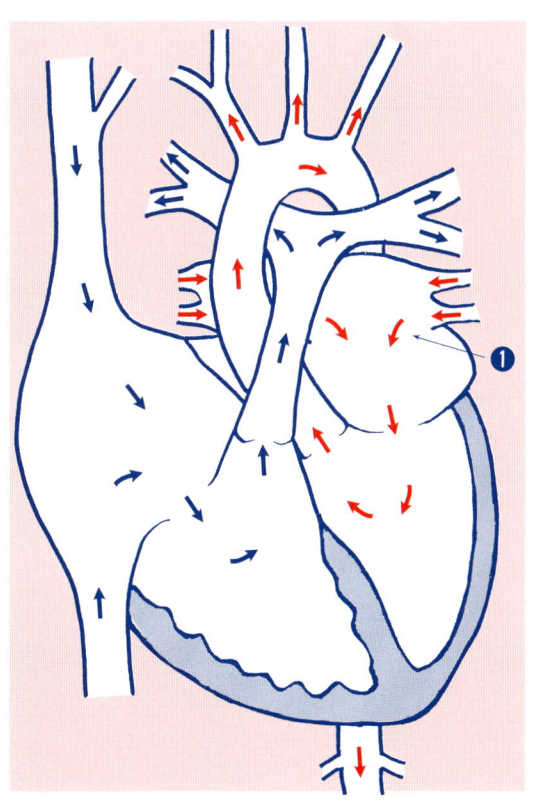

42. 左冠動脈肺動脈起始

頻度

左冠動脈肺動脈起始（anomalous origin of the left coronary artery from the pulmonary artery）または Bland-White-Garland 症候群は、まれな疾患である．

形態

左冠動脈肺動脈起始では左冠動脈が肺動脈主幹部より起始し，その走行は基本的に正常である．左冠動脈へは通常右冠動脈より側副血行路を介して血流が確保されるので，右冠動脈が拡張している．一般に心筋への冠血流は低下するためしばしば有意の心拡大がみられる．また組織的には陳旧性心筋梗塞所見およびさまざまな程度の心筋虚血所見がみられる．

病態

胎生期には肺動脈圧は体動脈圧に等しいので、左冠動脈には肺動脈から心筋へは十分な冠血流が得られ大きな問題は起こらない．出生後肺動脈圧が下降するにつれて左冠動脈への灌流圧が低下するので，左冠動脈の順行性の血流が減少し，やがて側副血行路を通じて右冠動脈からの逆行性の血流となる．このために右冠動脈から左冠動脈に流れた血液は肺動脈に流入することとなり，結果として冠血流のスチール現象（盗血現象）が起こる．動脈血が肺動脈に流入するので左-右短絡であるが，通常短絡量は有意のものではなく，本症の血行動態面での変化は主として心筋灌流の低下である．重症の場合は新生児期から左冠動脈の血流が逆転し，心筋虚血が出現する．これにより心筋機能障害，心拡大などがみられるが，虚血により左室乳頭筋不全が起こり，僧帽弁逆流が出現し，心機能障害をさらに悪化させる．これらの変化の結果として患児の大半は生後数週間以内にうっ血性心不全の症状を呈する．心不全症状は通常の呼吸障害，哺乳障害，発汗，体重増加不良などであるが，狭心症症状と考えられる突然の不機嫌が特徴的であるといわれる．

治療

本疾患は放置すれば心筋障害が進行するので，診断が確定すれば，薬物治療で心不全のコントロールをはかった後，速やかに手術を行う．左冠動脈結紮術のみがかつて行われたが，その成績は不良であり，今日では左冠動脈を大動脈に直接ないしは間接的に吻合する手術が行われる．

1. **肺動脈内トンネル手術（Takeuchi 手術）**

   本症に対する治療法として最も一般的に行われる方法で，大動脈基部と肺動脈主幹部を直径 5～6 mm の窓で連結し，左冠動脈の横に肺動脈前壁を水平に切開し flap を作成する．この flap で肺動脈後壁に大動脈と肺動脈の間の窓にトンネルを作成し，大動脈からの血液を肺動脈に導く．肺動脈前面は心外膜パッチで閉鎖する．

2. **左冠動脈移植術**

   左冠動脈の入口部を肺動脈壁を一部含めて切離し，上行大動脈の前面に移植する方法である．理論的には最も理にかなった方法であるが，左冠動脈の捩れ，閉塞などの技術的な問題があり，冠動脈の形態によって適応とならない症例もある．

3. **鎖骨下動脈-左冠動脈吻合術**

   左鎖骨下動脈と肺動脈から切離した左冠動脈を端々吻合する方法である．

4. **Tashiro 手術**

   左冠動脈をこれの起始する肺動脈を横断して遊離し，上下端を縫合して筒状にした肺動脈と上行大動脈を側々吻合することにより左冠動脈に動脈血を導く方法である．横断された肺動脈主幹部は端々吻合により修復する．

左冠動脈肺動脈起始

病態　新生児期・乳児期の血行動態

❶ 左冠動脈が肺動脈主幹部より起始する．
❷ 肺動脈圧が下降するにつれて左冠動脈への灌流圧が低下し，やがて側副血行路を通じて右冠動脈からの逆行性の血流となる．
❸ 右冠動脈から左冠動脈に流れた血液は肺動脈に流入することとなり，結果として冠血流のスチール現象（盗血現象）が起こる．
❹ 動脈血が肺動脈に流入するので左-右短絡であるが，通常短絡量は有意のものではない．

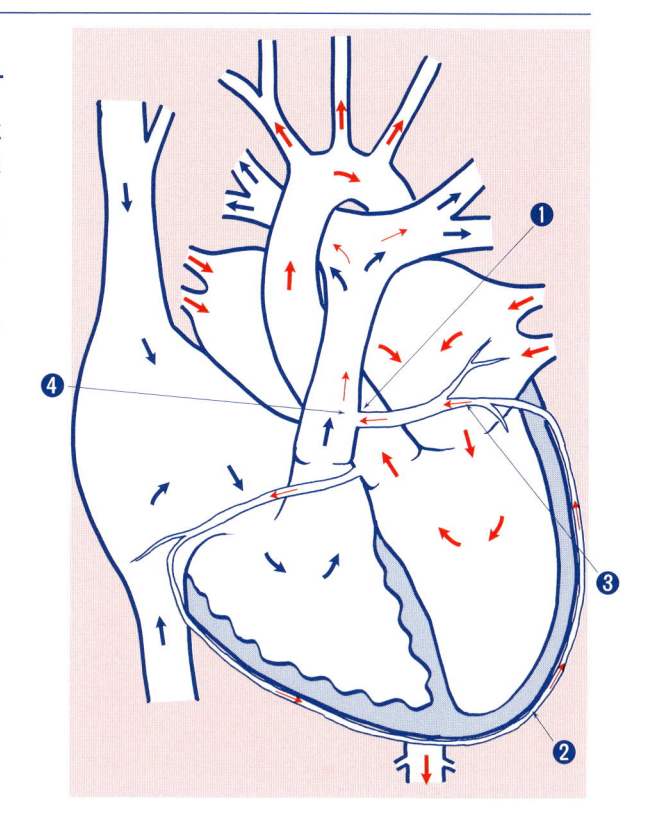

治療　肺動脈内トンネル手術後（Takeuchi 手術）

❶ 大動脈基部と肺動脈主幹部を直径 5〜6 mm の窓で連結する．
❷ 左冠動脈の横に肺動脈前壁を水平に切開し flap を作成し，この flap で肺動脈後壁に大動脈と肺動脈の間の窓にトンネルを作成し，大動脈からの血液を肺動脈に導く．

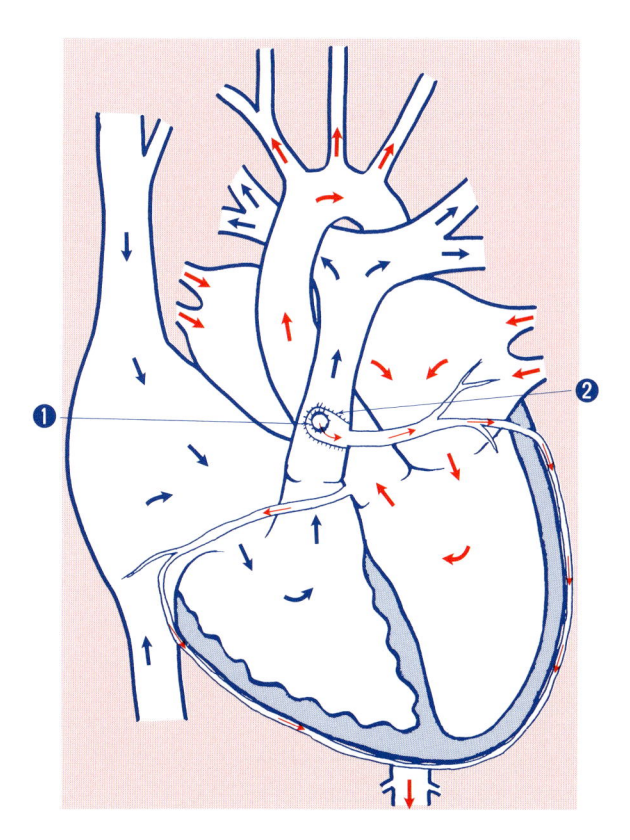

左冠動脈肺動脈起始

治療 左冠動脈移植術後

❶ 左冠動脈の入口部を肺動脈壁を一部含めて切離し，上行大動脈の前面に移植する．

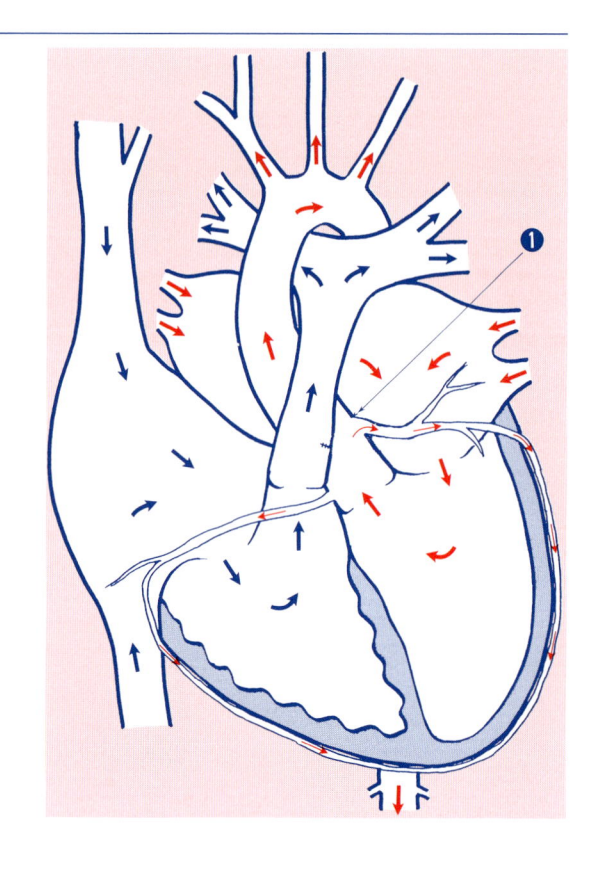

治療 鎖骨下動脈-左冠動脈吻合術後

❶ 左鎖骨下動脈と肺動脈から切離した左冠動脈を端々吻合する．

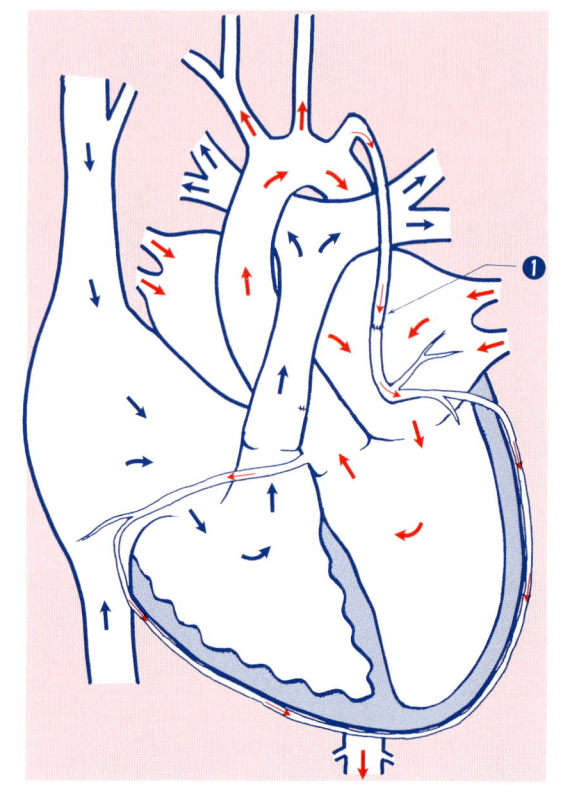

左冠動脈肺動脈起始

治療 Tashiro 手術後

❶ 左冠動脈をこれの起始する肺動脈を横断して遊離し，上下端を縫合して筒状にした肺動脈と上行大動脈を側々吻合する．

❷ 横断された肺動脈主幹部は端々吻合により修復する．

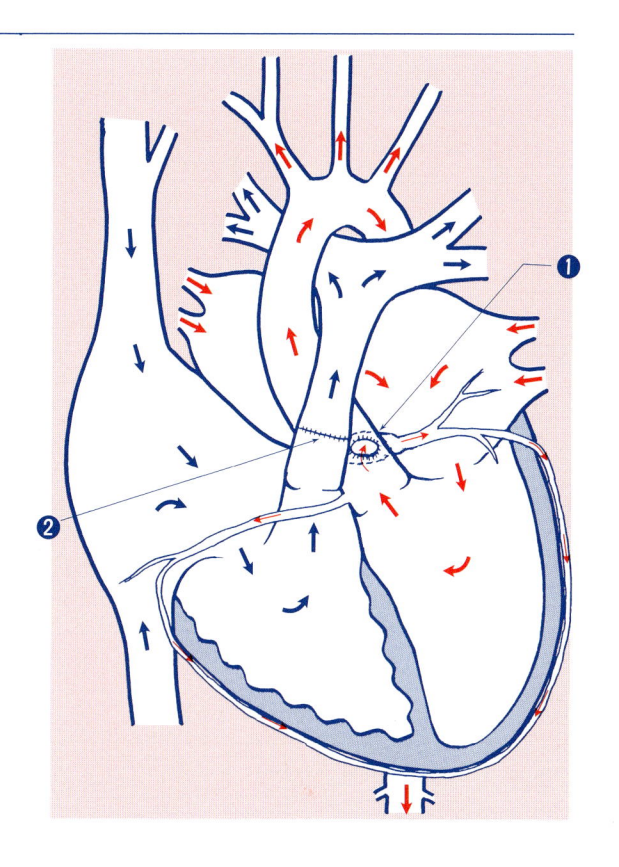

43. 冠動脈瘻

頻度

冠動脈瘻（coronary arterial fistula）は，冠動脈の先天性異常のなかで最も頻度の高いものであるが，全先天性心疾患の0.2〜0.4％を占めるといわれる．

形態

冠動脈瘻は冠動脈がいずれかの心腔または大血管と直接交通している状態である．冠動脈瘻症例の約60％は右冠動脈またはその分枝に瘻がみられ，約30％が左冠動脈，10％では左右両冠動脈が瘻血管となる．その流入部位は右室，右房，肺動脈の右心系のいずれかの部が大半を占める．左心系に流入することは比較的まれであるが，その場合は主に左房に開口する．瘻血管は著明に拡張・蛇行しており，大きな短絡を有する症例では，瘻孔の開口する心腔に拡大を認める．

病態

右心系に開口する冠動脈瘻の場合は，基本的に左-右短絡が主たる血行動態的変化である．その短絡量は瘻の大きさにより異なるが，冠動脈へは主に拡張期に血流がみられるため，収縮期・拡張期を通じて短絡がみられ，連続性雑音がしばしば聴取される．瘻での短絡により同じ系統の冠動脈の遠位部への血流量は減少し，また灌流圧も下降するため，いわゆるスチール現象が起こり，心筋に虚血部位が生じる．このことが，短絡量の比較的小さな冠動脈瘻でも心不全徴候が出現したり，また年長児・成人でしばしば心房細動などの不整脈がみられることと関連すると考えられる．左心系に流入する冠動脈瘻の場合は，体循環系内での短絡のみであるため，いわゆる左-右短絡はない．しかし，この場合，左心系にある程度の容量負荷がかかるのと，上述の冠血流のスチール現象，心筋虚血が最大の問題である．

治療

本疾患では有意の短絡がある場合，長期的には心筋障害が進行すると考えられるため，診断が確定すれば速やかに瘻孔の閉鎖をはかるべきと考えられている．治療には外科手術と経カテーテル的治療がある．

1. **瘻孔閉鎖術**

開口部位およびその形態によって方法はさまざまであるが，多くの場合，体外循環下での開心術により心房ないしは心室内から瘻孔を閉鎖する．瘻血管が瘻孔より遠位部で心筋を栄養しているものでなければ結紮することも可能である．

2. **コイル塞栓術**

経カテーテル的にコイルを用いて瘻孔を閉鎖する方法である．技術的な制約により，適応となる症例が限定されるが，開胸，体外循環の必要がないという大きな利点がある．

冠動脈瘻

病態 右冠動脈-右房瘻

❶ 右冠動脈の一部ないしはその分枝が右房に開口する．
❷ 左-右短絡により右心系に容量負荷がかかるが，その程度は通常，比較的軽度である．
❸ 右冠動脈の遠位部への冠血流が低下し，心筋虚血をきたすことがある．

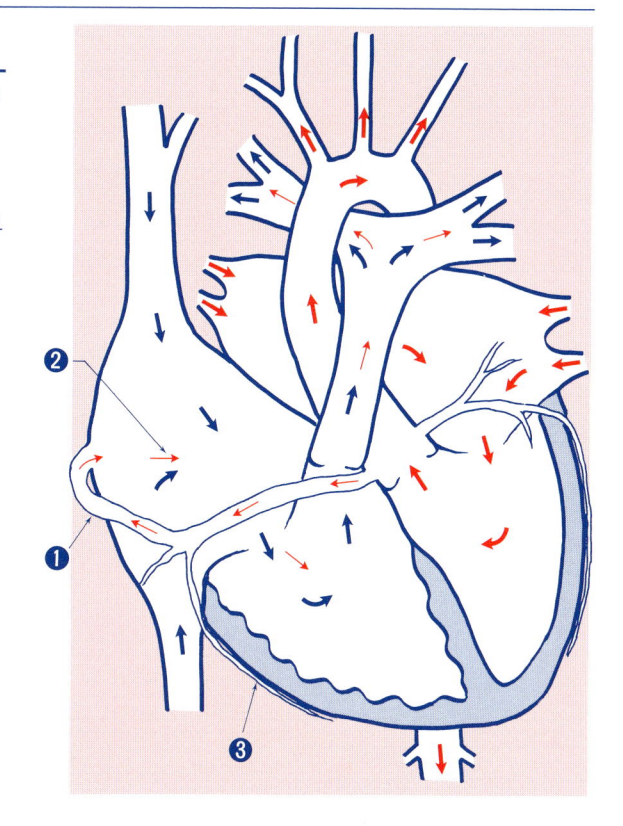

病態 右冠動脈-右室瘻

❶ 右冠動脈の一部ないしはその分枝が右室に開口する．
❷ 左-右短絡により右室に容量負荷がかかるが，その程度は通常，比較的軽度である．
❸ 右冠動脈の遠位部への冠血流が低下し，心筋虚血をきたすことがある．

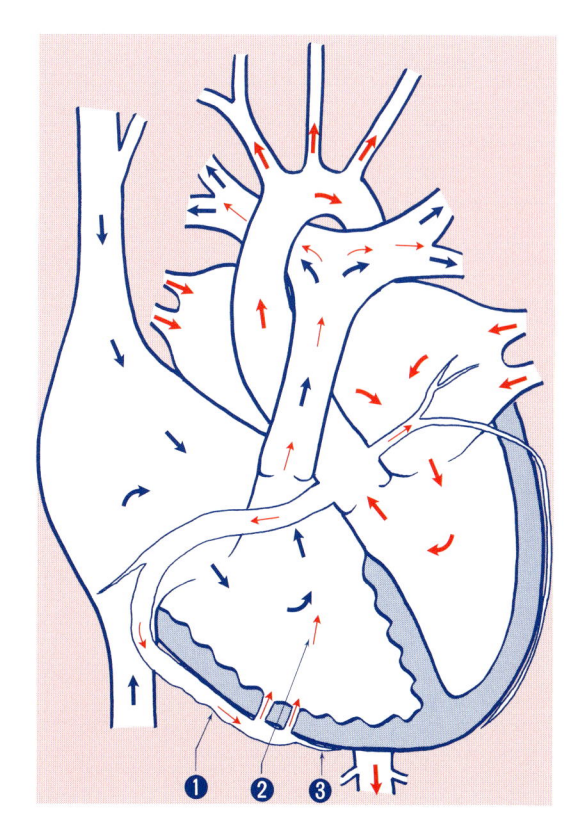

冠動脈瘻

病態 右冠動脈-肺動脈瘻

❶ 右冠動脈の分枝が肺動脈に開口する．
❷ 左-右短絡により肺血流量は多少増加するが，その程度は通常，比較的軽度である．
❸ 冠血流のスチール現象により右冠動脈灌流領域の冠血流が低下し，心筋虚血をきたすことがある．

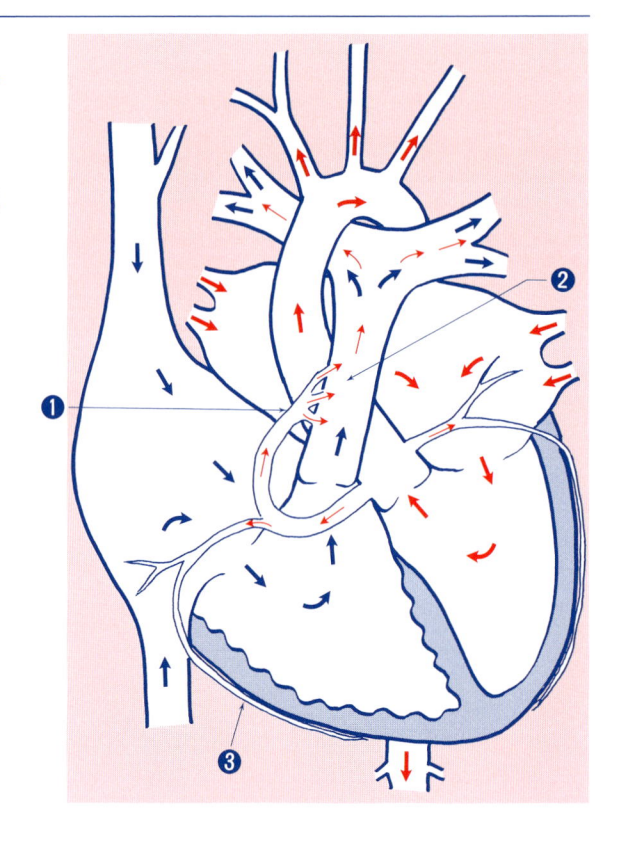

病態 左冠動脈-左房瘻

❶ 左冠動脈の一部ないしはその分枝が左房に開口する．
❷ 左冠動脈から左房への短絡により左心系に容量負荷がかかるが，その程度は通常，比較的軽度である．
❸ 冠血流のスチール現象により左冠動脈灌流領域の冠血流が低下し，心筋虚血をきたすことがある．

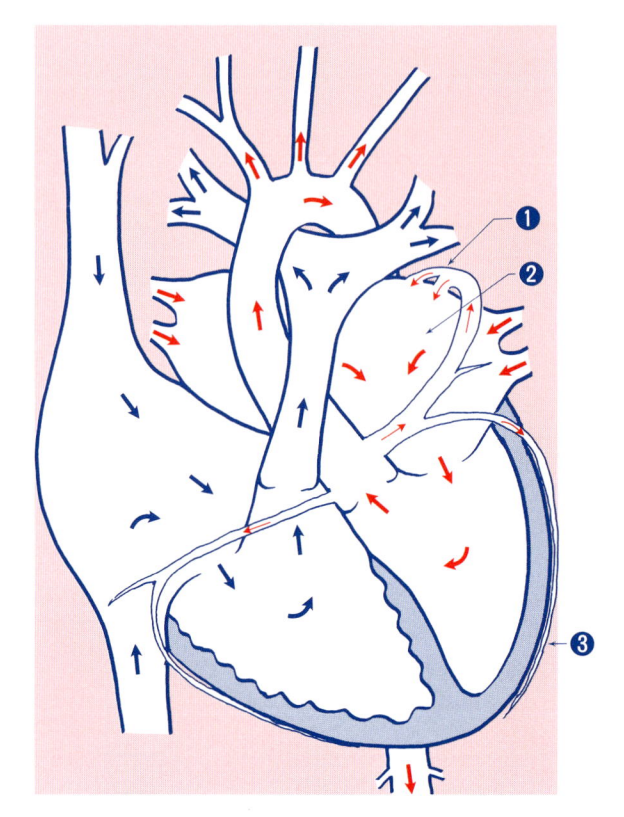

冠動脈瘻

治療 右冠動脈-右房・瘻孔閉鎖術後

❶ 体外循環下での開心術により心房内から瘻孔を閉鎖する．

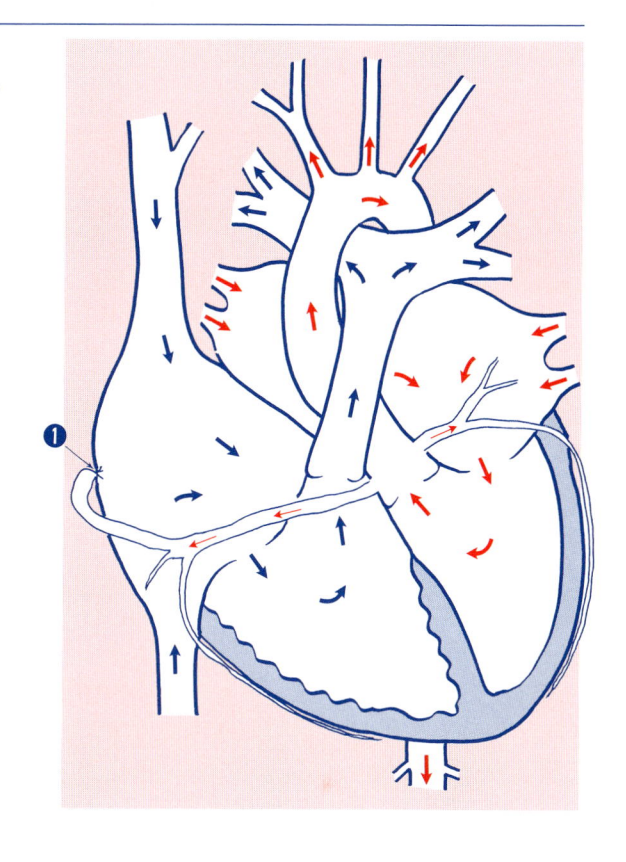

治療 右冠動脈-右室・コイル塞栓術後

❶ 経カテーテル的にコイルを用いて瘻孔を閉鎖する．

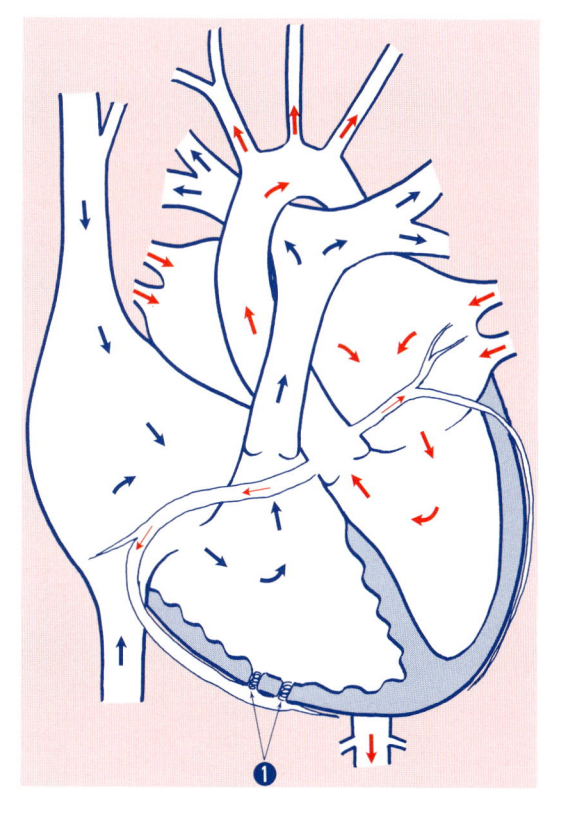

44. 肺動静脈瘻

頻度

肺動静脈瘻（pulmonary arteriovenous fistula）は稀な疾患とされてきたが，軽症例では所見が目立たないため診断されない場合も少なくなく，その正確な頻度は不明である．本疾患は孤立性の場合もあるが，家族性出血性末梢血管拡張の一部としてみられることがあり，約60%の症例ではRendu-Osler-Weber症候群との合併がある．

形態

本疾患では，肺動脈と肺静脈が毛細血管を介さず直接吻合している．細小血管からなる血管腫の形をとるものと，比較的大きな肺動脈と肺静脈との間に直接交通のあるタイプがあるが頻度としては後者の方が多い．瘻は孤立性の場合や，多発性の場合もあり，その大きさもさまざまである．

病態

本疾患の血行動態面での異常は，肺内での右左短絡である．すなわち肺動脈へ流れた静脈血の一部が肺毛細血管で酸素化されることなく，直接肺静脈へ流入する．これにより肺静脈還流に静脈血が混入し，これが直接体循環へ流れるため，全身性のチアノーゼが出現する．低酸素血症の程度は当然，瘻の大きさ，右左短絡量によって変わるが，体循環系の酸素飽和度が70%を切るような重度のチアノーゼを呈することも稀ではない．肺血流量および肺動脈圧には変化がないので，心臓自体に容量負荷，圧負荷がかかることはなく，心機能自体には問題ない．

治療

低酸素血症の程度がきつい場合は治療の適応になるが，多発性の動静脈瘻の場合は治療が困難である．孤立性ないしは比較的狭い範囲に限られた動静脈間交通の場合，通常は経カテーテル的治療が考慮される．カテーテルを肺動脈の瘻への交通部に置き，塞栓用のコイルを挿入して瘻を閉鎖する．この際，コイルが動静脈瘻を通過して肺静脈から体循環系に流れないよう十分注意する必要がある．

経カテーテル的治療が困難な場合，手術を考慮する．通常，動静脈瘻を含む肺葉の一部を切除する方法が採られる．この場合，切除する範囲を極力限定し，できる限り多くの肺組織を残すことを心がけなければならないが，広範な部分におよぶ肺動静脈瘻では，広範な切除を行い術後の呼吸機能を多少犠牲にせざるを得ない場合もある．

肺動静脈瘻

病態　肺動静脈瘻

❶ 肺動脈と肺静脈の間に直接の交通がある．
❷ 肺動静脈瘻を介して静脈血が，ガス交換されることなく，肺静脈に流入する．（肺内右左短絡）
❸ 肺静脈還流血に静脈血が混入するため，体動脈血の酸素飽和度は低下し，全身性チアノーゼが出現する．

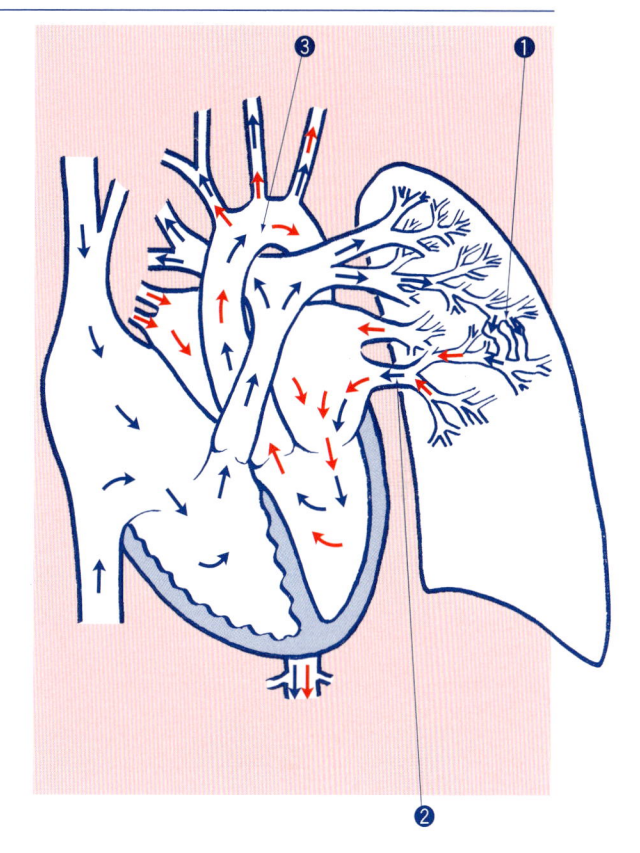

治療　経カテーテル的治療：
コイル塞栓術後

❶ 肺動脈から経カテーテル的に，コイルを挿入して瘻を閉鎖する．
❷ 肺内右左短絡が消失し，低酸素血症が改善する．

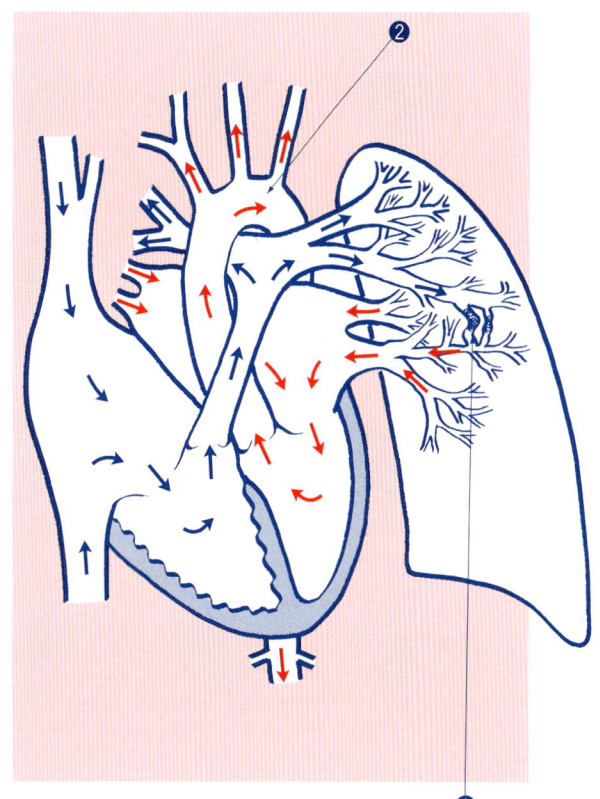

45. Valsalva 洞動脈瘤

頻度

Valsalva 洞動脈瘤（Valsalva sinus aneurysm）は比較的稀な疾患とされるが，大血管下漏斗部心室中隔欠損の大動脈弁右冠尖逸脱の合併と基本的に類似の疾患とも考えられ，これらの区別が時として困難なことがあり，正確な頻度は不明である．合併症のない場合は小児期を通じて診断されないまま経過し，成人になり瘤破裂を来して始めて診断されることが少なくない．

形態

Valsalva 洞の限局性の壁の脆弱性により，その部分が右室または右房へ膨隆している．体動脈圧の上昇により，加齢に伴い経年的に瘤が拡大すると考えられる．このため小児期より，成人になって発見されることが多く，場合によっては感染などで二次的に発生する後天的なものである場合もある．この場合も，先天的に存在した瘤が修飾された可能性も高く，先天性，後天性の区別はしばしば困難である．発生部位は右冠動脈洞が最も多いが，無冠動脈洞に発生する場合もある．合併異常としては，心室中隔欠損，大動脈縮窄がある．心室中隔欠損は大多数が大血管下漏斗部欠損である．

病態

瘤が破裂していない状態では，血行動態に大きな異常はなく，自覚的には完全に無症状であり，他覚的にもたまたま心エコー検査などで発見されない限りは診断が下されることはない場合が圧倒的に多い．瘤の脆弱性が進行すると，最終的には瘤が破裂するが，その時期は 30 歳台ないし 40 歳台が最も頻度が高い．瘤の破裂によって左右短絡が突然出現し，肺血流量の急激な増加により肺うっ血の状態となるので，呼吸困難を主体とする心不全を呈する．また破裂に伴い急激な前胸部痛をみることがある．これは大動脈拡張期圧の低下による冠血流低下，心筋虚血による狭心痛であることが多いといわれるが，冠動脈入口部の変形により冠血流が障害されることによる場合もあるという．

治療

破裂例では放置すると心不全が進行するので，基本的に速やかに手術を行う．右心系（肺動脈，右房）もしくは大動脈よりアプローチし，瘤切除後直接縫合，またはパッチ閉鎖により修復を行う．心室中隔欠損の合併があればこれもあわせて修復する．手術成績は通常良好であるが，症例によっては大動脈弁閉鎖不全を残す場合もある．

Valsalva 洞動脈瘤

病態　右冠動脈洞より右室への瘤

❶ Valsalva 洞の脆弱な部分が右室へ突出．合併症がなければ，有意の血行動態変化を伴わない．通常加齢と共に経年的に拡張する．

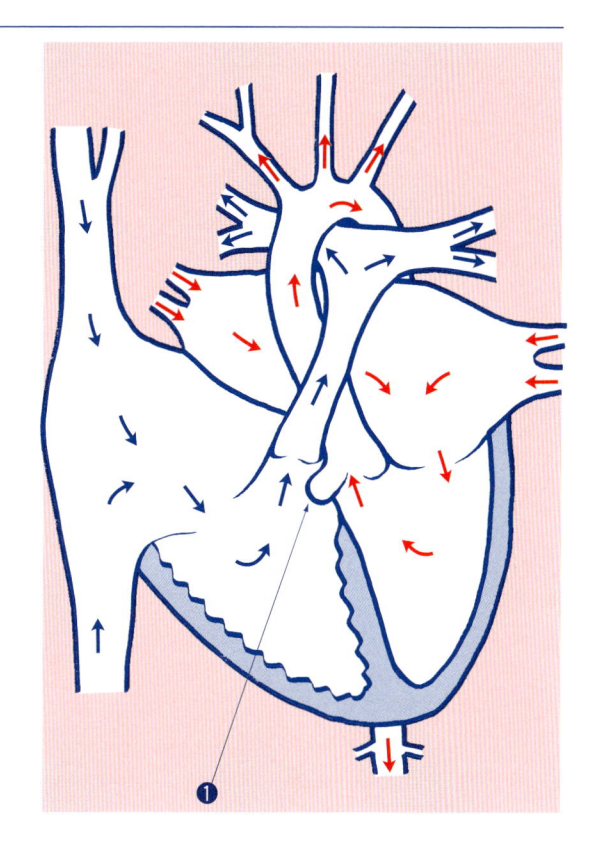

病態　Valsalva 洞動脈瘤破裂

❶ 瘤の破裂により左右短絡が出現する．
❷ 左右短絡のため，肺血流量が増加する．突然発症するため，急性肺うっ血により心不全を呈することが多い．

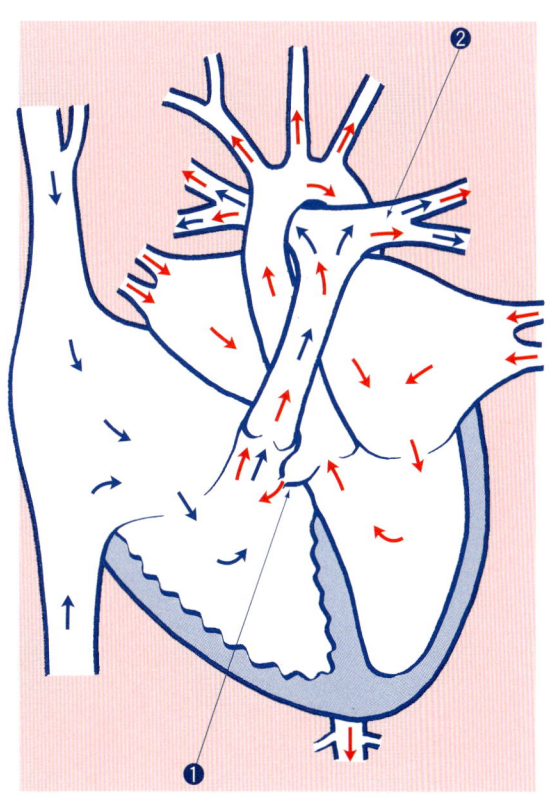

Valsalva 洞動脈瘤

治療 修復術後：破裂瘤パッチ閉鎖

❶ 破裂した瘤を切除し，パッチで閉鎖する．これにより左右短絡は消失する．

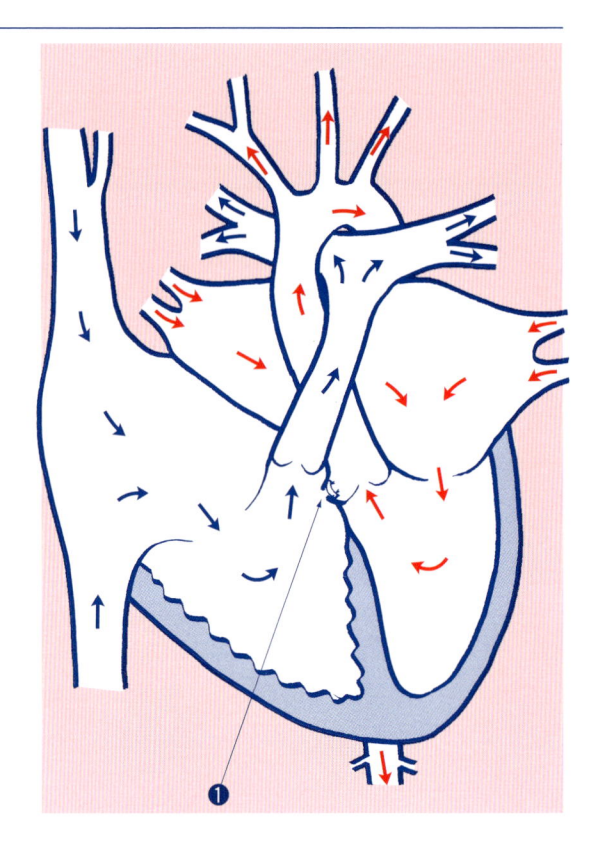

46. 大動脈-左室トンネル

頻度

　大動脈-左室トンネル（aorto-left ventricular tunnel）は大変稀な疾患であり，その正確な頻度は不明であるが，男女比は2-3：1で男子に多いといわれている．

形態

　大動脈基部と左室との間に内皮で覆われた異常な交通路がある疾患であるが，トンネルの入口部は通常Valsalva洞より上に位置し，交通路自体は右室流出路の筋肉部とValsalva洞の間を縦に走行し，多くは大動脈弁の左右冠尖の間の線維組織部から左室に交通する．合併異常としては，二尖大動脈弁，大動脈弁狭窄，大動脈弁閉鎖不全などがある．大動脈弁は拡張したトンネルの影響で変形していることが多い．

病態

　大動脈から拡張期に左室に向かって血液が逆流する，大動脈弁閉鎖不全類似の血行動態を呈する．症状は交通路の大きさ，および大動脈逆流の程度によるが，大きな交通がある場合は，左室への容量負荷により，新生時期早期からうっ血性心不全の症状を呈する．出生直後から，重症の呼吸不全を主体とする心不全があり，収縮期-拡張期雑音を聴取する症例では，本症の鑑別が必要である．

治療

　基本的に外科的修復が必要である．通常大動脈側の入口部と左室側の開口部の両者を閉鎖する．入口部が比較的小さな場合は直接縫合が可能であるが，ある程度の大きさの交通路であればパッチ閉鎖が必要となる．大動脈弁の変形が高度，重度の大動脈弁狭窄を合併する場合は，Ross手術などの大動脈基部全体の修復・形成術が必要なことがある．

大動脈-左室トンネル

病態 大動脈-左室トンネル

❶ 大動脈基部から左室にトンネル状の異常交通路があり，これを通じて大動脈から血液が拡張期に左室に向かって逆流する．
❷ 大動脈逆流により左室に容量負荷がかかり，心不全を引き起こす．

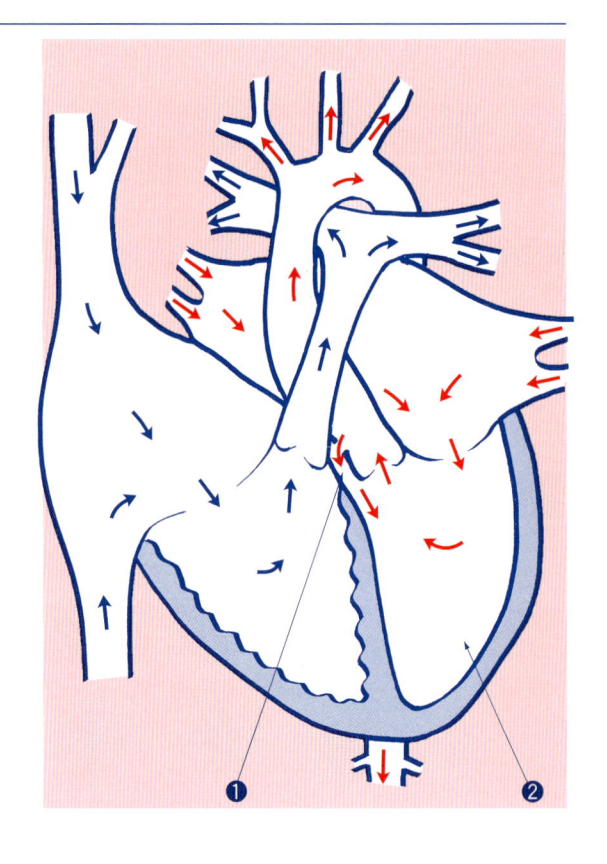

治療 パッチ閉鎖術後

❶ 異常交通路の大動脈側の入口部と，左室側の開口部の両者をパッチ閉鎖する．
❷ 大動脈逆流の消失に伴い，左室への容量負荷は軽減される．

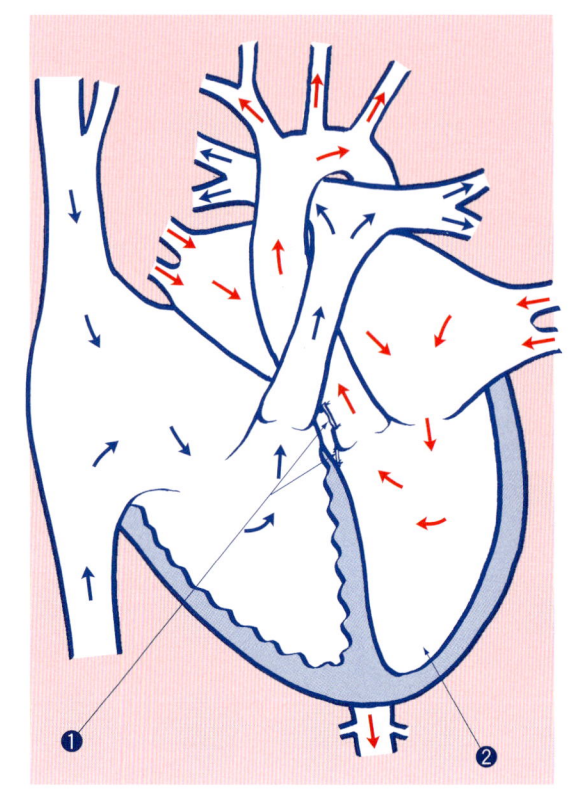

214　その他の疾患

47. 血管輪

頻度

　血管輪（vascular ring）と総称される一群の疾患は，先天性心血管系異常全体の1％足らずを占める比較的まれな疾患であるが，完全に無症状なため一生診断されない場合も少なくなく，実際の頻度はもっと高いと考えられる．

形態

　血管輪とは，大動脈弓の異常により気管・食道を血管構造物が取り囲みこれらの閉塞ないしは狭窄をきたす一群の疾患の総称であり，完全血管輪（真性血管輪）と不完全血管輪に大別される．

　① 完全血管輪：異常な血管構造物が気管・食道の周りに完全な輪を形成する状態で，重複大動脈弓，右大動脈弓・左動脈管索が代表例である．

　② 不完全血管輪：気管・食道を完全に取り巻く血管輪ではないが，これによる圧迫症状が出現しうる状態であり，無名動脈起始異常，異所性右鎖骨下動脈が含まれる．左肺動脈起始異常は厳密な意味での血管輪には入らないが，重症の気道狭窄をきたし臨床的に類似の疾患であるので，通常このカテゴリーに含められる．

A. 重複大動脈弓　double aortic arch

形態

　臨床的に問題となる血管輪のなかで最も頻度の高いもので全体の約40％を占める．発生初期に大動脈弓は左右対称に発達し，発達途中でいずれかが消退するが，鰓弓の左右第4号の両方が遺残することにより形成される．上行大動脈は左右大動脈弓に分れ，おのおのが総頸動脈，鎖骨下動脈を出したあと合流して下行大動脈を形成する．気管・食道は左右大動脈弓に完全に取り巻かれ，完全血管輪が形成される．右大動脈弓のほうが通常左大動脈弓より大きい．心内奇形の合併はきわめてまれである．

病態

　気管・食道が完全に大動脈弓により取り囲まれるので，これらの狭窄・閉塞症状が出現する．その重症度は症例によって著しく異なるが，多くの場合，遅くとも乳児期早期には喘鳴，哺乳障害が出現し,時に重篤な呼吸不全を呈することがある．これらの症状は哺乳後に特に顕著である．

治療

　呼吸障害，反復性の呼吸器感染症の既往などが手術適応とされる．小さいほうの大動脈弓（通常左大動脈弓）の切離を行う．これにより気管・食道への閉塞は改善される．術後も喘鳴，呼吸不全が比較的長期にわたって持続することがまれならずあるが，これは術前，気管圧迫によって生じた気管軟化症が持続するためで，長期にわたり注意深い呼吸管理が必要である．

B. 右大動脈弓・左動脈管索

形態

　血管輪のなかで2番目に頻度の高いもので全体の約30％を占める．左右対称に発達した大動脈弓のうち右第4鰓弓が遺残すると右大動脈弓となるが，これに左動脈管ないしは左動脈管索が合併すると完全血管輪を形成する．左動脈管索は左鎖骨下動脈または下行大動脈憩室から肺動脈主幹部遠位端につながる．左総頸動脈（または左無名動脈）は上行大動脈からの第1番目の分枝であり，気管前面を横断する．心内奇形，特にチアノーゼ型先天性心疾患を合併する率が高く，なかでもファロー四徴との合併が多い．

病態

　気管・食道は右側から後面を右大動脈弓，左側

を左動脈管索，前面を肺動脈で取り囲まれる．呼吸障害，嚥下障害などの症状は多くの場合比較的軽度で，その発症も乳児期後期であることが多い．

治療

臨床的に有意の症状が明らかな場合には速やかに手術を行う．手術は左動脈管索を切断するだけでよい．この場合も気管軟化症による呼吸障害の残存がみられることが多い．

C. 左肺動脈起始異常
anomalous left pulmonary artery

形態

通常 vascular sling として知られている疾患である．左肺動脈が肺動脈主幹部から正常に分岐せず，右肺動脈から起始するまれな疾患である．左肺動脈は右主気管支を前方から囲み気管と食道の間を横断して左肺門部に至る．半数以上で各種心内奇形または大動脈奇形を合併する．

病態

前述のように本疾患は他の血管輪と多少異なるが，右肺動脈による気管の右主気管支への分岐部分での閉塞がきつく，また食道の前面からの圧迫も著明である点で臨床的には類似の病態を呈する．この場合，通常，新生児期から呼吸障害，哺乳障害が出現し，具体的な症状としては咳嗽・喘鳴・窒息・無呼吸・チアノーゼなどがみられる．

治療

重度の症状を呈することが多いので，緊急に手術が必要な例も少なくない．左肺動脈を右肺動脈から切離し，本来の分岐部に移植する．

血管輪

病態 重複大動脈弓

1. 上行大動脈は左右大動脈弓に分れ，おのおのが総頸動脈，鎖骨下動脈を出したあと合流して下行大動脈を形成する．
2. 気管・食道は左右大動脈弓で形成される完全血管輪に完全に取り巻かれ，狭窄・閉塞症状が出現する．

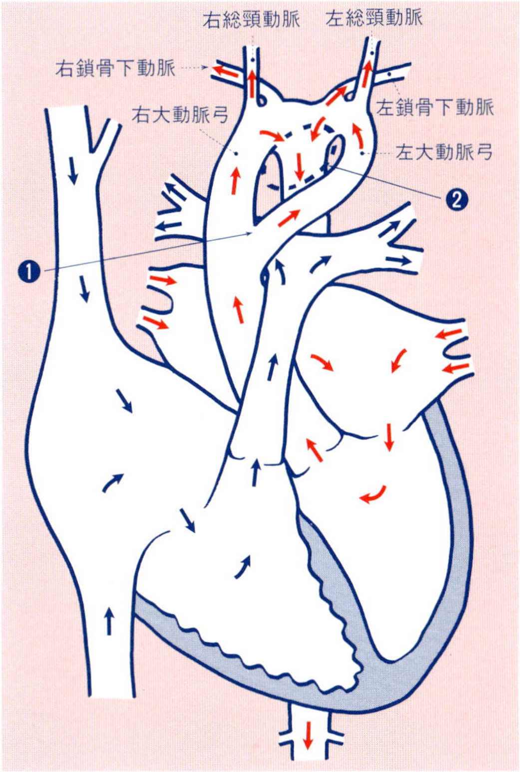

治療 重複大動脈弓切離後

1. 小さいほうの大動脈弓（通常左大動脈弓）を切離する．

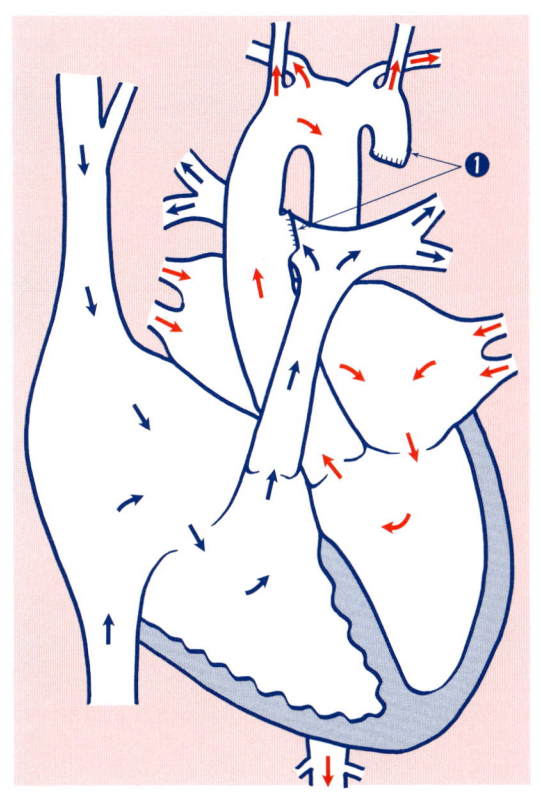

血管輪

病態 右大動脈弓・左動脈管索

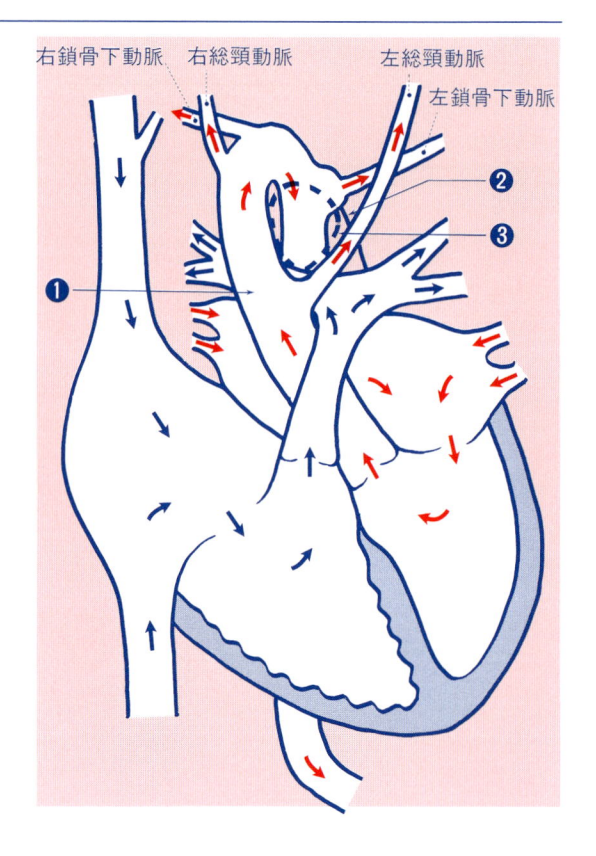

❶ 右大動脈弓がある．
❷ 左動脈管索が左鎖骨下動脈または下行大動脈憩室から肺動脈主幹部遠位端につながる．
❸ 気管・食道は右側から後面を右大動脈弓，左側を左動脈管索，前面を肺動脈で取り囲まれる．

治療 右大動脈弓・左動脈管索切離後

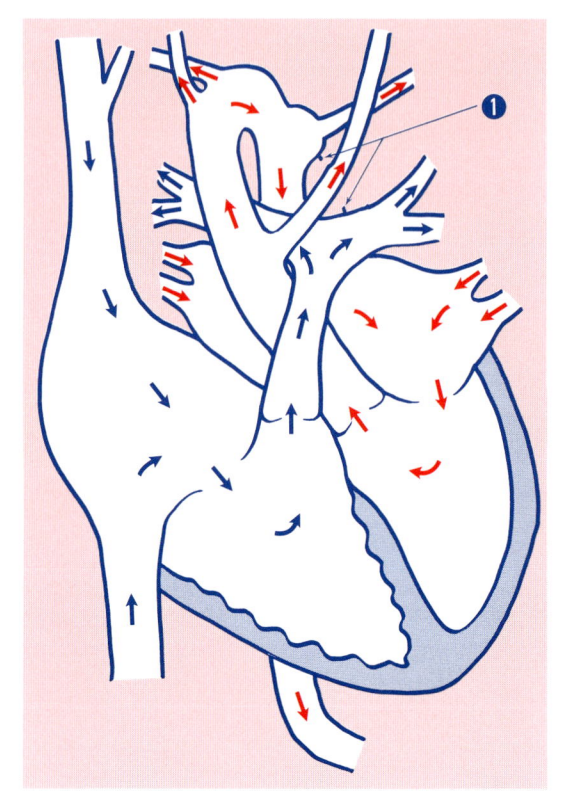

❶ 左動脈管索を切離する．

血管輪

病態 左肺動脈起始異常（vascular sling）

❶ 左肺動脈は右肺動脈から起始する．
❷ 左肺動脈は右主気管支を前方から回って気管と食道の間を横断して左肺門部に至るため，気管の右主気管支への分岐部分での閉塞がきつく，また食道の前面からの圧迫も著明である．

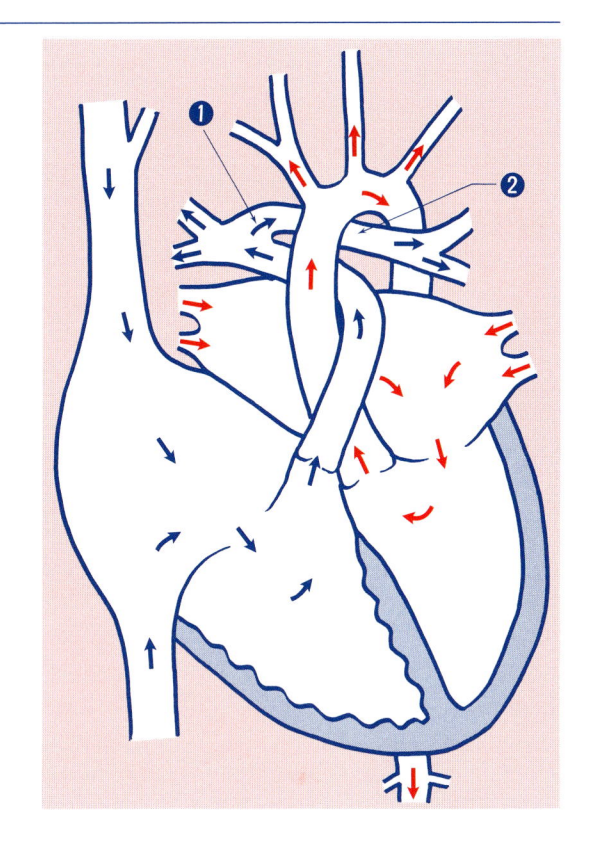

治療 移植術後：左肺動脈起始異常（vascular sling）

❶ 左肺動脈を右肺動脈から切離し，本来の分岐部に移植する．

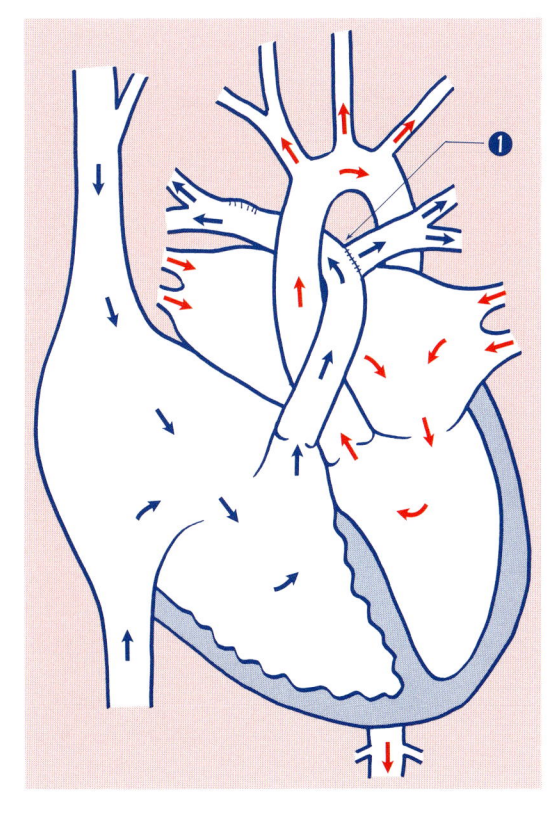

索引

■ 和文

い

I型完全大血管転位　106
I型総肺静脈還流異常　131
1次孔欠損　24
一側房室結合欠如　11
一側房室弁閉鎖　12

う

ウール奇形　148
うっ血性心不全　50,63
右室異常筋束　103
右室型単心室　169,178
右室二腔症　103
右室肥大　118
右室流出路狭窄　118
右側相同　10

え

円錐動脈幹発達異常　17
遠隔型心室中隔欠損　162

か

咬みしろ　25
完全大血管転位　106
冠血流のスチール現象　200
冠動脈瘻　204

き

奇異性高血圧　86
逆位　10
球室孔　169
共通房室弁　12
狭窄後拡張　66
狭窄後性拡張　74
筋性部欠損　31

け

経皮的バルーン肺動脈弁形成術　66
血管輪　215
原始心筒　14

こ

コイル塞栓術　43
痕跡的心室　169

さ

左室右房交通　53
左室型単心室　169
左室流出路狭窄　107
左室流入路狭窄，僧帽弁上輪による　90
左心低形成症候群　98
左側相同　10
III型完全大血管転位　107
III型総肺静脈還流異常　131
三心房心　198
三尖弁　66
三尖弁閉鎖　136

し

刺激伝導系の原基　17
自殺心室　66
室上稜上欠損　31
主要心区分分析法　8
主要大動脈肺動脈側副動脈　125
修正大血管転位　190
重症大動脈弁狭窄　74
重症肺動脈弁狭窄　66
重複大動脈弓　215
純型肺動脈閉鎖　144
小妖精様顔貌　85
上室性不整脈　137
静脈洞型欠損　24
心室・大血管結合　12

心室逆位　190
心室中隔欠損　31,106,118,136
心室中隔作成術　171
心室中隔の形成　16
心尖部筋性中隔　17
心臓脾臓症候群　184
心内膜床　16
心内膜床欠損　24,49
心内膜線維弾性症　74
心房位　9
心房臓器錯位　10
心房中隔　16
心房中隔欠損　24,106,130,136
心房内臓錯位症候群　184
心房内転換術　108
心ループ　14

す

スイスチーズ型欠損　32
砂時計型狭窄　84

せ

正位　9
先天性大動脈弁狭窄　74
先天性肺動脈弁狭窄　66
先天性風疹症候群　72
全身性チアノーゼ　118

そ

早期興奮症候群　17
相同心臓　184
僧帽弁逸脱　24,194
僧帽弁逆流　24
総動脈幹症　158
総動脈弁置換術　158
総肺静脈還流異常　130

た

ダウン症候群　49,57
多血症　118

多発性筋性部欠損　32
多脾症候群　10, 184
代謝性アシドーシス　91
体肺動脈吻合術　118, 122
胎児循環　17
大血管下漏斗部欠損　31
大血管転換術　108
大静脈系の形成　17
大動脈下型心室中隔欠損　161
大動脈騎乗　118
大動脈弓の形成　17
大動脈弓離断　94
大動脈縮窄　86
大動脈縮窄切除術後症候群　86
大動脈縮窄複合　91
大動脈肺動脈窓　63
大動脈肺動脈中隔欠損　63
大動脈弁右冠尖逸脱　32
大動脈弁下狭窄　80
大動脈弁下膜性狭窄　80
大動脈弁逆流　108
大動脈弁狭窄　74
大動脈弁交連切開術　74
大動脈弁上狭窄　83
大動脈弁置換術　74
大動脈弁閉鎖不全　32
大動脈-左室トンネル　213
単一大血管起始　12
単心室　169
単心室性修復　137, 145
単心室房室結合　11, 169
蛋白漏出性腸症　137
短絡ジェット　35

ち

チアノーゼ型先天性心疾患　106
チアノーゼ発作　118
中隔縁柱　178

と

トンネル様狭窄，線維筋性の　80
盗血現象　200

統合的肺動脈再建術　125
動脈管開存　42, 106, 136

に

II型完全大血管転位　107
II型総肺静脈還流異常　131
2次孔欠損　24
2心室房室結合　11
二心室性修復　137, 145

は

バルーン心房中隔裂開術　107, 131
パラシュート僧帽弁　90
ばち状指　118
肺血管抵抗　21
肺高血圧　24, 32, 196
肺循環　20
肺静脈還流異常　58
肺静脈瘻　208
肺動脈下型心室中隔欠損　162, 167
肺動脈閉鎖　122
肺動脈弁異形成　66
肺動脈弁下狭窄　70
肺動脈弁狭窄　66
肺動脈弁交連切開術　66
肺動脈弁自家移植　74
肺動脈弁上狭窄　72
肺動脈弁切開術　144
肺動脈弁輪　118, 144
肺動脈流出路狭窄　107

ひ

ピンクファロー　118
左冠動脈肺動脈起始　200
左肺静脈還流異常　58
左肺動脈起始異常　216

ふ

ファロー四徴　118

ファロー四徴・肺動脈弁欠損　128
ブレード心房中隔切開術　107
部分肺静脈還流異常　58
二つの房室弁　11

ほ

房室管　16
房室逆位　190
房室結合　11, 169
房室中隔欠損　49
房室弁騎乗　12
房室弁の形成　16

ま・み・む

膜性周囲部欠損　31
右大動脈弓・左動脈管索　215
右肺静脈還流異常　58
右肺動脈上行大動脈起始　196
無脾症候群　10, 184

ら・り

卵円孔開存　106, 130
流出路心室中隔欠損　31
流出路中隔の形成　17
両側右側性　10
両側左側性　11
両側末梢性肺動脈狭窄　72
両大血管右室起始　161, 167
両大血管下型心室中隔欠損　162
両大血管同室起始　12
両方向性Glenn手術　99
両房室弁右室流入　169
両房室弁左室流入　169
両房室弁同室挿入　11
両房室弁流入心室　169

る・ろ

類洞血管　144
漏斗部狭窄　70

■ 欧文

A

Amplatzer Duct Occluder 43
Amplatzer Septal Occluder 25
Anderson らの分類 31
anomalous muscle bundle of the right ventricle 103
anomalous origin of right pulmonary artery from the ascending aorta 196
anomalous origin of the left coronary artery from the pulmonary artery 200
aortic coarctation complex 91
aorto-left ventricular tunnel 213
aortopulmonary septal defect 63
aortopulmonary window 63
asplenia syndrome 10, 184
atrial septal defect, ASD 24
atrioventricular(AV) connection 11
atrioventricular septal defect 49
atriovisceral heterotaxy 10
atrio-visceral heterotaxy syndrome 184

B

balloon atrial septostomy：BAS 107
bilateral left-sidedness 11
bilateral right-sidedness 10
biventricular AV connection 11
biventricular repair 137, 145
blade atrial septostomy 107
Blalock-Taussig 手術 98, 108, 119, 122, 125, 137, 144, 149
Bland-White-Garland 症候群 200
Brock 手術 144
bulboventricular foramen 169

C

cardiosplenic syndrome 184
Carpentier 手術 149
Carpentier 分類 148
Celoria・Patton 分類 94
central shunt 119, 122
coarctation of aorta, CoA 86
Collett-Edwards 分類 158
common AV valve 12
conotruncal anomaly 17
cor triatriatum 198
coronary arterial fistula 204
corrected transposition of the great arteries 190

D

D 型大血管位置異常 136
Damus-Kaye-Stansel 手術 170
Danielson 手術 149
Darling 分類 130
dependent shunt 49
differential cyanosis 42, 91
DiGeorge 症候群 94
discrete subaortic membrane 80
double aortic arch 215
double chambered right ventricle 103
double inlet connection 11
double inlet ventricle 169
double-outlet right ventricle, DORV 161
double outlet ventricle 12
doubly committed subarterial defect 31
dysplastic pulmonary valve 66

E

Ebstein's anomaly of tricuspid valve 148
Ebstein 奇形 16, 148
Ebstein 奇形・肺動脈閉鎖 155
Eisenmenger 複合 24, 32, 42, 49
elfin face 85

endocardial cushion 16
endocardial cushion defect, ECD 49

F

fenestrated Fontan 手術 137
Fontan 型手術 99, 137
Fontan 手術 145

G

Glenn 手術 99, 137
gooseneck deformity 49

H

hemitruncus 196
Holmes 心臓 170
hypoplastic left heart syndrome, HLHS 98

I

imperforate AV valve 12
infundibular stenosis 70
interruption of aortic arch 94
isomerism heart 184
Ivemark 症候群 184

J・K

Jatene 手術 108
Kawashima 手術 162
Keith-Edwards 分類 136
Konno 手術 80

L

L 型大血管位置異常 136
L 型大血管転位 190
left isomerism 10
L-transposition of the great arteries 190

M

major aortopulmonary collateral artery, MAPCA 125

Marfan 症候群　194
mitral valve prolapse　194
muscular defect　31
Mustard 手術　108

N

Noonan 症候群　66
Norwood 手術　98

O

obligatory shunt　49
ostium primum type　24
ostium secundum type　24
outlet VSD　31

P

paradoxic hypertension　86
partial anomalous pulmonary venous connection　58
patent ductus arteriosus, PDA　42
percutaneous transluminal pulmonary valvoplasty, PTPV　66
2 perforate AV valves　11
perimembranous defect　31
polysplenia syndrome　10, 184
Porstmann 法　42
postcoarctectomy syndrome　86
post-stenotic dilatation　66
Potts 術　119
pulmonary arteriovenous fistula　208
pulmonary atresia　122
pulmonary atresia with intact ventricular septum　144

R

Rastelli 手術　109, 122, 125, 158
Rendu-Osler-Weber 症候群　208
right coronary cusp herniation　32
right isomerism　10
Ross 手術　74
rudimentary chamber　169

S

scimitar 症候群　58
segmental approach　8
Senning 手術　108
septation　171
septomarginal trabecula　178
Shone complex　90
Shone 複合　90
single ventricle　169
sinusoid　144
sinus venosus type　24
situs inversus　10
situs solitus　9
Starnes 手術　149, 155
straddling and overriding AV valve　12
stretched foramen ovale　55
subaortic fibromuscular tunnel　80
subpulmonic VSD　167
subvalvular aortic stenosis　80
subvalvular pulmonary stenosis　70
suicidal ventricle　66
supracristal VSD　31
supravalvular aortic stenosis　83
supravalvular pulmonary stenosis　72

T

Takeuchi 手術　200
TAPVD・TAPVR　130
Tashiro 手術　200
Taussig-Bing 奇形　162, 167
tetralogy of Fallot, T/F・TOF　118
tetralogy of Fallot with absent pulmonary valve　128
total anomalous pulmonary venous drainage (return)　130
total cavopulmonary connection, TCPC　99, 137
tricuspid atresia　136
truncus arteriosus　158
Turner 症候群　86

U

Uhl's anomaly　148
undermining　16
unifocalization, UF　125
unilateral absence of AV connection　11
univentricular AV connection　11, 169
univentricular repair　137, 145

V

Valsalva 洞動脈瘤　210
Valsalva sinus aneurysm　210
valvular aortic stenosis, AS　74
valvular pulmonary stenosis, PS　66
Van Praagh　8
vascular ring　215
vascular sling　216
ventricular septal defect, VSD　31
Venturi 効果　35
visceroatrial situs　9

W

Waterston 術　119
Williams 症候群　72, 83, **85**
WPW 症候群　148

★★付録 CD-ROM の使い方★★

●起動の仕方
[Windows]
　本 CD-ROM を CD-ROM ドライブにセットし，マイコンピュータの中の「index_win」のアイコンをクリックして，起動させてください．
[Macintosh]
　本 CD-ROM を CD-ROM ドライブにセットし，「index_mac」のアイコンをクリックして，起動させてください．

●動作環境
[Windows]
OS：Windows 2000 Professional，Windows XP，Windows Vista
コンピュータ：Pentium III以上（または完全互換）の CPU を搭載する Windows コンピュータ
搭載メモリ：256 MB 以上の RAM（512 MB 以上を推奨）
ディスプレイ：800×600 ピクセル以上（High Color 以上）が表示可能なもの
CD-ROM：内蔵または外付け CD-ROM ドライブ（8 倍速以上推奨）
[Macintosh]
OS：MacOS X 10.2.4 以降
コンピュータ：PowerPCG 3，G 4，G 5
搭載メモリ：256 MB 以上の RAM（512 MB 以上を推奨）
ディスプレイ：800×600 ピクセル以上が表示可能なもの
CD-ROM：内蔵または外付け CD-ROM ドライブ（8 倍速以上推奨）
※本製品は，「Flash」が正常に動作する環境であればご使用頂けます．
※上記動作環境の条件を満たしていても，ご使用のハードウエアの環境およびソフトウエアの構成によっては，正常に動作，表示されない場合があります．

●ご注意
- 本 CD-ROM は，書籍の付録として添付されているため，ユーザー登録・ユーザーサポートの対象外とさせていただいております．ご了承ください．
- 本 CD-ROM は，Windows，Macintosh のハイブリッド版です．
- 本製品の著作権は，(株)医学書院または著者，あるいはこの双方が有しており，著作権法，関連諸法規，関連国際条約で保護されています．
- 本製品の内容は，著作権により保護されており，一部または全部を無断転載すること，改変することは禁止されています．
- 本製品を運用した結果，お客様に直接・間接の損害が生じた場合，その原因にかかわらず（株）医学書院は，一切責任を負いません．
- Windows は，Microsoft Corporation の米国およびその他の国における登録商標または商標です．
- Macintosh は，Apple Computer, Inc. の米国およびその他の国における登録商標です．
- Flash は，Adobe Systems Incorporated の米国およびその他の国における登録商標または商標です．
- その他記載されている会社名，製品名は，各社の商標または登録商標です．
- ユーザーは，この「ご注意」の内容をご承諾の上，ご利用になるものとします．